凤凰医学
Phoenix MedPub

校企合作系列教材

◇供高职医药类专业使用

U0820447

临床技能操作指导

主　编　卢　敏　王　伟

副主编　温永冰　张　晶　吴　彬

编　者　（排名不分先后）

卢　敏（山东力明科技职业学院）
王　伟（山东力明科技职业学院）
温永冰（山东第一医科大学附属济南市中心医院）
张　晶（山东第一医科大学附属济南市中心医院）
李晓娟（山东力明科技职业学院）
秦　晋（山东力明科技职业学院）
吴　彬（山东圣翰财贸职业学院）
陈国永（山东力明科技职业学院）
张艳令（山东力明科技职业学院）
昌玉昆（山东力明科技职业学院）
王少祖（山东力明科技职业学院）
王晓华（山东力明科技职业学院）
章继康宽（山东力明科技职业学院）

江苏凤凰科学技术出版社 · 南京

图书在版编目（CIP）数据

临床技能操作指导 / 卢敏，王伟主编. -- 南京 : 江苏凤凰科学技术出版社，2024. 9. -- ISBN 978-7-5713-4672-0

Ⅰ. R4

中国国家版本馆CIP数据核字第2024EB6263号

临床技能操作指导

主　　编	卢　敏　王　伟
策　　划	洪大伟
责任编辑	蒲晓田　徐祝平　李　鑫
责任校对	仲　敏
责任监制	刘文洋
责任设计编辑	孙达铭
出版发行	江苏凤凰科学技术出版社
出版社地址	南京市湖南路1号A楼，邮编 210009
出版社网址	http://www.pspress.cn
照　　排	南京凯建文化发展有限公司
印　　刷	江苏苏中印刷有限公司
开　　本	787mm×1092mm　1/16
印　　张	11
字　　数	230 000
版　　次	2024年9月第1版
印　　次	2024年9月第1次印刷
标准书号	ISBN 978-7-5713-4672-0
定　　价	33.90元

前　言

党的"二十大"报告要求,"要办好人民满意的教育,全面贯彻党的教育方针,落实好立德树人根本任务,加快德智体美劳全面发展的社会主义建设者和接班人,加快建设高质量教育体系,发展素质教育,促进教育公平","要统筹好职业教育、高等教育、继续教育协同创新,推进职普融通、产教融合、科教融汇,优化职业教育类型定位,为新时代职教发展提供了根本遵循"。建设社会主义现代化强国,必然要实现教育现代化。没有职业教育现代化,就没有教育现代化。职业教育作为重要的教育类型,在实现教育现代化目标中,注定将发挥至关重要的作用。

临床医学专业是一个理论与实践相结合的专业,对于高职高专的学生来讲,毕业后要参加国家执业助理医师考试。国家执业助理医师考试分为实践操作考试和理论考试两部分,而且参加考试的学生必须先通过实践操作考试才有资格参加理论考试。为了帮助学生校园期间在实践技能方面得到更好的锻炼,为进入临床实习和毕业后参加助理执业医师实践操作考试打好基础,我们根据我校临床医学专业人才培养方案和近3年来国家临床执业助理医师实践操作考试大纲,组织编写了这本《临床技能操作指导》。

该书主要内容包括体格检查诊断方法、心电图检查、无菌术及外科常用操作技术、妇产科常用操作技术以及常用穿刺技术,并附有临床执业助理医师实践操作模拟题。相信本书的出版定会对广大高职高专医学专业的在校学生临床实践理论与操作的学习大有裨益。

由于编者水平有限,书中难免有疏漏、错误之处。恳请各位读者、教师、学生及学界同仁提出宝贵意见,以便再版时修正完善。

山东力明科技职业学院临床医学院

二〇二四年九月

目　　录

第一章　体格检查诊断技术

第一节　基本检查法

【目的要求】

1. 掌握基本检查的内容和方法。
2. 熟练掌握视、触、叩、听、嗅诊的基本检查方法。
3. 熟悉常见体征的临床意义。

【实验方法】

1. 教师示教，教师讲解和示教五种基本检查法，讲述异常情况的表现。
2. 学生练习，3～5 人为一组，每组中有 1 名学生为模拟患者，分组练习，教师一旁指导。
3. 纠正强调学生在查体中出现的不规范手法及动作。
4. 总结本次实验课的内容，书写实验报告。

【设备仪器与用品】

检查床、听诊器。

【实验内容】

(一) 视诊

用眼睛观察全身或局部表现的方法。

(二) 触诊

适用范围广，尤其适用于腹部检查。触诊时使用手指指腹，指腹触觉敏感，与掌指关节掌面互相配合触诊。触诊时的注意事项：手要温暖；动作轻柔；先查健侧；尽量减轻患者痛苦；注意排尿、排便。

1. 浅部触诊法

(1) 内容　体表、浅在病变(动脉及搏动、腹壁紧张度、淋巴结肿大等)。

(2) 方法　检查者右手放在被检查部位，以掌指关节和腕关节运动，进行滑动触诊(图 1－1)。

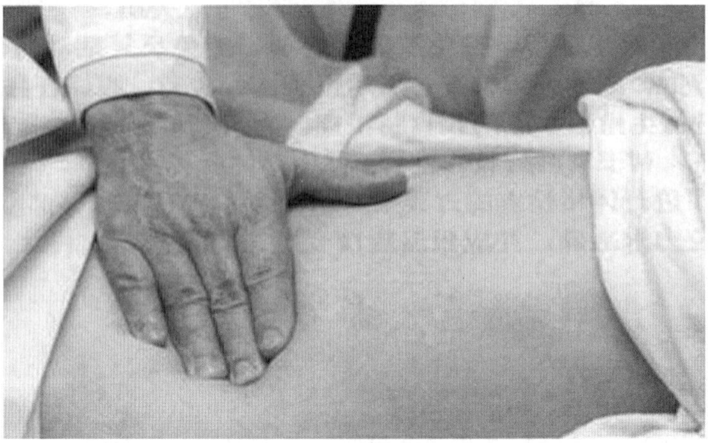

图 1-1　浅部触诊法

(3) 注意事项　指甲平整;手指并拢;手指和掌面在同一水平面;避免肩、肘参与;下压不超过 1 cm;按一定的顺序进行。

2. 深部触诊法

(1) 内容　主要用于诊查腹内脏器大小和腹部异常包块等。

(2) 方法　被检查者仰卧屈膝,放松腹肌平静呼吸(交谈),检查者运用一手或双手在被检查部位逐渐加压向深层触摸,借以了解被检查部位深部组织及脏器状况。

3. 深部滑行触诊法

(1) 检查方法　检查者以并拢的示指、中指、环指的指端逐渐触向腹腔的脏器或包块,并对触及的脏器或包块做上、下、左、右滑动触摸,了解其形态、大小及硬度等(图 1-2、图 1-3)。

(2) 适用范围　腹腔深部包块、胃肠病变。

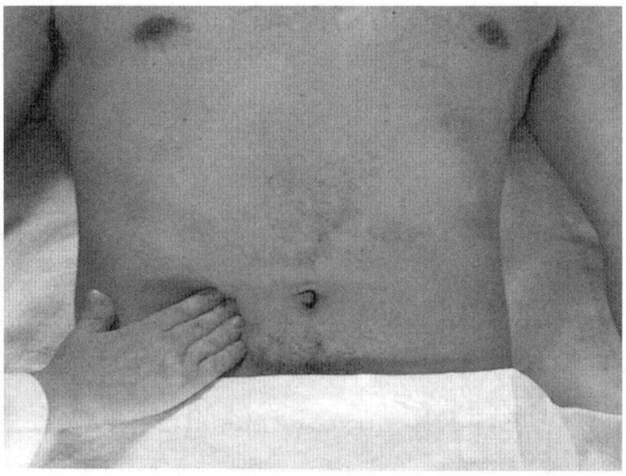

图 1-2　深部滑行触诊法

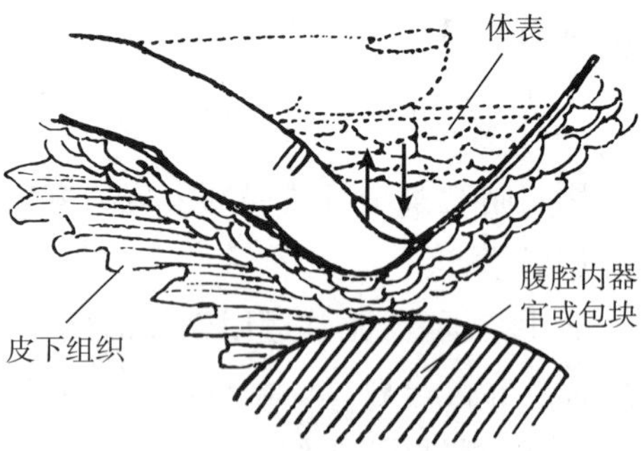

图 1-3　深部触诊下压深度

4. 双手触诊法

(1) 检查方法　检查者以左手置于被检查部位的背面,并推向右手方向,右手置于腹部进行触摸。如图 1-4。

（2）适用范围　肝、脾、肾及腹腔肿物。

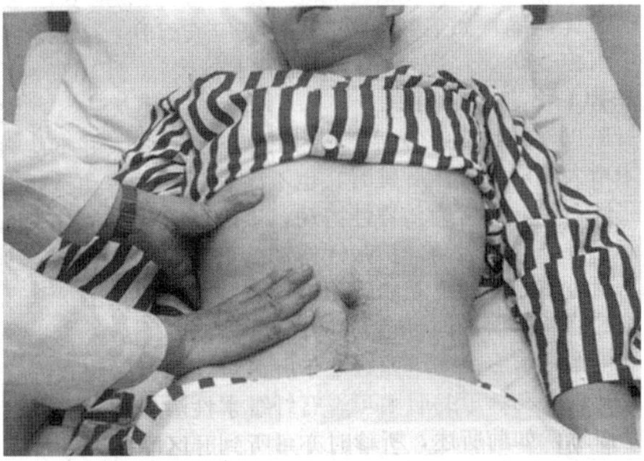

图 1－4　双手触诊法

5．深压触诊法

（1）检查方法　检查者以拇指或并拢的 2～3 个手指逐渐用力深压被检查部位，以了解有无腹腔深部局限病变或确定有无压痛（胆囊炎）及反跳痛（阑尾炎）。如图 1－5。

（2）适用范围　判断腹腔有无压痛及反跳痛，确定压痛点。

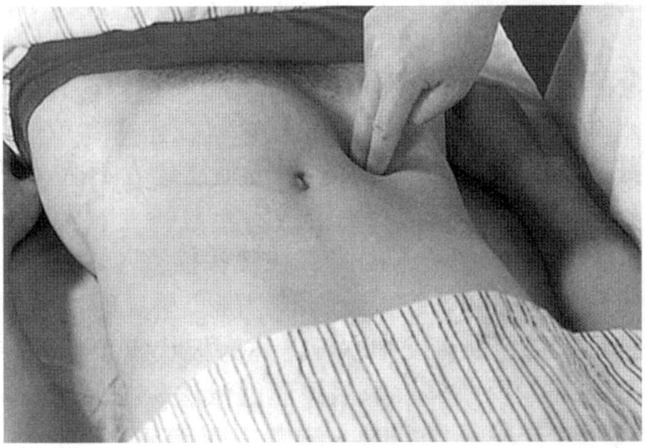

图 1－5　深压触诊法

6．冲击触诊法

（1）检查方法　检查者以 3～4 个并拢指端取 70°～90°，稍用力急促地向下冲击被检查部位，通过指端以感触有无浮动的包块或脏器。如图 1－6。

（2）适用范围　大量腹水时的肝、脾触诊。

（3）注意事项　平卧体位；冲击由浅入深；每次下压应在 2～3 cm。

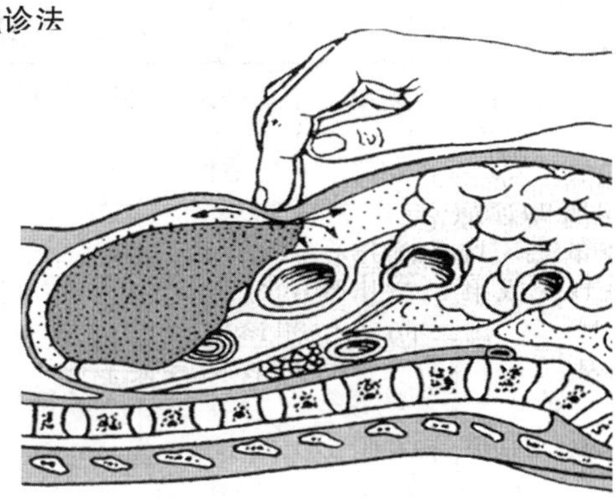

图 1－6　冲击触诊法

(三) 叩诊

1. 叩诊方法 包括直接叩诊法和间接叩诊法。

(1) 直接叩诊法

适应证:胸腹部面积较广泛的病变,如气胸、大量胸腹腔积液。

方法:检查者右手微握拳或用并拢右手掌面直接拍击检查部位(图1-7)。

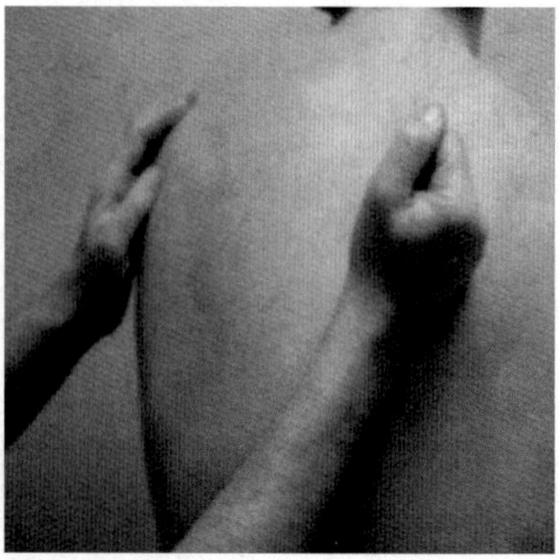

图1-7 直接叩诊法

(2) 间接叩诊法

方法:左手中指(板指)紧贴,其他手指自然弯曲,右手中指垂直叩击左手中指第二指骨,叩击后右手中指立即抬起,叩击动作要灵活短促富有弹性(图1-8、图1-9)。

注意事项:叩击方向与体表垂直;腕关节与掌指关节用力;一个部位叩击2~3次;叩击力量均匀适中。

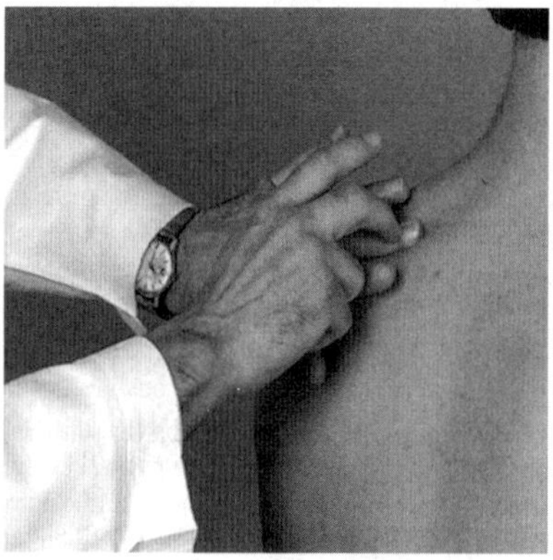

图1-8 间接叩诊法

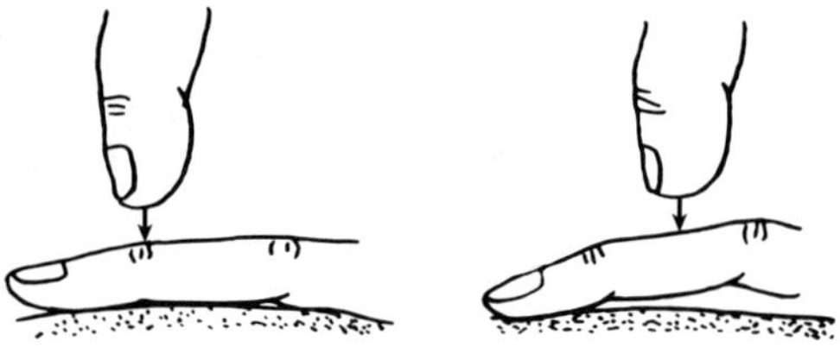

图1-9 间接叩诊法手指姿势

(3) 叩诊音分类 如表1-1。

表1-1 叩诊音分类

叩诊音	音响	音调	持续时间	正常分布区	病理情况
鼓音	更强	更低	更长	胃泡区和腹部	气胸、气腹、肺空洞
过清音	较强	较低	较长	无	肺气肿
清音	强	低	长	正常肺	无
浊音	较弱	较高	较短	心、肝被肺覆盖的部分	肺部浸润、炎症、肺不张、胸膜增厚
实音	更弱	更高	更短	实质脏器部分,如心、肝	肺实变、大量胸腔积液、实质性包块

(四) 听诊

1. 方法

(1) 直接听诊法　检查者用耳直接贴于被检查者体表某部位，听取脏器运动时发出的音响。

(2) 间接听诊法　借助听诊器进行听诊。为临床常用方法，可用于身体任何部位。

2. 注意事项

(1) 环境安静，温度适宜，被检查者放松。

(2) 适当的听诊体位。

(3) 适合的听诊器。

(4) 注意力集中。

(5) 注意对称部位的比较。

(6) 听诊前要检查耳件弯曲方向是否正确、管道是否通畅或漏气。

(7) 不能隔衣听诊，避免体件摩擦产生附加音。

(五) 嗅诊

1. 定义　用嗅觉判断患者的异常气味和疾病的关系。

2. 适用范围　皮肤、黏膜、呼吸道、胃肠道、呕吐物、排泄物、分泌物、脓液和血液。

3. 意义　刺激性蒜味见于有机磷农药中毒；烂苹果味见于糖尿病酮症酸中毒患者；氨味见于尿毒症；肝腥味见于肝性脑病患者；呕吐物出现粪臭味可见于肠梗阻患者；尿液中大蒜味见于有机磷农药中毒患者或大量食蒜者；浓烈的氨味见于膀胱炎患者。

第二节　一般检查法

【目的要求】

1. 掌握一般检查的内容和方法。

2. 熟悉常见体征的临床意义。

【实验方法】

1. 教师示教，教师讲解和示教一般检查法、皮肤的检查、淋巴结的触诊，尤其是触诊顺序，从中讲述异常情况的表现。

2. 学生练习，3～5 人为一组，每组中有 1 名学生为模拟患者，分组练习，教师一旁指导。

3. 纠正强调学生在查体中出现的不规范手法及动作。

4. 总结本次实验课的内容，书写实验报告。

【设备仪器与用品】

检查床、压舌板、手电筒、血压计、棉签、量尺（图 1－10）。

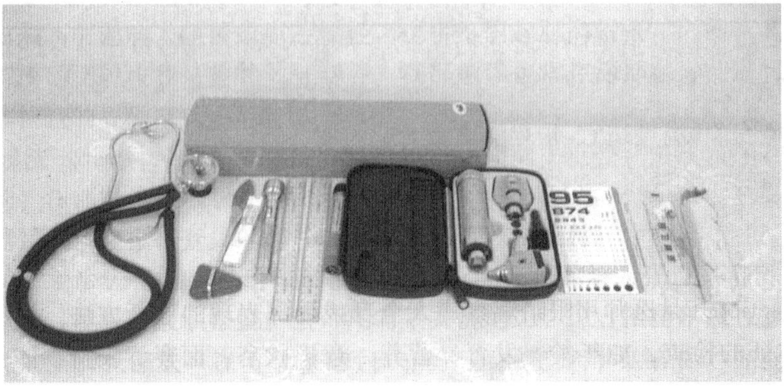

图 1－10　体格检查器械

【实验内容】

内容包括性别、年龄、体温、呼吸、脉搏、血压、发育与营养、面容表情、体位姿态、步态、皮肤及淋巴结。

(一) 一般状态检查

1. 性别

（1）正常性别　根据性征的正常发育来判断，正常人很明显。在女性与雌激素（乳房、外阴、子宫及卵巢的发育）和雄激素（刺激大阴唇与阴蒂）有关，在男性仅与雄激素（睾丸、阴茎发育、腋毛多、皮脂腺分泌过多）有关。

（2）疾病对性征的影响　如肝硬化（图 1－11）、长期使用肾上腺皮质激素（图 1－12）。

（3）性染色体异常对性征的影响　如两性畸形。

（4）性别与某些疾病的发生率相关　如甲状腺功能亢进症、癌症。

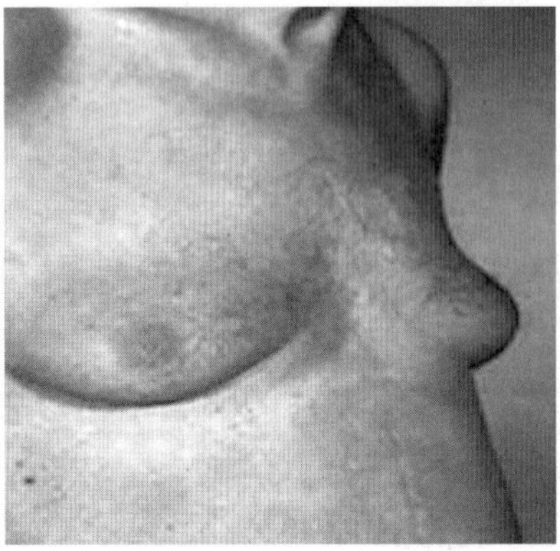

图 1－11　肝硬化患者

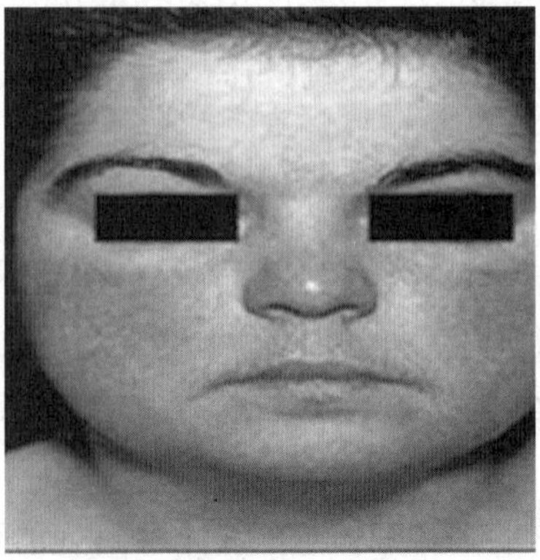

图 1－12　长期应用肾上腺皮质激素患者

2. 年龄

(1) 与疾病的发生及预后有关　佝偻病、麻疹、白喉见于儿童;动脉硬化、癌症多见于老年患者。

(2) 判断　通过视诊观察皮肤的弹性和光泽、肌肉的状态、毛发的颜色和分布,但特殊情况如昏迷、死亡或隐瞒年龄则要仔细判断。

3. 生命体征　评价生命活动存在与否及质量的指标,包括体温、脉搏、呼吸、血压。

(1) 体温　测量方法有肛测、腋测、口测。

口腔测量法:将体温计(图 1-13)消毒、擦干,将汞头端放于患者舌下,让患者紧闭口唇,切勿用牙咬,也不要说话,以免体温计被咬碎或脱落。3 分钟后取出,在光亮处,将体温计横持,并慢慢转动,观察水平线位置的汞柱所在刻度。正常的口腔温度为 36.2～37.2 ℃。

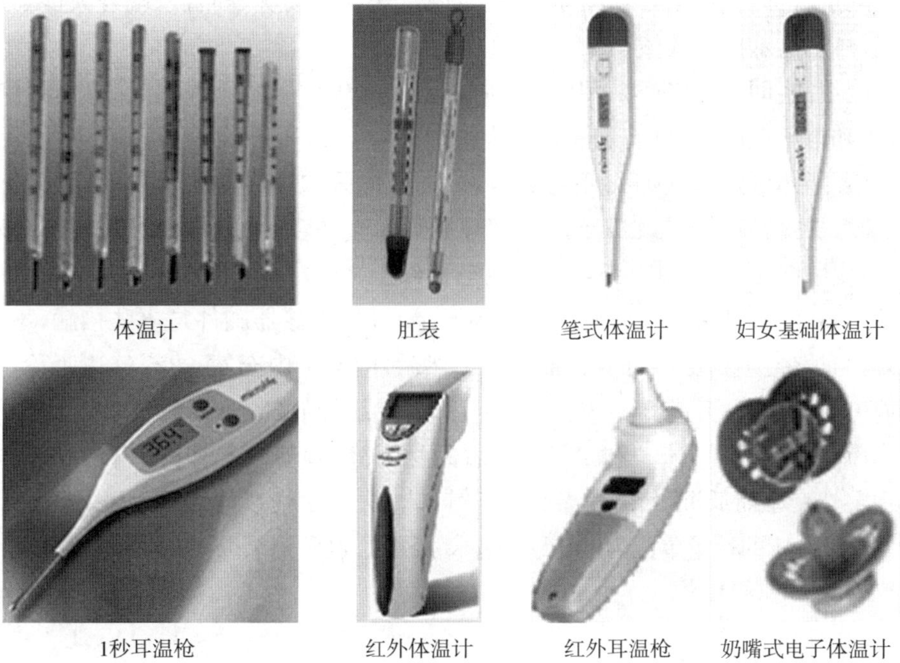

图 1-13　各式体温计

腋下测量法:擦干患者腋下,将体温计轻轻放入患者腋下,使汞头端位于腋窝的顶部,让患者夹紧腋窝。5～10 分钟后取出,查看方法同口表。正常腋下体温为 36～37 ℃。

直肠测量法:让患者屈膝侧卧或俯卧,露出臀部,将涂有凡士林或肥皂液的肛表汞端,轻轻插入肛门内 3～4 cm。3 分钟后取出,用软纸擦净体温计后,读出体温刻度。正常直肠体温为 36.5～37.7 ℃。

测温不准的原因分析:①测得体温较实际为低,原因多为体温计未夹紧,体温计附近有使局部体温变冷的物体。②测得温度较实际为高,原因多为测温前未将体温计的汞柱甩到 35 ℃以下;检测前以热水漱口或用热毛巾擦拭腋部;体温计附近有使局部体温增高的物体。

（2）呼吸　被检查者取坐位或仰卧位，充分暴露胸部。视诊呼吸运动时，视线与胸廓齐平。健康人呼吸运动稳定而有节律，次数为 16～18 次/分，系通过中枢神经和神经反射的调节来实现。高碳酸血症、低氧血症、代酸、肺牵张反射、意识等可使呼吸运动变化。

女性的呼吸以肋间肌的运动为主，故形成胸式呼吸。正常男性和儿童的呼吸以膈肌运动为主，胸廓下部及上腹部的动度较大，而形成腹式呼吸。实际上两种呼吸运动均不同程度地同时存在。

（3）脉搏　检查脉搏一般选用桡动脉，必要时选用颈动脉、股动脉、足背动脉等。检查时注意两侧对称部位及上下肢的比较。与心跳次数一致，正常为 60～100 次/分。

（4）血压

1）分类：血压测量包括直接测量法、间接测量法。

直接测量法：即将特制导管经穿刺周围动脉，送入主动脉，导管末端经换能器外接床边监护仪，自动显示血压数值。

间接测量法：即目前广泛采用的袖带加压法，此法采用血压计测量。血压计有汞柱式、弹簧式和电子血压计，目前汞柱式最为常用。

2）方法：患者应在安静环境下休息 5～10 分钟，采取仰卧位或坐位，被测的上肢（一般为右上肢）裸露，肘部应与心脏同一水平，上臂伸直并轻度外展，袖带气囊部分对准肱动脉，紧贴皮肤缚于上臂，袖带下缘应距肘弯横纹上 2～3 cm。检查者先于肘窝处触知肱动脉搏动，再将听诊器胸件置于肘窝处肱动脉上，轻压听诊器胸件与皮肤接触，不可压得太重，不得与袖带接触，更不可塞在袖带下。然后，向袖带内充气，边充气边听诊，待肱动脉搏动消失，再将汞柱升高 20～30 mmHg 后，开始缓慢放气，两眼平视汞柱缓慢下降，听到的第一声响时的汞柱数值为收缩压，随着汞柱下降，声音逐渐增强，出现吹风样杂音，然后声音突然变小而低沉，最终声音消失。声音消失时汞柱数值为舒张压。

3）记录：血压的计量单位为 mmHg（毫米汞柱）。血压记录以“收缩压/舒张压 mmHg”表示，如 140/90 mmHg。

脉压：收缩压－舒张压。

平均动脉压：舒张压＋1/3 脉压。

血压的分类：如表 1－2。

表 1－2　血压的分类

类　别	收缩压（mmHg）	舒张压（mmHg）
理想血压	90～120	60～80
正常血压	90～130	60～85
正常高值	130～139	85～89
1 级高血压（轻度）	140～159	90～99
亚组：临界高血压	140～149	90～94
2 级高血压（中度）	160～179	100～109

续表

类 别	收缩压(mmHg)	舒张压(mmHg)
3 级高血压(重度)	≥180	≥110
单纯收缩期高血压	>140	<90
亚组:临界收缩期高血压	140～149	<90

4. 发育与体形

(1) 发育

1) 正常指标

- 头部长度为身高的 1/7～1/8。
- 胸围为身高的 1/2。
- 双上肢外展＝身高。
- 坐高＝下肢的长度。

2) 异常表现

- 巨人症——垂体瘤。
- 侏儒症——垂体功能减退。
- 呆小症——甲状腺功能减退。

(2) 体形

- 无力型:瘦长,腹上角<90°。
- 正力型:匀称,腹上角＝90°。
- 超力型:矮胖,腹上角>90°。

5. 意识状态

(1) 定义 大脑功能活动的综合表现,对环境的知觉状态。

(2) 分类 嗜睡、意识模糊、昏睡、昏迷、谵妄五种。

6. 语调与语态

(1) 语调 语言中的音调。声音嘶哑:喉炎、肿瘤。失音、失语、口吃。

(2) 语态 语言中的节奏。帕金森病(震颤麻痹)患者可有言语障碍,语态改变。

7. 面容与表情 面部状态及思想感情的表现:常见典型表现有急慢性病容、贫血面容、肝肾病面容、甲状腺功能亢进症面容、甲状腺功能减退症面容、肢端肥大症面容、二尖瓣面容、满月脸等。

8. 体位 身体所处的状态。

常见体位如下:

(1) 自动体位 身体活动自如,不受限制。

(2) 被动体位 不能随意调整体位及移动肢体位置,见于极度衰弱或意识丧失。

(3) 强迫体位 为减轻痛苦,被迫采取的体位。常见的强迫体位有以下几种:

1) 强迫仰卧位:仰卧,双腿蜷曲以减轻腹肌紧张。见于急性阑尾炎、腹膜炎。

2）强迫侧卧位：患侧向下以减轻疼痛和有利于健侧呼吸，如胸腔积液、肺脓肿等。

3）强迫俯卧位：为减轻脊背肌肉的紧张程度而采取的体位。见于脊柱疾病。

4）强迫坐位（端坐呼吸）：患者坐于床沿，两手置于膝关节上或扶持床边。此种坐位可使横膈下降，肺换气量增加，下肢回心血量减少，减轻心脏负荷。见于心力衰竭、支气管哮喘。

5）强迫蹲位：在活动过程中，由于呼吸困难或心悸而采取蹲踞位或胸膝位以缓解症状。见于发绀型先天性心脏病。

6）辗转体位：腹痛发作时，患者辗转反侧，坐卧不安。见于胆石症、胆道蛔虫症、肾绞痛。

7）角弓反张位：头向后仰，胸腹前凸，背过伸，躯干呈弓形。见于破伤风及小儿脑膜炎。

8）强迫停立位：步行时心前区疼痛突然发作，常被迫立刻站立，并以右手按抚心前区。见于心绞痛。

9. 步态

（1）蹒跚步态　见于佝偻病、大骨节病、进行性肌营养不良及双侧先天性髋关节脱位。

（2）醉酒步态　小脑疾患、酒精中毒步态紊乱。

（3）慌张步态　起步后小步急速趋行，身体前倾。见于震颤性麻痹。

（4）跨阈步态　行走时将足高抬，骤然落下。见于腓总神经麻痹。

（5）共济失调步态　起步时一脚高抬，骤然垂落，且双目向下注视，两脚间距很宽，以防身体倾斜，闭目时则不能保持平衡。见于脊髓疾病。

（6）剪刀式步态　脑性偏瘫步态。

（7）间歇性跛行　见于高血压、动脉硬化。

（二）皮肤

1. 视诊

（1）颜色

1）影响因素：种族、毛细血管的分布、血管充盈度、色素量多少、皮下脂肪厚薄。

2）常见皮肤颜色的改变：

发红：饮酒、日晒、运动、情绪激动等生理状况，肺炎链球菌肺炎、肺结核、猩红热、阿托品及一氧化碳中毒（樱桃红）等。皮肤持久性发红可见于库欣综合征及真性红细胞增多症。

苍白：寒冷、惊恐、休克、主动脉瓣关闭不全等。仅有肢端苍白，可能与肢体动脉痉挛或阻塞有关，如雷诺病、血栓闭塞性脉管炎等。

发绀：还原血红蛋白增多或异常血红蛋白血症。

黄染：早期或轻微时见于巩膜及软腭黏膜，明显时见于全身皮肤。此外，过食胡萝卜、南瓜等食物；长期服用带黄色素的药物，如阿的平、呋喃类等也能引起黄染。

生理性色素沉着情况：乳头、乳晕、外生殖器等。

病理性色素沉着情况：常见于慢性肾上腺皮质功能减退症（Addison 病），也见于肝硬化、肝癌晚期、肢端肥大症、黑热病、疟疾等。此外还有妊娠斑、老年斑。

色素脱失：皮肤色素局限性或全身性减少或缺失。

白癜风：为多形性大小不等的色素脱失斑片，发生后可逐渐扩大，但进展缓慢，无自觉症状，亦不引起生理功能改变。

黏膜白斑：一种发生于口腔黏膜的增生性白色角化性损害，呈圆形或椭圆形色素脱失斑片，面积一般不大。黏膜白斑为癌前病变。

白化症：属于常染色体隐性遗传性疾病。因患者组织中的黑色素细胞缺乏酪氨酸酶而不能形成黑色素。为全身皮肤呈白色或淡红色，毛发很白或淡黄色，虹膜及瞳孔呈浅红色，并且畏光。

（2）湿度

1）生理：正常人在气温高、湿度大的环境里出汗增多为生理性调节反应。

2）病理：出汗可增多、减少或无汗。

多汗：见于风湿病、结核病、甲状腺功能亢进症、布氏杆菌病。

盗汗：见于结核病。

冷汗：见于休克、虚脱。

少汗或无汗：见于维生素 A 缺失、甲状腺功能减退症、尿毒症、脱水、硬皮病。

（3）弹性

相关因素：年龄、营养状态、皮下脂肪及组织间隙所含液体量。

检查部位：上臂内侧肘上 3～4 cm 处的皮肤。

弹性减弱：长期消耗性疾病或严重脱水。

（4）皮疹　检查时应仔细观察其初现部位、出疹顺序、分布情况、形态大小、颜色、平坦或隆起、压之是否退色、持续及消退时间、有无痛痒和脱屑等。

斑疹：局部皮肤发红，一般不高出皮面。见于麻疹初期、斑疹伤寒、丹毒、风湿性多形性红斑等。

丘疹：除局部颜色改变外还隆起皮面，为局限充实的浅表损害。见于药物疹、麻疹、猩红热、湿疹等。

玫瑰疹：是一种鲜红色圆形斑疹，直径 2～3 mm，因病灶周围的血管扩张所致，压之退色，松开后又复现。多出现于胸腹部，是伤寒或副伤寒的特征性皮疹。

斑丘疹：在丘疹周围有皮肤发红的底盘。见于风疹、猩红热、湿疹、药物疹。

荨麻疹：又称为风团块。由于皮肤黏膜的小血管反应性扩张及渗透性增加而产生的局限性暂时性水肿。为边缘清楚的红色或苍白色的瘙痒性皮肤损害，出现快，消退快，消退后不留痕迹。见于各种过敏反应。

（5）脱屑　正常皮肤有少量脱屑。病理情况如下：

米糠样脱屑：见于麻疹。

片状脱屑：见于猩红热。

白色鳞状脱屑：见于银屑病。

（6）皮下出血

出血面的直径小于 2 mm 者称为瘀点。

皮下出血直径 3～5 mm 者称为紫癜。

直径＞5 mm 称为瘀斑。

片状出血并伴有皮肤显著隆起，称为血肿。

（7）蜘蛛痣与肝掌

蜘蛛痣：皮肤小动脉末端分支性扩张所形成的血管痣，形似蜘蛛，称为蜘蛛痣。多出现在上腔静脉分布区，用棉签或火柴杆压迫蜘蛛痣的中心，与雌激素增多有关。见于慢性肝炎、肝硬化。

肝掌：慢性肝病患者手掌的大小鱼际处常发红，加压后退色。见于慢性肝炎和肝硬化。

（8）水肿

1）定义：皮下组织的细胞内及组织间隙液体积聚过多。

2）分类：凹陷性水肿和黏液性水肿。

3）分度：

轻度：眼睑、脚踝等少许部位轻凹。

中度：全身组织水肿，指压后明显凹陷。

重度：组织严重水肿，皮肤发亮液体渗出。

（9）溃疡与瘢痕

皮肤溃疡：应注意其部位、大小、数目、形状、深浅和表面分泌物的情况。

瘢痕：是皮肤创面愈合后新生结缔组织增生的痕迹。

（10）皮下结节　应注意其大小、硬度、部位、活动度、有无压痛等。

风湿小结多位于关节附近，圆形质硬，无压痛。

欧式小结在指尖、足趾、大小鱼际处，呈蓝色或粉红色并有压痛，见于感染性心内膜炎。

（11）毛发　颜色因种族不同而不同。多少与性别、营养状况、年龄等有关。

多毛见于肾上腺皮质功能亢进症或长期使用糖皮质激素的人。

病理性毛发脱落见于脂溢性皮炎、黏液性水肿、腺垂体功能减退症、某些抗癌药物（如环磷酰胺）等。

（三）淋巴结

1. 表浅分布

头颈：8 群（耳前、耳后、颌下、颏下、枕后、颈前、颈后、锁骨上）。

上肢：腋窝（5 群：外侧、胸肌、肩胛下、中央、腋尖），滑车上。

下肢：腹股沟（上下两群）、腘窝。

2. 淋巴结检查方法及顺序

（1）检查方法　视诊结合触诊。

视诊：局部是否隆起，颜色、皮疹、瘢痕等及全身状态。

触诊：示指、中指、环指并拢用指腹部在检查部位滑行触诊（多个方向转动式滑动），注意区分淋巴结与肌肉和血管结节。

（2）检查顺序　耳前→耳后（乳突）→枕骨下→颌下→颏下→颈后→颈前→锁骨上窝→腋窝→滑车上→腹股沟→腘窝。

3. 淋巴结肿大的原因及临床意义

（1）局限性淋巴结肿大

1）非特异性淋巴结炎：

颌下淋巴结肿大：多见于口腔内炎症。

颈部淋巴结肿大：多见于急性化脓性扁桃体炎、牙龈炎。

腋窝淋巴结肿大：多见于上肢的炎症。

腹股沟淋巴结肿大：多见于下肢的炎症。

压痛、柔软，表面光滑、无粘连，质不硬。

2）淋巴结结核：特点如下。

- 颈部血管周围多发。
- 质地较硬、大小不等。
- 可互相粘连或与邻近组织、皮肤粘连。
- 移动性稍差。
- 如组织发生干酪性坏死，则可触及波动感。
- 晚期破溃后形成瘘管，愈合后可形成瘢痕。

3）恶性肿瘤淋巴结转移

肺癌：常见右侧锁骨上或腋部淋巴结转移。

胃癌、食管癌：常见左侧锁骨上转移。质硬，无压痛，与周围组织粘连。

（2）全身性淋巴结肿大　见于淋巴瘤，各型急、慢性白血病，系统性红斑狼疮。活动，无粘连，光滑，无压痛。

第三节　头颈部检查

【目的要求】

1. 掌握头颈部检查方法、内容、顺序。
2. 了解正常状态和异常改变的临床意义。

【实验方法】

1. 观看头部、颈部体格检查的录像，从中学习查体手法。
2. 教师进行头颈部检查的示教，如何进行头颅、器官及颈部甲状腺等项目的检查。
3. 两人为一组，学生互相检查，教师监督和不断纠正不规范动作。
4. 教师总结、答疑学生提出的问题。
5. 书写实验报告。

【设备仪器与用品】

检查床、手电筒、棉签、压舌板、软尺、听诊器。

【实验内容】

（一）头发、头皮、头颅

一般以视诊检查为主，辅以触诊检查。

1. 头发　注意颜色、疏密度、有无脱发、脱发的类型与特点。

脱发的原因：先天性秃发、佝偻病、精神紧张、脂溢性皮炎、伤寒、斑秃、系统性红斑狼疮、甲状腺功能低下、接受放射线、抗癌药治疗等。

2. 头皮　拨开头发观察头皮的颜色、有无头皮屑、头癣、炎症、外伤、瘢痕。

3. 头颅　头颅大小以头围来衡量，用软尺自眉间向后经枕骨粗隆绕头一周测得的周径（图 1－14）。新生儿约 34 cm，6 个月内增长 8 cm（约 42 cm），6～12 个月增长 3 cm（1 岁时约 45 cm），第 2 年增长 2 cm（2 岁时约 47 cm），第 3～4 年增长约 1.5 cm，4～10 岁共增长约 1.5 cm，18 岁时接近成人头围，约 53 cm 或以上。头围测量在 2 岁前最有价值。

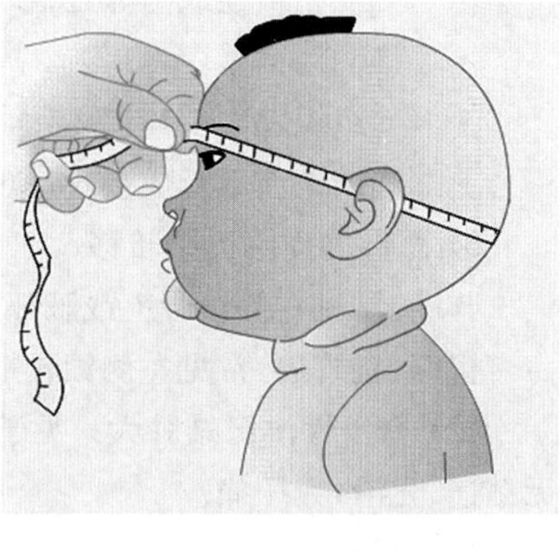

图 1－14　头围的测量

（1）小颅　婴幼儿后囟出生时即已很小或已闭合，最迟于出生后 6～8 周闭合。前囟在 12～18 个月内闭合，如过早闭合即可形成小头畸形，同时伴有智力发育障碍（痴呆症）。见于妊娠早期母亲接触各种有害因素所生的小儿，遗传性疾病，脑损伤及脑萎缩患者。

（2）尖颅（oxycephaly）　头顶呈尖形或锥形的一种现象。患者头顶尖，颅底低，眼眶浅，鼻尖发育落后。多因冠状缝和人字缝过早闭合所致。见于 Apert 综合征。

（3）巨颅　额、顶、颞和枕部膨大呈圆形，颜面相对很小，伴颈部静脉充盈。由于颅内高压压迫眼球，形成双目下视、巩膜外露，称为“落日现象”，见于脑积水。

（4）方颅　前额左、右突出，头顶平坦呈方形，见于小儿佝偻病和先天性梅毒。

（5）变形颅　见于中年人，以颅骨增大为特征，同时伴有长骨的骨质增厚与弯曲。见于变形性骨炎(Paget 病)。

4. 头部运动　正常头部运动自如。

头部活动受限,见于颈椎病。

头部不随意颤动,见于震颤麻痹(Parkinson 病)。

与颈动脉搏动一致的点头运动,称为 Demusset,见于严重的主动脉瓣关闭不全。

(二) 头部器官检查

1. 眼

(1) 眉毛　正常人眉毛一般内侧与中部比较浓密,外侧部分较稀疏。

外 1/3 的眉毛过于稀疏或脱落,见于黏液性水肿和脑垂体前叶功能减低症。特别稀疏或脱落应考虑麻风病。

(2) 眼睑　注意有无红肿、水肿,睑缘有无内、外翻,睫毛排列是否整齐及生长方向,两侧眼睑是否对称,上睑提起及闭合功能是否正常。

上睑下垂:双侧见于重症肌无力和先天性上睑下垂。单侧见于动眼神经麻痹引起的疾病,如脑炎、脑脓肿、蛛网膜下隙出血、白喉、外伤等。

眼睑水肿:眼睑组织疏松,初发或轻度的水肿常先出现于眼睑。见于肾炎、肝炎、贫血、营养不良、血管神经性水肿等。

眼睑闭合不全:双侧见于甲状腺功能亢进症;单侧见于面神经麻痹。

睑内翻:睑缘部朝向眼球方向卷曲,可形成倒睫。见于沙眼所致的瘢痕形成,睑结膜烧灼后的瘢痕形成。

(3) 结膜　包括睑结膜、穹隆结膜和球结膜。

检查球结膜时,检查者以拇指和示指将上下眼睑分开,嘱被检查者向上、下、左、右转动眼球。

检查下睑结膜时,嘱被检查者向上看,拇指置于下眼睑的中部边缘,向下轻按压,暴露下眼睑及其穹窿结膜(图 1-15)。

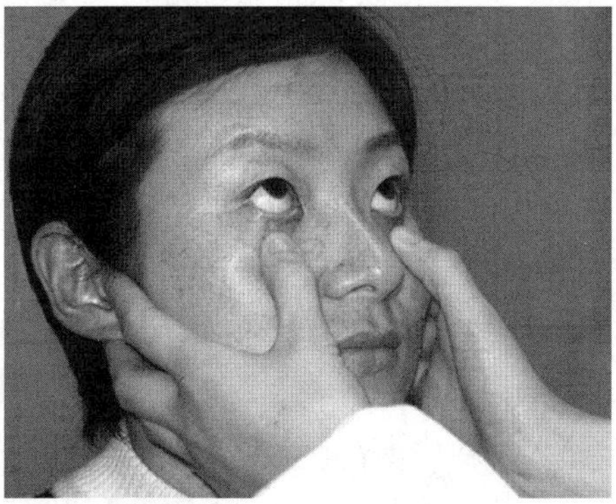

图 1-15　下睑结膜的检查

检查上睑结膜时需翻转眼睑(图 1-16)。

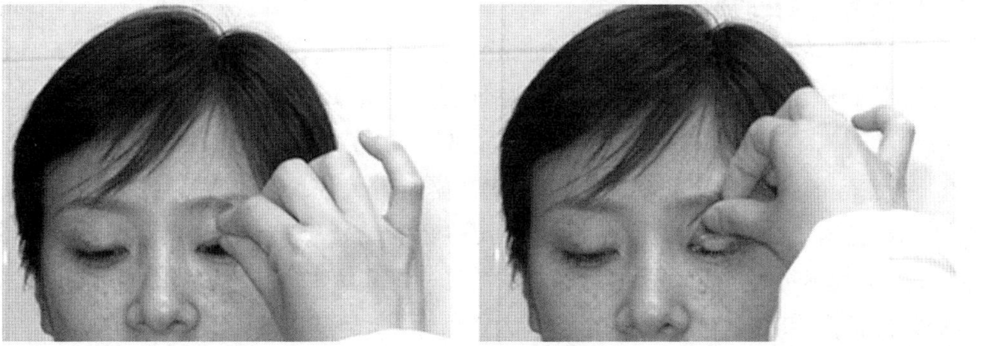

图 1-16　上睑结膜的检查

翻转要领:检查左眼,嘱被检查者向下看,用右手示指(在上方)和拇指(在下方)捏住上睑中部边缘并轻轻向前下方牵拉,示指轻压睑板上缘的同时,拇指向上捻转翻开上睑并固定。翻转眼睑时动作要轻巧、柔和,以免引起被检查者的痛苦、流泪。检查后轻轻向前下牵拉上睑,嘱被检查者向上看,眼睑复原。

常见病变:注意眼结膜的颜色,有无充血、水肿、乳头肥大、滤泡增生、瘢痕形成。

- 结膜充血见于结膜炎、角膜炎、沙眼早期。
- 结膜苍白见于贫血。
- 结膜发黄见于黄疸;睑结膜滤泡(半透明白色颗粒)或乳头(细小突起)见于沙眼。
- 结膜有散在出血点,见于亚急性感染性心内膜炎。
- 结膜下片状出血,见于外伤、出血性疾病、高血压、动脉硬化。
- 球结膜透明而隆起为球结膜下水肿,见于脑水肿、输液过多。

(4) 巩膜 正常人巩膜为瓷白色。

黄疸时,先在巩膜出现均匀的黄染。自然光线下观察。

老年内眦部结膜下可有淡黄色脂肪积聚,分布不均匀,常呈块状,应与黄疸鉴别。

血液中其他黄色色素增多时(如胡萝卜素与阿的平等),一般黄染仅出现于角膜周围。

(5) 角膜 检查时用斜照光更易观察其透明度,应注意角膜的透明度,有无白斑、云翳、溃疡、角膜软化、血管增生。

云翳与白斑如出现于角膜的瞳孔部位则出现视力障碍。

角膜溃疡见于感染、外伤。

角膜软化见于小儿营养不良、维生素 A 缺乏。

角膜血管增生见于严重的沙眼。

角膜边缘及周围出现灰白色混浊环,多见于老年人或早老症,故称为老年环,是类脂质沉着的结果。

角膜边缘出现黄色或棕褐色环,环外缘清晰、内缘模糊,称为凯-弗二氏(Kayser-Fleischer)环,是铜代谢障碍的体征,见于肝豆状核变性。

(6) 虹膜 位于眼球葡萄膜的最前部,虹膜中央的圆孔为瞳孔。虹膜的瞳孔括约肌与散大肌能调节瞳孔的大小。

虹膜纹理模糊或消失,见于虹膜炎症、水肿、萎缩。

虹膜形态异常或有裂孔,见于虹膜后粘连、外伤、先天性虹膜缺损。

(7) 瞳孔 直径为 3～4 mm,双侧等大正圆。

1) 直接检查:注意瞳孔的大小,形态,双侧是否等大正圆,对光反射和调节反射是否正常等。瞳孔缩小(瞳孔括约肌收缩)受动眼神经的副交感神经支配;瞳孔扩大(瞳孔散大肌收缩)由交感神经支配。生理情况下,婴儿和老年人瞳孔较小,青少年瞳孔较大,在光亮处瞳孔较小,在暗处或精神兴奋时较大。

瞳孔缩小:病理性瞳孔缩小见于虹膜炎、中毒(如有机磷类农药中毒)、药物反应(吗啡、毛果芸香碱)等。

瞳孔扩大：见于外伤、青光眼绝对期、视神经萎缩、完全失明、濒死状态、颈交感神经刺激、阿托品类药物影响等。

瞳孔大小不等：双侧瞳孔大小不等见于脑外伤、脑肿瘤、脑疝、中枢神经梅毒等；瞳孔大小不等且变化不定见于中枢神经和虹膜支配神经病变；瞳孔不等大伴意识障碍且对光反射减弱或消失，见于中脑功能损害。

瞳孔形状异常：呈椭圆形见于青光眼或眼内肿瘤；呈不规则状见于虹膜粘连。

2）对光反射：分为直接对光反射和间接对光反射(图 1－17)。

直接对光反射的检查方法是用手电筒直接照射瞳孔并观察其动态反应。正常人受照射光刺激后，双侧瞳孔立即缩小；移开光线后，瞳孔迅速复原。

间接对光反射的检查方法是用手隔开双眼，电筒光照射一侧瞳孔后，另一侧瞳孔也立即缩小；移开光线后，瞳孔迅速复原。

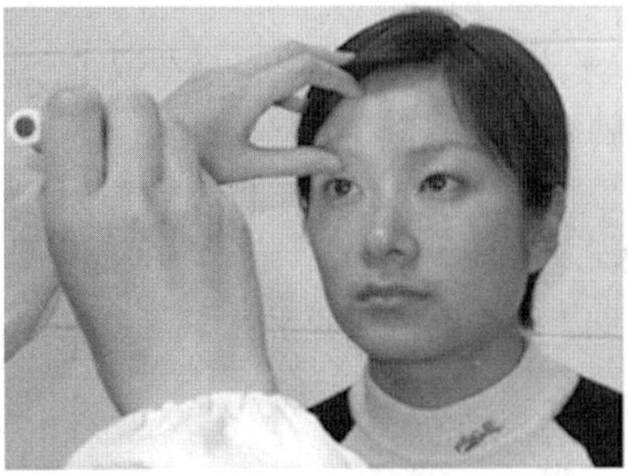

直接对光反射检查

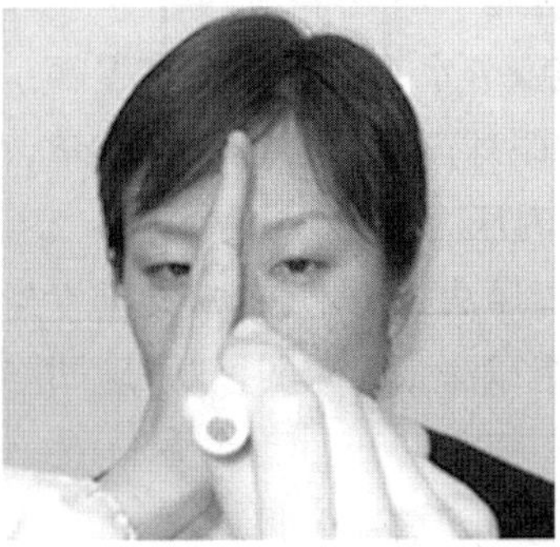

间接对光反射检查

图 1－17　瞳孔对光反射检查

瞳孔对光反射迟钝或消失，见于昏迷患者。

3）调节反射与聚合(辐辏)反射：嘱患者注视 1 m 以外的目标(检查者的示指尖)，然后迅速将目标移至距患者眼球 10 cm 处。双侧瞳孔逐渐缩小(调节反射)。再次将目标由 1 m 外缓慢移向眼球，眼球内聚(聚合反射)。

动眼神经损害时，调节与聚合反射消失。

(8) 眼球　检查时注意眼球的外形与运动。

1）双侧眼球突出：见于甲状腺功能亢进症，除突眼外还有以下眼征：

Graefe 征：眼球下视时上睑不能相应下垂。

Stellwag 征：瞬目减少。

Mobius 征：表现为辐辏运动减弱，即目标由远处逐渐移近眼球时，两侧眼球不能适度内聚。

Joffroy 征：上视时无额纹出现。

2）单侧眼球突出：多由于局部炎症或眶内占位性病变所致，偶见于颅内病变。

3) 眼球凹陷:双侧凹陷见于重度脱水,老年人由于眶内脂肪萎缩而有双侧眼球后退。单侧眼球凹陷见于 Horner 综合征、眶尖骨折。

4) 眼球运动:检查者左手置于被检查者头顶并固定头部,使头部不能随眼转动,右手指尖(或棉签)放在被检查者眼前 30～40 cm 处,嘱被检查者两眼随检查者右手指尖移动方向运动——左侧、左上、左下、右侧、右上、右下。注意观察眼球运动幅度、灵活性、持久性,两眼是否同步,询问被检查者有无复视。

眼球运动障碍伴复视:眼球的运动受动眼神经(Ⅲ)、滑车神经(Ⅳ)和展神经(Ⅵ)支配。这些神经麻痹时会引起眼球运动障碍,并伴有复视。

麻痹性斜视:由于支配眼肌运动的神经或眼外肌本身的器质性病变所致的斜视称为麻痹性斜视。多见于颅脑外伤、脑炎、脑膜炎、脑脓肿、脑血管病变、脑肿瘤。

眼球震颤:嘱被检查者眼球随检查者手指所示方向(水平或垂直)往返运动数次,观察是否出现一系列的往返运动。如双侧眼球出现一系列的快速水平或垂直的往返运动即为眼球震颤。

眼球震颤分水平震颤和垂直震颤。水平方向多见,垂直和旋转少见。

自发的眼球震颤见于耳源性眩晕、小脑疾患。

(9) 眼内压力

增高:指压法张力增强,常见于青光眼。

减低:指压法张力减弱,双眼球凹陷,见于眼球萎缩或脱水。

2. 耳

(1) 外耳

1) 耳郭:注意耳郭的外形、大小、位置和对称性,注意有无畸形、瘘道、结节、低垂耳等。血肿、瘢痕提示外伤。痛风患者于耳郭上有触痛小结,为尿酸盐沉积形成的痛风结节。耳郭红、肿、热、痛,见于局部感染。牵拉和触诊耳郭引起疼痛,提示炎症。

2) 外耳道:有黄色液体流出伴痒痛者为外耳道炎。外耳道内有局部红、肿、疼痛,并有耳郭牵拉痛则为疖肿。有脓性分泌物、耳痛及全身症状,见于急性中耳炎。有血液或脑脊液流出为颅底骨折。耳闷、耳鸣应注意耵聍或异物堵塞以及外耳道瘢痕狭窄等。

(2) 中耳

鼓膜:观察鼓膜有无病变。检查时先向后上牵拉耳郭再插入耳镜,正常鼓膜呈灰白色,圆形光滑平坦。鼓膜内陷为中耳炎,化脓后鼓膜外凸、穿孔、溢脓。胆脂瘤时可见溢脓、恶臭。

(3) 乳突　位于外耳门后方,乳突内有许多腔隙,为乳突小房,乳突内腔与中耳道相通。化脓性中耳炎引流不畅时可蔓延成乳突炎,可见耳郭后皮肤红肿、乳突压痛,有时可见瘘管或瘢痕,严重时可致耳源性脑脓肿或脑膜炎。

(4) 听力　可分为粗测方法和精测方法。

1) 粗测方法:被检查者闭目坐于静室,堵塞一侧耳道,检查者持机械手表自 1 m 以外逐渐移近被检查者耳部,直到其听到声音为止,测量其距离。比较两耳测试结果并与正常人的听力进行比较。

正常人一般约在 1 m 处听见表声。明显近于此距离才闻及表声，提示听力减退，见于耳道内有耵聍或异物、局部或全身血管硬化、听神经损害、中耳炎等。

2）精测方法：使用规定频率的音叉或电测听设备所进行的一系列较精确的测试方法，对明确诊断更有价值。

3. 鼻

（1）外形

鼻梁部皮肤出现红色斑块，病损处高出皮面且向两侧面颊扩展为蝶形红斑，见于系统性红斑狼疮。

鼻部皮肤出现黑褐色斑点或斑片，见于日晒、慢性肝脏疾病或黑热病所致的色素沉着。

鼻部皮肤发红并有小脓疱或小丘疹，见于痤疮。

鼻尖和鼻翼发红，并有毛细血管扩张、组织肥厚，见于酒糟鼻。

蛙状鼻：鼻腔完全阻塞，鼻梁宽平如蛙状。见于肥大鼻息肉。

鞍鼻：鼻梁塌陷，鼻外形似马鞍状。见于鼻骨骨折、鼻骨发育不全和先天性梅毒。

（2）鼻翼扇动　吸气时鼻孔开大，呼气时鼻孔回缩。是高度呼吸困难的表现，见于大叶性肺炎、支气管哮喘、心源性哮喘。

（3）鼻中隔　正常人的鼻中隔稍向一侧偏移，如鼻中隔向一侧或两侧偏曲或局部有突起，并引起鼻腔功能障碍或产生症状时，称为鼻中隔偏曲。见于鼻中隔外伤、鼻中隔的骨或软骨发育不均衡，也可由肿瘤或异物压迫鼻中隔引起。严重的高位鼻中隔偏曲可压迫鼻甲致神经性头痛，弯曲部骨质刺激黏膜引起鼻出血。

鼻中隔穿孔患者为鼻中隔出现孔洞。患者自己听到鼻腔中有哨声，检查时用小型电筒照一侧鼻孔，对侧鼻孔可见有亮光透过。见于慢性鼻炎、外伤等。

（4）鼻腔　是否通畅，鼻前庭有无分泌物、出血，黏膜有无红肿、糜烂、溃疡、结痂，鼻中隔有无偏曲（图 1 - 18）。

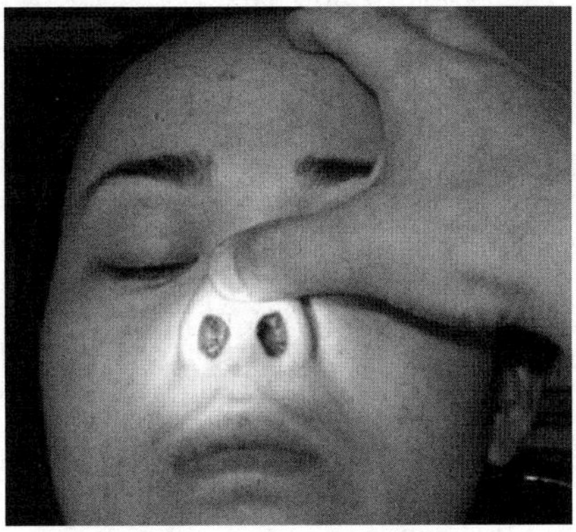

图 1 - 18　鼻腔的检查

（5）鼻窦　为围绕鼻腔，藏于某些面颅骨或脑颅骨内的含气的骨质空腔，共四对，皆有窦口与鼻腔相通，当引流不畅时易于发生炎症。鼻窦区压痛多为鼻窦炎，患者表现出慢性鼻塞、流涕和头痛。

额窦：检查者双手示指、中指、环指和小指抵于被检查者枕后，双手拇指置于眼眶上缘内侧，双手拇指用力向后上方按压（图 1 - 19）。

上颌窦：检查者双手拇指置于被检查者颧部，其余手指分别置于被检查者的两侧耳后，固定其头部，双拇指向后方按压（图 1 - 20）。

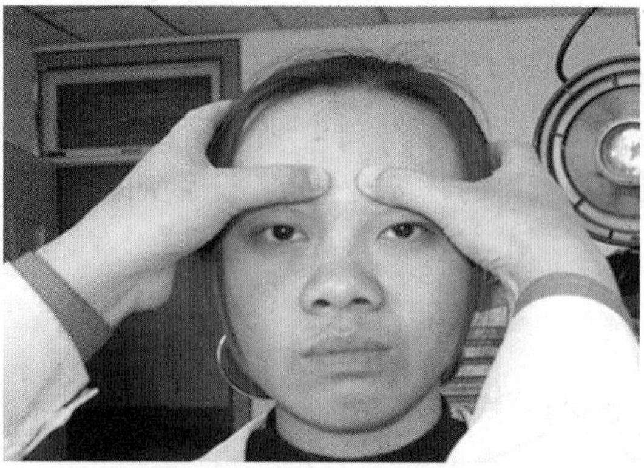

图 1－19　额窦的检查方法

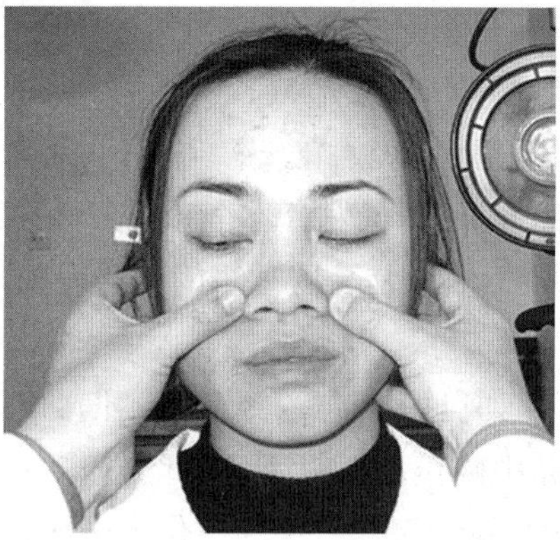

图 1－20　上颌窦的检查方法

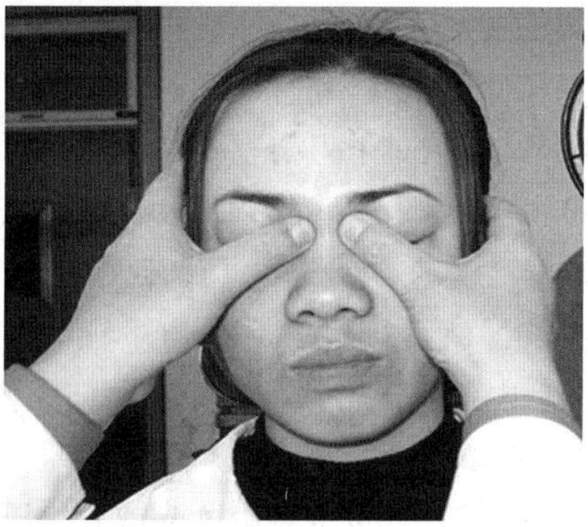

图 1－21　筛窦的检查方法

筛窦：检查者双手扶住被检查者两侧耳后，双侧拇指分别置于鼻根和眼内眦之间，向后方按压（图 1－21）。

蝶窦：解剖位置较深，不能在体表进行检查。

4. 口

（1）口腔

1）口唇：正常人的口唇红润而光泽。

口唇苍白为毛细血管充盈不足或血红蛋白减少，见于贫血、主动脉瓣关闭不全或虚脱。

口唇深红为毛细血管过度充盈，血流增快，见于急性发热性疾病。

口唇单纯性疱疹常伴发于肺炎链球菌肺炎、上呼吸道感染、流行性脑脊髓膜炎、疟疾、使用某种药物后（如磺胺）等，为皮肤与口唇相交之处发生成簇的半透明小水疱。

口唇干燥并有皲裂，见于重度脱水。

口角糜烂见于核黄素缺乏。

口唇突然发生非感染性无痛性肿胀，见于血管神经性水肿。

口唇肥厚增大，见于黏液性水肿、肢端肥大症。

唇裂为先天性发育畸形。

口唇发绀为血中还原血红蛋白增加、血管重度收缩等所致。常见疾病如下：

心脏内外有异常动静脉分流通道，如法洛四联症（肺动脉狭窄、心室间隔缺损、主动脉骑跨、右心室肥厚）、先天性肺动静脉瘘。

慢性阻塞性肺气肿、肺动脉栓塞。

心力衰竭、休克、暴露在寒冷环境中。

真性红细胞增多症。

2）口腔黏膜：口腔黏膜光洁呈粉红色。

如出现蓝黑色色素沉着多为肾上腺皮质功能减退症。

在相当于第二磨牙处的颊黏膜出现直径约 1 cm 灰白色针尖样斑点，外有红色晕圈，为麻疹黏膜斑（Koplik spots），为麻疹的早期（发疹前 24～48 小时）特征。

黏膜下出现大小不等的出血点或瘀斑，见于各种出血性疾病或维生素 C 缺乏。

口腔黏膜溃疡见于慢性复发性口疮。

无痛性黏膜溃疡见于系统性红斑狼疮。

乳白色薄膜覆盖于口腔黏膜、口角处，为鹅口疮（白色念珠菌感染），多见于体弱重症的患儿或老年患者，也可出现于长期使用广谱抗生素和抗癌药之后。

（2）牙齿及牙龈

1）牙齿：检查牙齿时，要注意有无龋齿、缺齿、义齿、残根，牙齿的颜色与形状。

如牙齿呈黄褐色称为斑釉牙，见于长期饮用含氟量高的水或服用四环素等药物后。

切牙切缘呈月牙形凹陷且牙间隙过宽，为先天性梅毒的重要体征之一——哈钦森牙。

单纯牙间隙过宽见于肢端肥大症。

2）牙龈：正常牙龈呈粉红色，与牙颈紧密贴合，检查时经压迫无出血及溢脓。

牙龈水肿及流脓（挤压牙龈容易查见）见于慢性牙周炎。

牙龈萎缩见于牙周病。

牙龈出血见于牙石、牙周炎、血液系统疾病及坏血病。

牙龈的游离缘出现灰黑色点线称为铅线，是慢性铅中毒的特征。

（3）舌　正常舌呈粉红色，大小厚薄适中，活动自如，舌面湿润，覆盖一层薄白苔。

干燥舌：可见于张口呼吸（鼻腔疾病）、大量吸烟、阿托品作用和放射治疗后；严重时，舌面出现纵向裂纹，舌体缩小（伴有皮肤干燥、弹性减退），见于严重脱水。

舌体增大：短期舌体增大见于舌炎、口腔炎、舌体蜂窝织炎、血肿、血管神经性水肿等。长期的舌体增大见于呆小病、黏液性水肿、唐氏综合征（Down's syndrome）和舌肿瘤等。

裂纹舌：舌面出现横向裂纹，见于唐氏综合征与维生素 B_2（核黄素）缺乏（伴有舌痛）。纵向裂纹而无脱水表现见于梅毒性舌炎。

地图舌：在舌面上有边缘不规则的黄色上皮细胞堆积而成的隆起，数日间即可剥落恢复正常。如剥落后再形成新的黄色隆起，为移行性舌炎的表现。原因不明，也可由核黄素缺乏引起。

草莓舌：舌乳头肿胀发红，状如草莓，见于猩红热或长期发热患者。

牛肉舌：舌面绛红如生牛肉，见于糙皮病(烟酸缺乏)。

镜面舌(光滑舌)：舌体小，舌面光滑无苔呈粉红色或红色，见于恶性贫血(内因子缺乏)、缺铁性贫血或慢性萎缩性胃炎。

毛舌：也称为黑舌，舌面上有黑色或黑褐色毛，为体弱久病或长期大量应用广谱抗生素的患者。

运动异常：舌体不自主偏斜见于舌下神经麻痹，震颤见于甲状腺功能亢进症。

其他：舌色淡红见于营养不良或贫血，舌色深红见于急性感染性疾病，舌色紫红见于心肺不全。

(4) 咽部和扁桃体　扁桃体位于舌腭弓、咽腭弓之间的扁桃窝内不能被查见。

检查时，患者头稍后仰，口张大并拉长发“啊”音，医师用压舌板在舌的前 2/3 与后 1/3 交界处迅速下压舌体，此时软腭上抬，在照明下即可见口咽组织。

扁桃体肿大分为三度：Ⅰ度肿大不超过咽腭弓；Ⅲ度达到或超过咽后壁中线；Ⅱ度介于两者之间(图 1－22)。

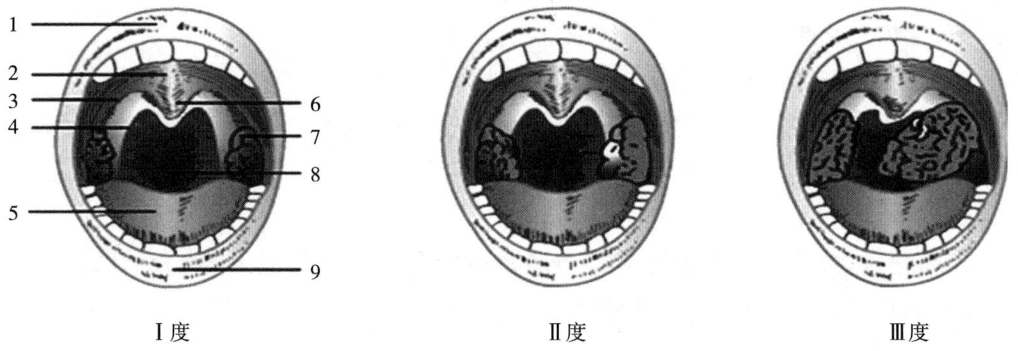

1. 上唇　2. 软腭　3. 舌腭弓　4. 咽腭弓　5. 舌
6. 悬雍垂　7. 扁桃体　8. 咽后壁　9. 下唇

图 1－22　扁桃体肿大分度

(5) 喉　喉上通喉咽，下连气管，是发音的主要器官。

喉部疾病的常见症状：疼痛、咳嗽、发音障碍。

急性失音常见于喉部的急性炎症，慢性失音见于喉结核、喉癌。

喉返神经受损时可出现声音嘶哑或失音。

突然发生的呼吸困难见于喉头水肿。

(6) 口腔气味　健康人口腔无特殊气味，吸烟或进食后可留有气味。

局部或全身疾病都可引起口臭。

局部原因如牙龈炎、牙周炎、牙龈脓肿、龋齿。

尿臭味见于尿毒症。

烂苹果味见于酮症酸中毒。

大蒜味见于有机磷中毒。

(三) 颈部检查

1. 颈部的外形　正常人颈部直立,左右对称。患者颈部一侧有包块或斜颈时,左右不对称。矮胖者颈部较粗短,瘦长者较细长。男性甲状软骨上喉结比较突出,女性则不显著。

胸锁乳突肌转头时明显可见。正常人安静坐位时颈部静脉血管不显露。

颈部两侧都有两个三角区(图 1-23):颈前三角为胸锁乳突肌内缘、下颌骨下缘与前正中线之间的区域;颈后三角为胸锁乳突肌后缘、锁骨上缘与斜方肌前缘之间的区域。

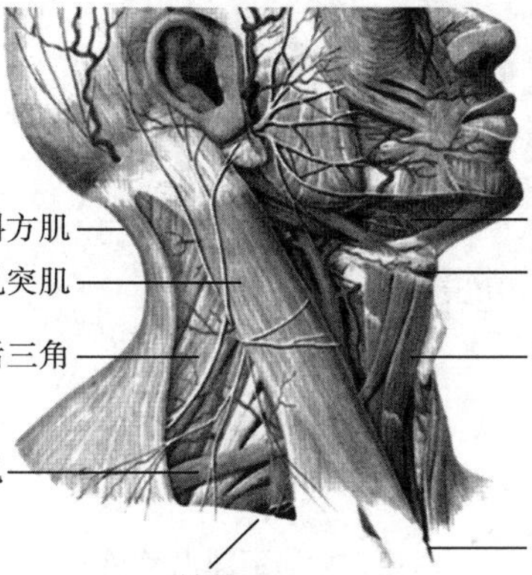

图 1-23　颈部三角区

2. 姿势与运动　正常人颈部伸直,转动自如。

头部固定向一侧偏斜称为斜颈,见于先天性颈肌挛缩、颈肌外伤、瘢痕挛缩。

先天性斜颈者,病侧胸锁乳突肌粗短,头部扶正时病侧胸锁乳突肌胸骨端立即隆起,是其特征性表现。

头部不能抬起,见于严重衰竭的患者、重症肌无力、脊髓前角细胞炎、进行性肌萎缩。

颈部活动受限伴疼痛,见于软组织炎症、颈肌扭伤、颈椎骨质增生、颈椎结核和肿瘤。

颈项强直为脑膜刺激征的表现,见于各种脑膜炎、蛛网膜下隙出血等。

3. 皮肤与包块　检查颈部皮肤有无蜘蛛痣、疖、痈、结核和其他病变(瘢痕、瘘管、神经性皮炎、银屑病)。

颈部包块包括:良性包块如甲状腺腺瘤、腮腺瘤、舌下囊肿、血管瘤等;恶性肿瘤如甲状腺癌、淋巴瘤、涎腺癌;急慢性淋巴结炎、淋巴结结核等炎症;甲状腺舌骨囊肿、胸腺咽管囊肿、颏下皮样囊肿等。

检查时应根据包块出现的部位、大小、质地、活动性、有无压痛、发生和增长的特点以及全身的情况来判断。

淋巴结肿大,质地不硬,有轻度压痛时,可为非特异性淋巴结炎。如质地较硬,无压痛且伴有纵隔、胸腔或腹腔病变的症状或体征,应考虑到恶性肿瘤的淋巴结转移。

如为全身性、无痛性淋巴结肿大，则多见于血液系统疾病。

如包块为圆形，表面光滑，有囊样感，压迫能缩，可能为囊状瘤。

如颈部包块弹性大，又无全身症状，则应考虑为囊肿。

4. 血管 正常人安静坐位或立位时颈外静脉塌陷，平卧时可稍见充盈，充盈水平仅限于锁骨上缘至下颌角距离的下 2/3 以内。

坐位或半卧位时(上半身与水平面形成 45°)明显见到颈静脉充盈，称为颈静脉怒张(图 1－24)。提示：体循环静脉血回流受阻或上腔静脉压增高，见于右心衰竭、缩窄性心包炎、心包积液或上腔静脉受压。

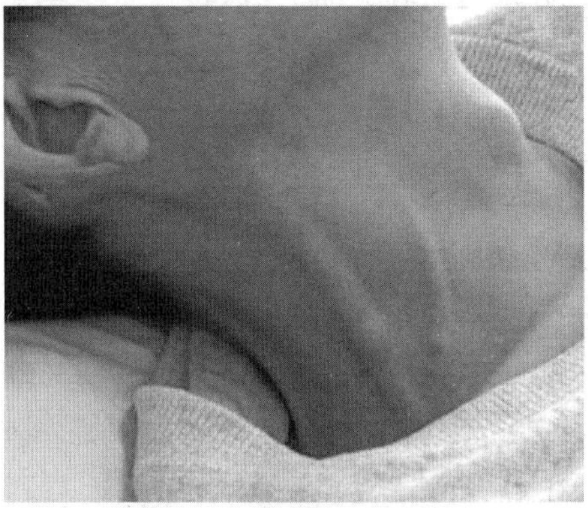

图 1－24 颈部血管检查

正常人安静坐位或立位时看不到颈动脉搏动。如颈部血管明显搏动，应区别是颈动脉还是颈静脉。一般静脉搏动较弱，范围弥散，触诊时无搏动感，压迫颈外静脉下段后搏动消失；动脉搏动比较强劲，搏动感明显，压迫颈外静脉下段后搏动依然存在。

出现明显的颈动脉搏动，则常见于发热、甲状腺功能亢进症、高血压、主动脉瓣关闭不全或严重贫血等心排血量增加或脉压增大的疾病。

颈静脉在心室收缩期显著的搏动，提示三尖瓣关闭不全。因为心室收缩时血液从高压的右心室通过关闭不全的三尖瓣口向右心房方向反流，致使颈静脉充盈明显；心室舒张时右心房内血流快速进入右心室，颈静脉内血液压力明显降低，颈静脉明显萎陷，形成搏动。

5. 甲状腺

(1) 视诊 嘱被检查者两手放于枕后，头向后仰，观察甲状腺的大小和对称性。嘱被检查者做吞咽动作，可见甲状腺随吞咽动作向上移动。

(2) 触诊 触诊比视诊更能明确甲状腺的大小、轮廓及性质。触诊时检查者站在被检查者身后，让被检查者颈部肌肉松弛，以利于触摸。检查者双拇指放于被检查者颈后，其余四指触摸甲状软骨两侧(图 1－25)。

从后面检查：首先触摸位于气管环前面的甲状软骨峡部，用示指从胸骨上切迹向上触摸，可感到气管前软组织，判断有无增厚，然后触摸甲状腺侧叶，一手示指、中指施压于

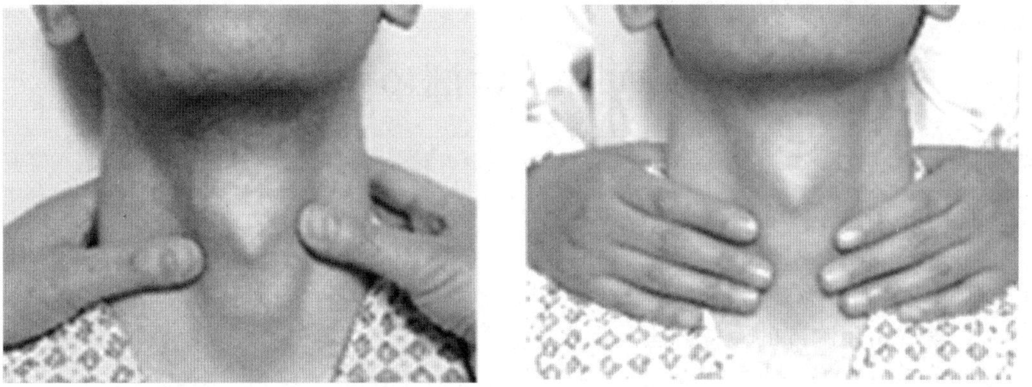

图 1－25　甲状腺的触诊

一叶甲状软骨，将气管推向对侧；另一手拇指在对侧胸锁乳突肌后缘向前推挤甲状腺，示指、中指在胸锁乳突肌前缘触诊。触到肿大的甲状腺时，可嘱被检查者做吞咽动作，则甲状腺可随吞咽动作而上下移动。

从前面检查：被检查者坐位，检查者站在被检查者对面。检查峡部时，用拇指从胸骨上切迹向上触摸。触摸甲状腺侧叶，一手拇指施压于一叶甲状软骨，将气管推向对侧；另一手示指、中指在对侧胸锁乳突肌后缘向前推挤甲状腺侧叶，拇指在胸锁乳突肌前缘触诊，配合吞咽动作重复检查。可触及被挤压的甲状腺。

甲状腺肿大分度：不能看出肿大但能触及者为Ⅰ度；能看出肿大又能触及，但在胸锁乳突肌以内区域者为Ⅱ度；超过胸锁乳突肌外缘者为Ⅲ度。

(3) 听诊　当触到甲状腺肿大时，用钟型听诊器直接放在肿大的甲状腺上，如听到吹风样收缩期血管杂音或收缩期加强的连续性血管杂音，称为甲状腺杂音。

6. 气管　检查时，让被检查者取坐位或仰卧位，头颈部保持自然正中位。检查者以右手示指和环指分别放于两侧胸锁关节上，中指在胸骨上切迹部位置于气管正中，观察中指是否在示指和环指之间，从而判断气管有无偏移。中指与示指、环指的距离不等，表示有气管移位。

也可将中指置于气管与两侧胸锁乳突肌之间的间隙，根据两侧间隙是否相等来判断气管有无移位。

检查气管移位，实质是检查纵隔是否移位，气管在纵隔之中，纵隔移位必然会引起气管移位。引起纵隔移位的疾病均可导致气管移位。

大量胸腔积液、气胸、纵隔肿瘤及单侧甲状腺肿大，可将气管推向健侧。

肺不张、肺硬化、胸膜粘连，可将气管拉向患侧。

第四节　胸部检查

【目的要求】

1. 了解胸部检查的内容。
2. 掌握常用胸部的检查方法及临床意义。

【实验方法】

1. 观看体格检查录像胸部检查部分。
2. 教师操作示范。
3. 学生分组互相进行操作练习并作检查记录，教师不断纠正不规范的动作。
4. 操作评议及小结。

【实验用具】

叩诊锤、听诊器。

【实验内容】

（一）胸部及肺

1. 视诊

（1）胸部体表标志

1）骨性标志：

胸骨：位于前胸壁的正中。

胸骨角：胸骨柄与胸骨体交接处向前突起而成，又称为路易角。该角与第 2 肋软骨相连，是计数肋骨的重要标志。相当于心房上缘、气管分叉和第 4 胸椎水平。

肋骨及肋间隙：肋骨 12 对，位于前胸部两侧，第 1～10 肋骨与相应的肋软骨相连，再与肋骨相连接，第 11～12 肋骨不与胸骨相连，称为浮肋。

肩胛骨：肩胛骨最下端称为肩胛角。

脊柱棘突：是后正中线的标志，以第 7 颈椎棘突最明显。

胸骨上窝：胸骨柄上方的凹陷，气管位于其后。

锁骨上窝：锁骨上方的凹陷部。

锁骨下窝：锁骨下方的凹陷，下界为第 3 肋的下缘。

腹上角：由第 7～10 肋软骨构成的两侧肋弓，汇合于胸骨下端所形成的夹角。

2）垂直线标志：

前中正线为通过胸骨中央的垂直线。

锁骨中线为通过锁骨胸骨端与锁骨肩峰端的中点所作的垂直线。

腋前线为通过腋窝前皱襞的垂直线。

腋后线为通过腋窝后皱襞的垂直线。

腋中线为通过腋窝顶点的垂直线。

肩胛线为上肢自然下垂时，通过肩胛下角所作的垂直线。

后正中线为通过脊椎棘突所作的垂直线。

如图 1－26。

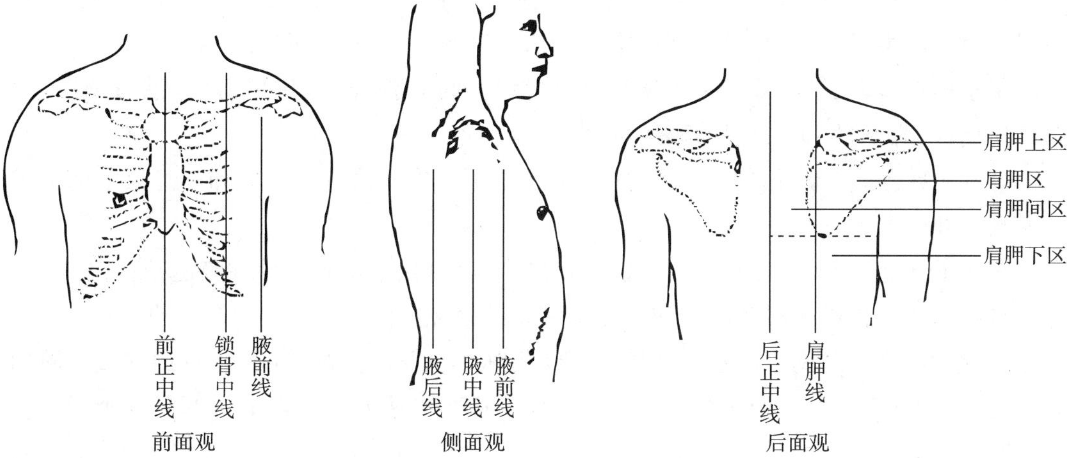

图 1－26　胸部体表标志(垂直线标志)

(2) 胸廓、胸壁与乳房检查

1) 胸廓：

正常胸廓：前后径与横径之比约为 1∶1.5，小儿和老年人前后径略小于或等于横径(图 1－27)。

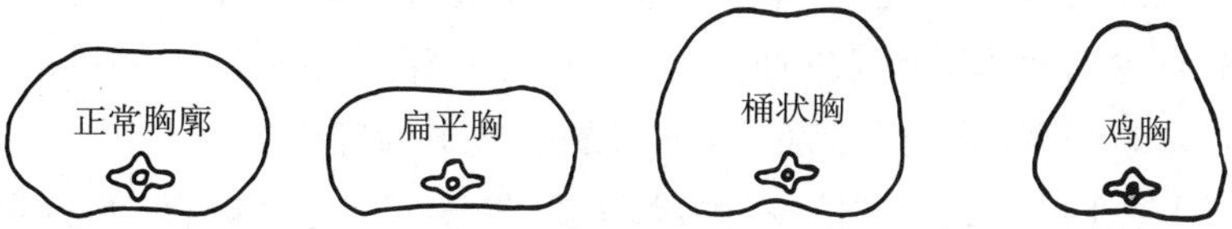

图 1－27　几种不同胸廓横断面示意图

异常胸廓：

桶状胸：见于慢性阻塞性肺气肿及支气管哮喘发作，亦见于一部分老年人及矮胖体型的人(图 1－27)。

扁平胸：见于瘦长体型者；也可见于慢性消耗性疾病，如肺结核等(图 1－27)。

佝偻病胸：常见于患佝偻病的儿童。

- 鸡胸：胸廓上下径较短，前后经略长于左右径，胸骨下端前凸，前侧肋骨凹陷(图 1－27)。

- 佝偻病串珠：沿两侧肋软骨与肋骨交界处隆起，形成串珠样。
- 肋膈沟：又称为哈里逊沟，胸部前下肋骨外翻，自胸骨剑突沿膈肌附着处向内凹陷，形成一带状沟。
- 漏斗胸：胸骨下部剑突处显著向内凹陷，形状似漏斗。

2）胸壁：

胸壁静脉：上腔静脉或下腔静脉回流受阻建立侧支循环时，胸壁静脉可充盈或曲张。在哺乳期，女性乳房附近的皮下静脉可较明显。

皮下气肿：气体积存于皮下称为皮下气肿。用手按压皮肤可有握雪感或捻发感，听诊可有捻发的声音。原因：肺、气管、胸膜受伤或病变，产气杆菌感染或气胸穿刺。

胸壁压痛：多见于炎症、肿瘤浸润、肋软骨炎、肋间神经痛、带状疱疹、肋骨骨折等。胸骨压痛或叩击痛见于白血病患者。

（3）呼吸运动　健康人呼吸运动稳定而有节律，系通过中枢神经和神经反射的调节来实现。

高碳酸血症、低氧血症、代谢性酸中毒、肺牵张反射、意识等可使呼吸运动变化。

呼吸运动是借助于膈和肋间肌的收缩和松弛来完成的。

女性的呼吸以肋间肌的运动为主，故形成胸式呼吸；正常男性和儿童的呼吸以膈肌运动为主，胸廓下部及上腹部的动度较大，而形成腹式呼吸。实际上该两种呼吸运动均不同程度地同时存在。

（4）呼吸频率、深度及节律　正常成人静息状态下，呼吸节律规整，深浅适度，频率为16～20次/分，呼吸与脉搏之比1∶4。

1）呼吸频率变化：呼吸过速：R＞24次/分　见于发热、疼痛、贫血、甲状腺功能亢进症、心力衰竭等。正常人见于运动、劳动、紧张、激动后。呼吸过缓：R＜12次/分，见于麻醉后、镇静剂过量、肺性脑病、颅内高压等。

2）呼吸深度变化：呼吸幅度加深是呼吸中枢受到强烈刺激所致。

节律匀齐、呼吸深而大（吸气慢而深、呼气短促）、患者不感呼吸困难的呼吸，称为库斯莫尔（Kussmaul）呼吸，见于尿毒症、糖尿病酮症酸中毒等疾病。

呼吸浅快可见于肺气肿、胸膜炎、胸腔积液、气胸、呼吸肌麻痹、大量腹水、肥胖、鼓肠、麻醉剂或镇静剂过量等。

3）呼吸节律变化：

潮式呼吸：又称为陈-施（Cheyne-Stokes）呼吸，见于两种情况：①肺-脑循环时间延长（如心力衰竭）；②呼吸中枢兴奋性降低：低氧或某种脑干损伤。有些老年人在深睡时也可出现潮式呼吸（图1-28）。

间停呼吸：又称为毕奥（Biots）呼吸，多发生于中枢神经系统疾病，如脑损伤、颅内高压、脑炎、脑膜炎等疾病，常为临终前的危急征象（图1-28）。

不规则呼吸见于中枢神经疾病及休克等严重疾病。双吸气也称为抽泣样呼吸，为中枢性呼吸衰竭的表现，主要见于颅内高压和脑疝前期。叹息样呼吸见于神经衰弱、精神紧张或忧郁的人(图 1－28)。

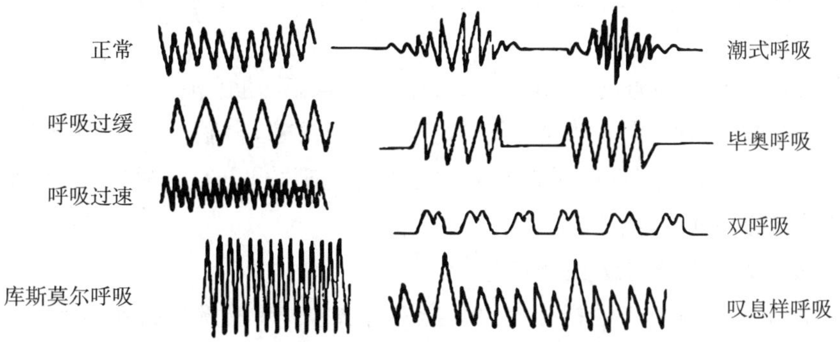

图 1－28　几种呼吸节律示意图

2. 触诊

(1) 胸廓扩张度　前胸廓扩张度的测定,检查者两手置于被检查者胸廓下面的前侧部,左右拇指分别沿两侧肋缘指向剑突,拇指尖在前正中线两侧对称部位,两手掌和其余伸展的手指置于前侧胸壁(图 1－29)。也可取后胸廓扩张度的测定,则将两手平置于被检查者背部,约于第 10 肋骨水平,拇指与中线平行,并将两侧皮肤向中线轻推。嘱被检查者做深呼吸,观察比较两手感触到的胸廓的活动度情况。

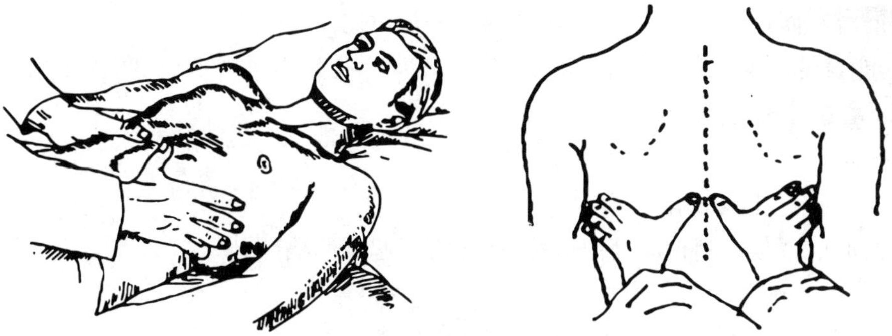

图 1－29　胸廓扩张度检查方法

(2) 语音震颤

1) 检查者将左右手掌的尺侧缘轻放于被检查者两侧胸壁的对称部位,然后嘱被检查者用同等强度重复轻发“yi”长音。

2) 自上至下、从内到外比较两侧相应部位两手感触到语音震颤的异同、增强或减弱。

(3) 胸膜摩擦感　操作手法同胸廓触诊,部位常于胸廓的下前侧部,当被检查者吸气和呼气时均可触及。

3. 叩诊

(1) 间接叩诊　手指动作、方法、顺序正确。

1）具体手法：以左手中指的第一、第二节作为叩诊板指，平紧贴于叩击部位表面，右手中指以右腕关节和指掌关节活动叩击左手中指第二指骨的前端或第一、第二指节之间的指关节。

2）叩诊顺序：首先检查前胸，由锁骨上窝开始，自第1肋间隙由上至下逐一肋间隙进行叩诊；其次检查侧胸壁，嘱被检查者举起上臂置于头部，自腋窝开始向下叩诊至肋缘；最后叩诊背部，嘱被检查者向前稍低头并双手交叉抱肘，自上至下进行叩诊，叩诊时应左右、上下、内外对比叩诊音的变化。

（2）直接叩诊　手指方法正确。

检查者用中指掌侧或将手指并拢以其指尖对被检查者胸壁进行叩击。

（3）叩肺下界移动度

1）被检查者在平静呼吸时，检查者先于被检查者肩胛线叩出肺下界的位置，然后嘱被检查者做深吸气后并屏住呼吸的同时，沿该线继续向下叩诊，当由清音变为浊音时，即为肩胛线上肺下界的最低点。

2）当被检查者恢复平静呼吸时，再嘱做深呼气并屏住呼吸，然后由上而下叩诊，直至清音变为浊音，即为肩胛线上肺下界的最高点。

3）能讲述最高至最低点之间距离即为肺下界移动度。

4. 听诊

（1）听诊方法、顺序正确　听诊的顺序一般由肺尖开始，自上而下分别检查前胸部、侧胸部和背部，而且要在上下、左右对称部位进行对比。

（2）能表述肺部听诊四种主要音的名称　正常呼吸音、异常呼吸音、啰音、胸膜摩擦音。

（二）心脏体格检查

1. 视诊

（1）心前区隆起与凹陷

正常：心前区与右侧相应部位对称，无异常隆起及凹陷（图1－30）。

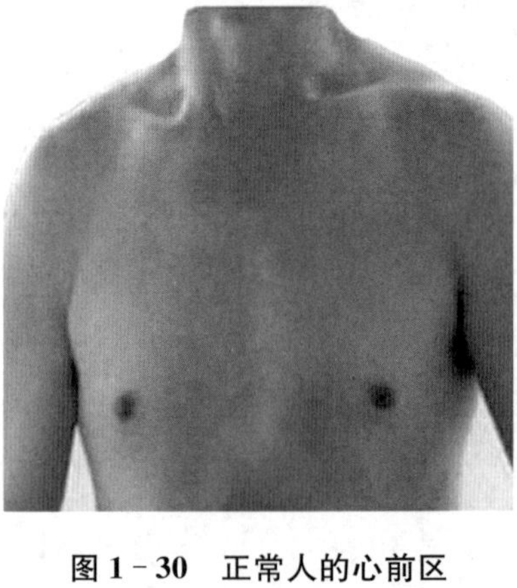

图1－30　正常人的心前区

异常：①隆起：先天性心脏病、后天性心脏病（图1－31）；②饱满：大量心包积液；③扁平:扁平胸;④凹陷:胸廓骨骼改变(图 1－32)。

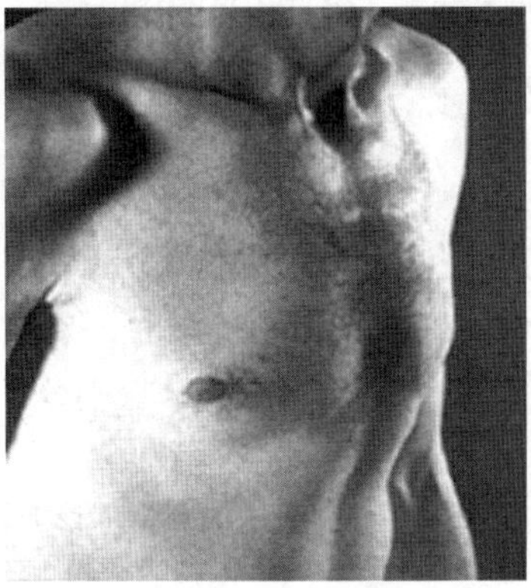

图 1－31　心前区隆起

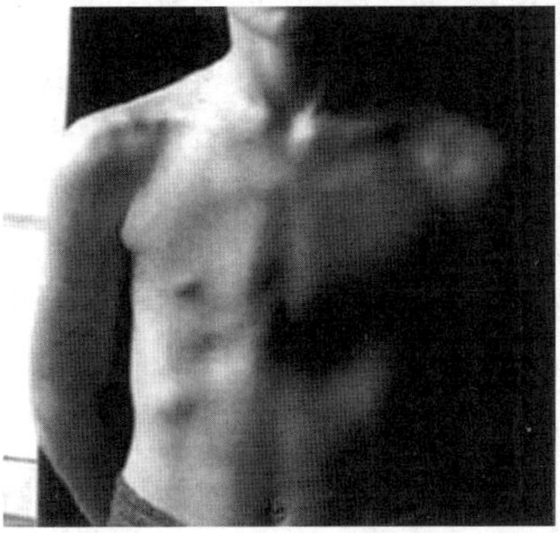

图 1－32　心前区凹陷

(2) 心尖搏动

概念:心脏收缩时,心尖冲击心前区胸壁对应部位,使局部肋间组织向外搏动,称为心尖搏动。

正常位置:在胸骨左缘第 5 肋间锁骨中线内 0.5～1.0 cm 处(图 1－33)。

正常范围:直径为 2.0～2.5 cm。

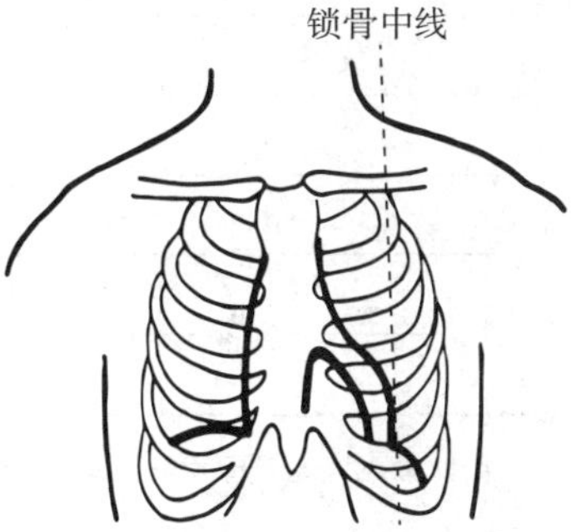

图 1－33　正常心尖搏动点位置

(3) 心前区其他部位异常搏动

胸骨左缘第 2、第 3 肋间搏动:见于肺动脉高压。

胸骨中下段左缘搏动:见于右心室肥大。

胸骨右缘第 2 肋间搏动:见于升主动脉瘤或主动脉弓瘤。

剑突下搏动:见于右心室肥大或腹主动脉搏动。

2. 触诊　检查者常用右手,以全手掌、手掌尺侧(小鱼际)或示指、中指触诊。

检查震颤(thrill)常用手掌尺侧。

检查心尖搏动(apical impulse)常用第 2～4 指指腹。

(1) 具体手法　检查者右手掌置于被检查者心前区开始触诊,然后逐渐以手掌尺侧小鱼际或示指、中指、环指并拢,以其指腹进行触诊,触诊时手掌按压力度适当。在心尖搏动区(可用单一示指指腹)确认心尖搏动,并能表达搏动所在体表位置。

(2) 触诊震颤、心包摩擦感

1) 震颤:用手掌或手掌尺侧小鱼际肌平贴于心前区各个部位,以触知有无微细的震动感。

2) 心包摩擦感:用上述触诊手法在心前区胸骨左缘第 4 肋间触诊,或说出如何能使触诊满意的条件(前倾位、收缩期、呼吸末、屏住呼吸)。

3. 叩诊　以左手中指为叩诊板指,平置于心前区拟叩诊的部位。被检查者取坐位时，板指与肋间垂直；当被检查者平卧时，板指与肋间平行（图 1－34）。

（1）心脏叩诊顺序

1）先叩左界，后右界，由下而上，由外向内。左侧在心尖搏动外 2～3 cm 处开始叩诊，逐个肋间向上，直至第 2 肋间。

2）右界叩诊，先叩出肝上界，然后于其上一肋间由外向内，逐一肋间向上叩诊，直至第 2 肋间。

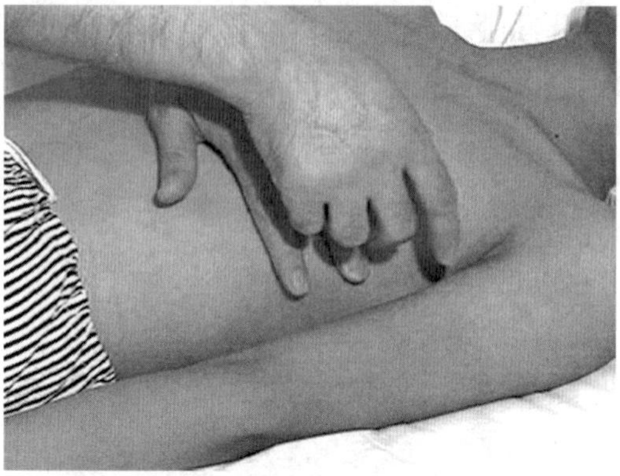

图 1－34　心脏浊音界叩诊方法

（2）叩出正常心脏相对浊音界并能在胸廓体表量出心脏相对浊音界（如表 1－3）。叩诊手法同前，自左侧心尖搏动外 2～3 cm 处开始叩诊，由外向内闻及叩诊音由清变浊时作出标记，并测量其与胸骨中线垂直距离，再逐一肋间向上叩诊直至第 2 肋间，将其标记点画成连线。右侧方法同上，将心浊音界标记点画成连线。

表 1－3　正常人心相对浊音界

右界/cm	肋间	左界/cm
2～3	Ⅱ	2～3
2～3	Ⅲ	3.5～4.5
3～4	Ⅳ	5～6
/	Ⅴ	7～9

注：正常成人左锁骨中线距胸骨中线为 8～10 cm。

4. 听诊

（1）心脏瓣膜听诊区

二尖瓣听诊区：位于左侧第 5 肋间锁骨中线稍内侧。

肺动脉瓣听诊区：位于胸骨左缘第 2 肋间。

主动脉瓣听诊区：位于胸骨右缘第 2 肋间。

主动脉瓣第二听诊区：位于胸骨左缘第 3 肋间。

三尖瓣听诊区：位于胸骨体下端左缘，即胸骨左缘第 4、第 5 肋间。

（2）听诊顺序正确　从二尖瓣区开始，肺动脉区、主动脉区、主动脉第二听诊区、三尖瓣区，逆时针方向或称倒 8 字。

（3）心脏听诊主要内容　心率、心律、正常心音、心音改变、心脏杂音、心包摩擦音等（参考教材）。

第五节 腹部检查

【目的要求】

1. 掌握腹部视、听、叩、触诊检查的内容和方法。
2. 重点掌握腹部触诊的各种手法，各适用于何种脏器和组织的检查。

【实验方法】

1. 观看体格检查录像腹部检查部分。
2. 教师操作示范。
3. 学生分组互相进行操作练习并作检查记录，教师不断纠正不规范的动作。
4. 操作评议及小结。

【准备工作】

1. 操作者清洁洗手，衣帽整齐。
2. 操作者准备听诊器等器械。

【实验内容】

(一) 腹部体表标志(10个)

肋弓下缘、剑突、腹上角、脐、髂前上棘、腹直肌外缘、腹中线、腹股沟韧带、耻骨联合、肋脊角(图1-35)。

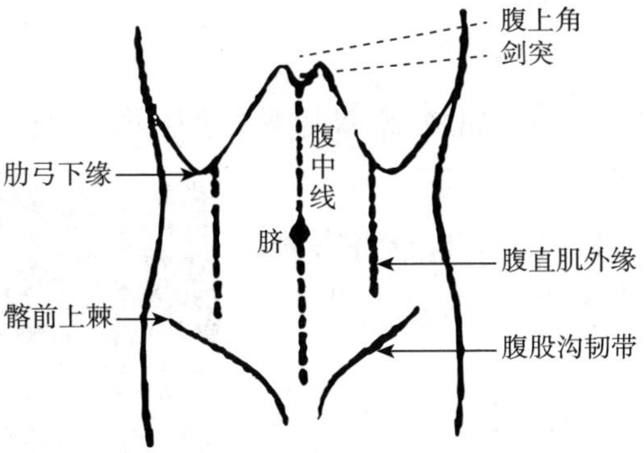

图1-35 腹部画线及体表标志

(二) 腹部分区

1. 四分法 右上腹、右下腹、左上腹、左下腹(以脐为界)(图1-36)。

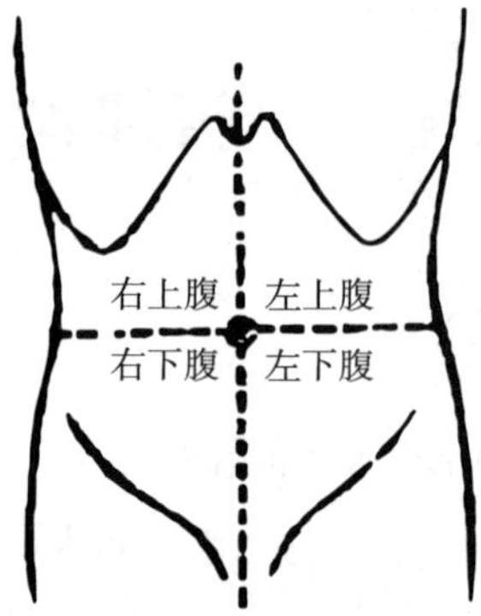

图 1－36　腹部分区(四分法)

2. 九分法　右上腹、右侧腹、右下腹、上腹、中腹、下腹、左上腹、左侧腹、左下腹。(两条水平线:两侧肋弓下缘连线、两侧髂前上棘连线;两条垂直线:两侧髂前上棘至腹中线连线的中点)(图 1－37)。

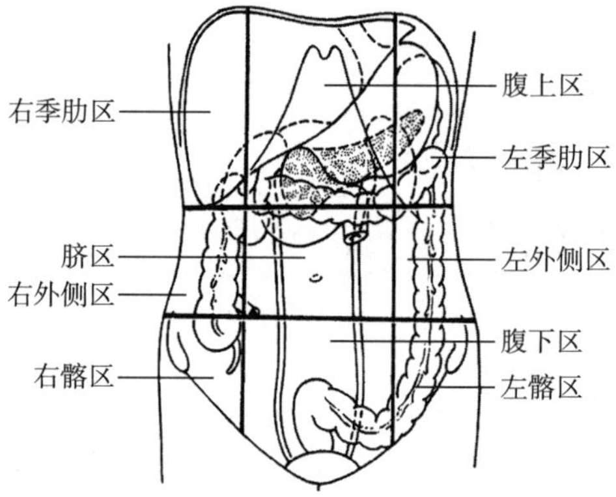

图 1－37　腹部分区(九分法)

(三) 腹部视诊

1. 体位　低枕仰卧位、屈髋屈膝,或双膝下垫上软枕,暴露全腹(上至剑突,下至耻骨联合),双手置于身体两侧。

2. 操作方法　检查者立于被检查者右侧,先俯视,再下蹲视线平腹平面,从侧面呈切线方向观察。

(1) 腹部外形　正常人腹部外观对称,平坦。判断标准:肋缘至耻骨联合的平面与前腹壁大致位于同一条水平线上,常见于发育良好的青壮年(图 1－38)。

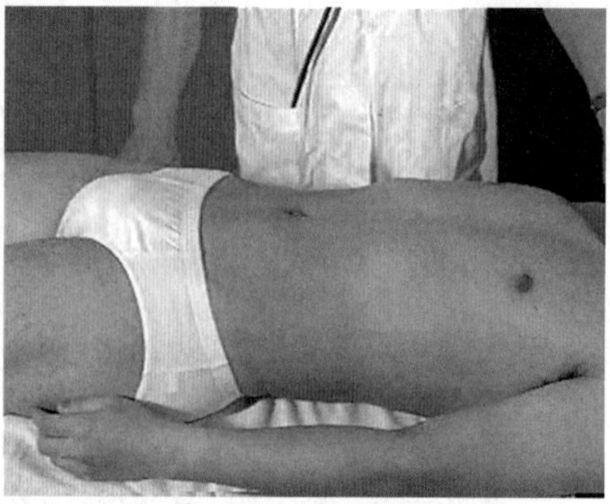

图 1－38　正常腹部平坦

(2) 腹部膨隆　前腹壁明显高于肋缘至耻骨联合的平面。局限性膨隆见于包块及内脏肿大。弥漫性膨隆见于胃肠胀气、腹水(图 1 - 39)、巨大包块。

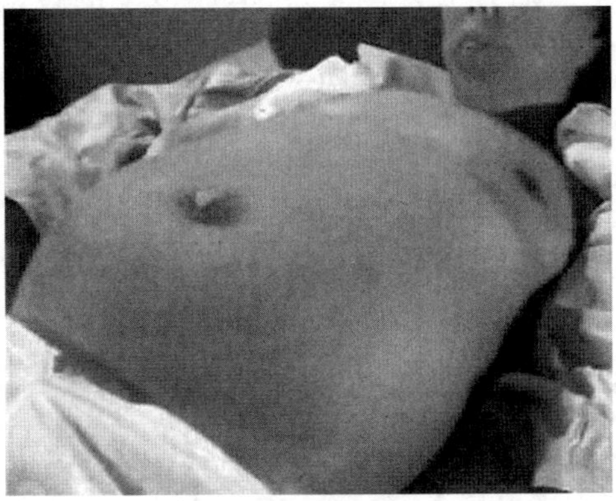

图 1 - 39 腹水

(3) 腹部凹陷 前腹壁明显低于肋缘至耻骨联合的平面称为舟状腹。舟状腹见于极度消瘦、恶病质(图 1 - 40)。

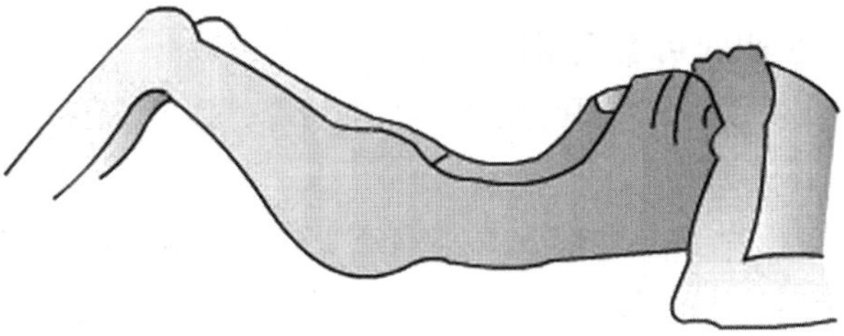

图 1 - 40 舟状腹

(4) 呼吸运动 正常人呼吸运动自如,成年男性和儿童以腹式呼吸为主,成年女性以胸式呼吸为主。

腹式呼吸减弱:见于腹膜炎症、腹水、急性腹痛、腹腔内巨大肿物、妊娠。

腹式呼吸消失:见于胃肠穿孔所致急性腹膜炎、膈肌麻痹。

腹式呼吸增强:见于癔症性呼吸或胸腔积液。

(5) 腹壁静脉曲张及血流方向 正常人腹壁静脉一般看不清楚。

示范手法:选择一段没有分支的腹壁静脉,检查者将一只手的示指和中指并拢压在静脉上,然后一只手指紧压静脉向外滑动,挤出该段静脉内血液,至一定距离放松该手指,另一手指紧压不动,看静脉是否迅速充盈,如迅速充盈则血流方向是从放松的一端流向紧压手指的一端。同法再放松另一手指,确认血流方向(图 1 - 41)。

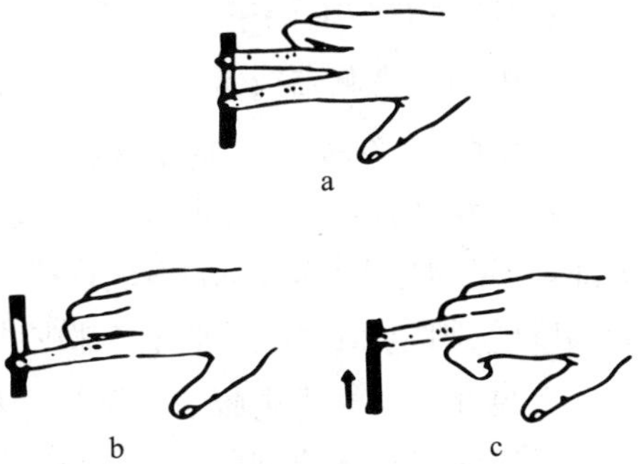

图 1 - 41 血流方向

临床意义:门静脉阻塞时,腹壁曲张的浅静脉以脐为中心向周围伸展。上腔静脉阻塞时,上腹壁或胸壁的浅静脉曲张，血流转向下方进入下腔静脉。下腔静脉阻塞时，曲张的浅静脉多分布在腹壁的两侧，有时在股外侧及臀部，脐以下的腹壁浅静脉血流方向转向上方进入上腔静脉(图 1－42)。

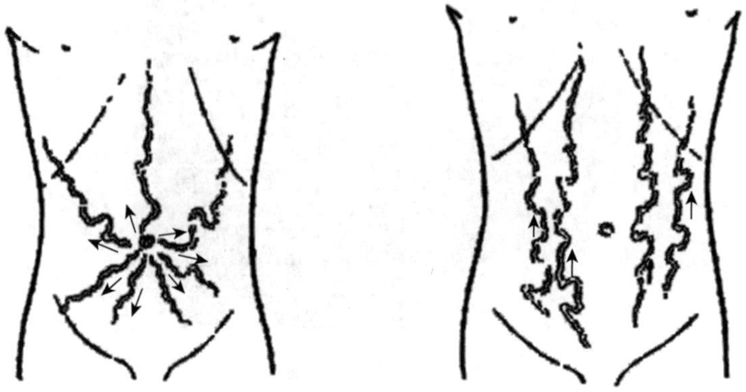

图 1－42 腹壁浅静脉血流方向和分布/下腔静脉阻塞时腹壁浅静脉血流方向和分布

(6) 胃肠型及蠕动波 切线位观察，看到胃肠型后可拍击腹壁可使其更明显。

临床意义：胃肠道梗阻时可看到胃肠型和蠕动波。

(7) 腹壁其他情况 如疝、瘢痕、皮疹、色素沉着、腹纹、脐部、腹部体毛、上腹部搏动等。

皮疹：伤寒玫瑰疹，仅见于上腹部皮肤。疱疹见于一侧肋间、腹部或腰部且沿脊神经走行分布，如带状疱疹。

腹纹：白纹多分布于下腹部和髂部，见于经产妇(又称妊娠纹)、过度肥胖者和曾患腹水者。紫纹是皮质醇增多症的常见征象。

色素：左侧腹部蓝色，见于急性出血坏死性胰腺炎。脐周发蓝，为腹腔内大出血，称为卡伦征，亦可见于急性出血坏死性胰腺，偶见于异位妊娠破裂。摩擦处和瘢痕处褐色沉着，见于慢性肾上腺皮质功能减退症。妊娠妇女下腹部常有褐色沉着，持续至分娩。

疝：任何脏器或组织离开了原来的部位，经人体正常或不正常的薄弱点或缺损、空隙进入另一部位即为疝(hernia)。腹外疝是腹腔内容物经腹壁或骨盆薄弱点或孔隙向体表突出而形成；脐疝多见于大量腹水者、经产妇或婴幼儿；股疝位于腹股沟韧带中部，女性多见；腹股沟斜疝则偏于内侧，男性斜疝可下降至阴囊；此外还有切口疝、白线疝、疝嵌顿。腹内疝是由脏器或组织进入腹腔内的间隙囊内而形成，如网膜孔疝，较少见。

脐稍凸：少年或腹壁菲薄者；脐明显凸出：高度腹胀或大量腹水；严重者，脐疝。脐深凹：腹壁脂肪厚；粘连性结核性腹膜炎：脐内陷。脐内陷分泌物呈浆液性或脓性、有臭味：炎症；分泌物呈水样，有尿臊味：脐尿管未闭；脐部溃烂：化脓性或结核性感染；脐部溃疡如果坚硬、固定而凸出：癌性；脐部皮肤变蓝色：腹壁或腹腔内出血。

上腹部搏动大多由腹主动脉搏动传导而致，正常时见于较瘦者。病理时上腹部明显搏动见于腹主动脉或其分支的动脉瘤及肝血管瘤。右心室增大时，上腹部于吸气时可见明显搏动。严重三尖瓣关闭不全时，在上腹部可见淤血肿大的肝脏搏动。

报告视诊结果举例：

腹部（平坦、饱满或低平，或上腹、中腹部膨隆，或舟状腹），腹式呼吸运动（自如、受限或消失），未见腹壁静脉曲张，未见胃肠型及蠕动波，腹壁未见疝、皮疹、瘢痕、色素沉着、腹纹、血管搏动，腹部体毛分布正常。

（四）腹部听诊

1. 肠鸣音　肠蠕动时，肠管内气体和液体随之流动，产生一种断断续续的声音（气过水声）称为肠鸣音。

（1）听诊部位　听诊器置于右下腹部。

（2）听诊时间　听到了数 1 分钟，没听到要持续听 3～5 分钟。

（3）听诊内容　频率、声响、音调（是否高亢）。

（4）判断标准及临床意义

正常：每分钟 4～5 次。

肠鸣音活跃：＞10 次/分，但音调不高亢。

肠鸣音亢进：次数多而响亮、高亢，甚至呈金属音，提示机械性肠梗阻。

肠鸣音减弱：肠鸣音减低，或持续数分钟方听到一次肠鸣音。

肠鸣音消失：持续 3～5 分钟未听到肠鸣音，见于急性腹膜炎或麻痹性肠梗阻。

2. 血管杂音

（1）听诊部位（7 个点）　听诊器置于下述部位可听到血管杂音的模拟音。

腹主动脉：剑突至脐连线中点。

肾动脉（两侧）：剑突至脐连线中点水平两侧与腹直肌外缘相交处。

髂动脉（两侧）：髂前上棘水平与腹直肌外缘相交处。

股动脉（两侧）：腹股沟韧带中点下方。

（2）临床意义

1）动脉性杂音：常在腹中部或腹部一侧。杂音的产生是由于血液在血管里流动时，当血流加快或由于血流经过狭窄至较宽大处，或血流通过不正常通道使血流产生漩涡引起血管壁震动所致。

- 腹中部收缩期血管杂音（喷射性杂音）提示腹主动脉瘤或腹主动脉狭窄。
- 左、右上腹部收缩期血管杂音常提示肾动脉狭窄。
- 下腹两侧的收缩期杂音常提示髂动脉狭窄。

2）静脉性杂音：少见，为连续嗡鸣音，无收缩期与舒张期归属，位于脐周或上腹部。当腹壁静脉曲张严重时，此音提示门静脉高压时的侧支循环形成。

3. 摩擦音

（1）体位　仰卧、深呼吸时明显。

（2）听诊部位　肝区、脾区、胆囊区（炎症界及局部腹膜时）；腹壁（腹膜纤维渗出性炎症时，可听到腹壁摩擦音）。

4. 搔弹音　用来协助测定肝下缘、微量腹水、扩张的胃界。

(1) 肝下缘的测定

被检查者体位:仰卧位。

听诊器位置:剑突下肝左叶上。

手法:右手沿锁骨中线自脐部向上轻弹或搔刮腹壁。

结果:搔弹处未达肝缘时,听诊遥远而轻微,搔弹至肝脏表面时,声音明显增强而近耳。

(2) 微量腹水的测定

被检查者体位:肘膝位数分钟。

听诊器位置:脐区,边轻弹边向侧肢部移动。

手法:以手指在一侧腹壁轻弹,听其声响,将听诊器体件向对侧腹壁移动,继续轻弹,该声音突然减弱。

结果:可叩诊出腹水边缘,可鉴定少至 120 ml 游离腹水。

报告听诊结果举例:

肠鸣音 4~5 次/分,音调不高亢,腹部未闻及血管杂音(腹中部闻及收缩期血管杂音),肝区、脾区、腹壁未闻及摩擦音。

(五) 腹部叩诊

1. 全腹部叩诊

(1) 手法　一般用间接叩诊法。

(2) 顺序　按触诊的顺序(叩 2 圈),即左下腹部开始,沿逆时针至右下腹,最后脐部。

(3) 正常腹部叩诊音　大部分区域为鼓音(除肝、脾、增大的膀胱和子宫、两侧腹腰肌处为浊音)。

2. 移动性浊音

(1) 叩诊方法　先让被检查者仰卧,从腹中部脐平面开始向被检查者左侧叩诊,出现浊音时,板指固定不动,嘱被检查者右侧卧,原位再度叩诊,如呈鼓音,表明浊音移动。同样方法向右侧叩诊,叩得浊音后嘱被检查者左侧卧,以核实浊音是否移动。若两次翻身叩诊音均由浊音变为鼓音即为移动性浊音阳性,见于腹腔游离腹水在 1 000 ml 以上的情况。

(2) 注意　被查者侧卧位后,左手板指不要再移动了(图 1-43)。

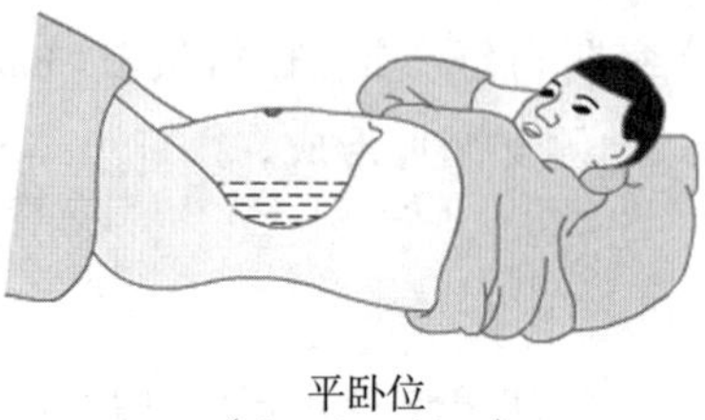

平卧位
(dorsal position)

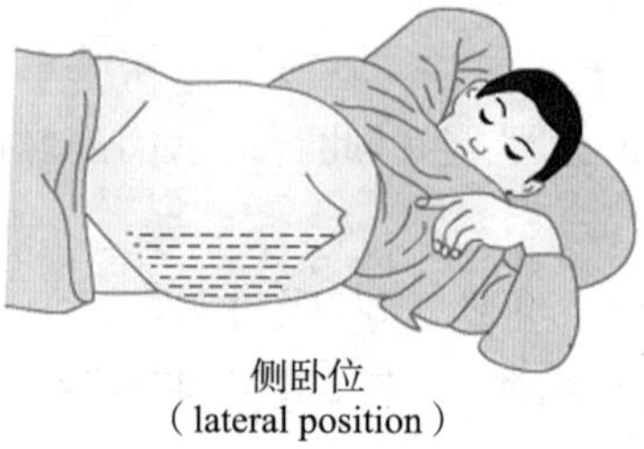

侧卧位
(lateral position)

图 1-43　腹部叩诊体位

3. 肝浊音界叩诊

(1) 肝上界　即肝相对浊音界(右锁骨中线上第5肋间)。

沿右锁骨中线、右腋中线、右肩胛线由肺区向下叩诊，直到由清音变为浊音。只示范在右锁骨中线上肝上界的叩诊。

(2) 肝下界　右季肋下缘。

沿右锁骨中线或前正中线，由腹部鼓音区向上叩诊，直到由鼓音变为浊音。

(3) 肝区叩击痛

手法：用间接叩诊手法二(左手手掌平置于被检查部位，右手握拳用其尺侧叩击左手背)。

注意：左侧也要叩(需两侧对比)。

(4) 肝浊音界临床意义

肝浊音界扩大：见于肝癌、肝脓肿、肝炎、肝淤血、多囊肝等。

肝浊音界缩小：见于急性肝坏死、肝硬化、胃肠胀气等。

肝浊音界消失，呈鼓音：见于胃肠穿孔。

4. 脾叩诊

(1) 被检查者体位　取右侧卧位。

(2) 叩诊在左腋中线进行，脾位于第9～11肋，4～7 cm，前方不超过腋前线。

(3) 要求轻叩。

(4) 临床意义

脾浊音界扩大：脾大。

脾浊音界缩小：左侧气胸、胃扩张、肠胀气。

5. 胃泡鼓音区叩诊　胃泡鼓音区又称为特劳伯区(Traube区)，其上界为横膈及肺下界，下界为肋弓，左界为脾脏，右界为肝左缘。

6. 膀胱叩诊　采用间接叩诊法，沿前正中线从脐水平往耻骨联合叩诊，直到由鼓音变为浊音(与卵巢囊肿、腹水叩诊相鉴别)(图1-44)。

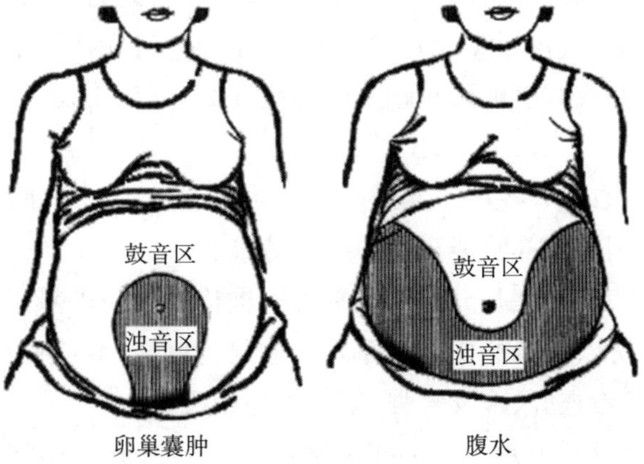

图1-44　卵巢囊肿、腹水叩诊相鉴别

7. 肾区叩击痛 用间接叩诊手法二(同肝区叩诊手法),左手掌放于肋脊角处(肾区),注意双侧都要叩,两侧对比,不只叩患侧。

报告叩诊结果举例:

腹部叩诊鼓音,移动性浊音阴性(或阳性),肝上界在右锁骨中线上第5肋间,肝区无(或有)叩击痛,胃泡鼓音区及脾浊音区无扩大(或无缩小),双侧肾区无叩击痛。

(六) 腹部触诊

触诊是通过检查者的双手触及被检查者被检查部位时的感觉来判断病情及病变部位、性质的一种诊断方法。手指的指腹对触觉较敏感,掌指关节部的掌面皮肤和手掌的小鱼际肌对震动较为敏感,而手背皮肤则对温度敏感,因此临床上根据不同的检查目的来选择不同的检查部位和手法。

1. 注意事项

(1) 与被检查者沟通,消除其紧张情绪。

(2) 检查者于检查前清洗双手,手要温暖轻柔(每检查一个被检查者前均需洗手,以防交叉感染,冬天用热水洗)。检查者可一边与被检查者谈话,一边检查,以分散其注意力,避免腹肌紧张。

(3) 检查前嘱被检查者排尿、排便。

(4) 检查者站立于被检查者右侧,面对被检查者,前臂与腹部表面在同一水平,边触诊边询问被检查者感受,并观察被检查者的反应与表情。

(5) 被检查者体位适当(低枕仰卧位,屈髋屈膝、两腿稍分开,双手置于身体两侧,做张口缓慢腹式呼吸。检查肝脾时还可分别取左、右侧卧位,检查肾脏时还可取坐位或立位,检查腹部肿瘤时还可用肘膝位)。

(6) 检查顺序由浅入深,由左下腹开始,按逆时针方向,由不痛到痛。

手脑并用:边检查边思考。

2. 触诊方法

(1) 浅部触诊法(light palpation) 适用于腹壁紧张度、表浅的压痛、腹壁包块等检查。正确手法:远端手指的掌面轻触腹壁,不用滑动,压力约为下压腹壁1 cm深度。

(2) 深部触诊法(deep palpation) 主要用于检查腹腔内脏器和腹部异常包块等深部病变(可使用单手和/或双手触诊),触及的深度在2 cm以上,有时可达5 cm。

正确手法如下:

深部滑行触诊法:右手并拢的示指、中指、环指平放于腹壁,通过掌指关节和远端手指掌面深压腹壁。适用于腹部脏器和胃肠病变等检查。

双手触诊法:强调双手的配合,以左手掌置于被检查部位的背后部,右手方法同深部滑行触诊法(其中肝、肾以示指的桡侧指面来触诊最为敏感;脾脏则以示指、中指、环指的指尖来触诊)。适用于检查肝、脾及肾脏,使之更易触及。

深压触诊法:一个或两个并拢的手指末端(多为指尖部分)向深部垂直加压,用以探测腹腔深在病变的部位或确定腹腔压痛点,如阑尾压痛点、输尿管压痛点等。检查反跳痛时，即在深压的基础上迅速将手抬起，若被检查者感觉疼痛加重或出现痛苦表情，即可认为有反跳痛。

冲击触诊法：以右手并拢的示指、中指、环指取与被检查部位成70°～90°角，快速有力地冲击加压，感受回弹力（注意避免用力过猛）。适用于检查大量腹水导致增大的肝、脾或包块难于触及时。

3. 触诊内容

（1）腹壁紧张度

手法：用浅部触诊法，“逆时针画两个圈”。按腹痛者所诉由不痛到痛的顺序。

临床意义：正常腹壁柔软。

- 板状腹：见于弥漫性腹膜炎，如胃肠穿孔。
- 紧张度增强：见于腹腔内容物增加，如肠胀气、大量腹水，但是无肌痉挛。
- 揉面感：见于结核性腹膜炎、癌性腹膜炎等。

（2）腹部包块 检查包块的部位、大小、表面状态、边缘状态、硬度、压痛、活动度、搏动性与邻近脏器的关系。

（3）压痛及反跳痛 腹部包块和压痛、反跳痛检查用深部滑行触诊法和深压触诊法（可用两只手重叠加压），同样“逆时针画两个圈”。有压痛时才做反跳痛，无压痛时不做反跳痛。做反跳痛时，要深压一定时间让被检查者适应后，再迅速抬起手。强调速度要快，同时观察被检查者的面部表情。

（4）12个压痛点的检查（腹部8个，背部4个）

手法：用深压触诊法，1～2个手指逐渐深压腹壁被检查部位，重点针对胆囊、阑尾、输尿管。

胆囊点（右锁骨中线与肋缘的交点）：Murphy征（图1-45）。

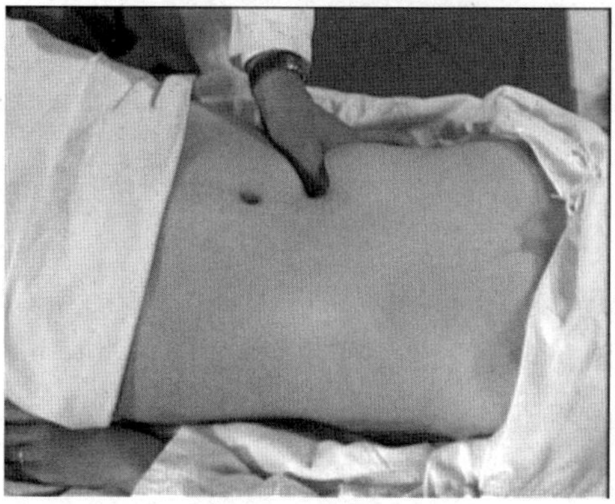

图1-45 Murphy征

阑尾点（位于脐与右髂前上棘连线的中外1/3交界处）：用右手1～2个手指逐渐深压。阑尾点压痛是腹膜壁层受阑尾炎症累及的体征。

双侧季肋点（第10肋骨前端）：提示肾脏病变。

双侧上输尿管点：脐水平线上腹直肌外缘，提示输尿管炎症或结石。

双侧中输尿管点：髂前上棘水平腹直肌外缘，提示输尿管炎症或结石。

双侧肋脊点：背部第 12 肋骨与脊柱的交角的顶点，提示肾脏炎性病变。

双侧肋腰点：第 12 肋骨与腰大肌外缘的交角的顶点，提示肾脏炎性病变。

(5) 脏器触诊(肝、脾、肾、胆囊四大脏器)

1) 肝脏触诊法：

单手触诊法：检查者将右手四指并拢，掌指关节伸直，与肋缘大致平行。

双手触诊法：比单手触诊法多一个左手托的动作。

钩指触诊法：适于儿童及腹壁薄者。

冲击触诊法：适于大量腹水者。

被检查者取前述适当体位，检查者右手从髂前上棘水平右腹直肌外缘开始触诊，不要从脐水平开始，示指对准右锁骨中线(检查右肝时)和前正中线(检查左肝时)。

注意要求被检查者密切配合呼吸运动，于呼气时手指压向腹壁深部，下压要在腹壁下陷之前，相反吸气时手指缓慢抬起，朝肋缘向上迎触下移的肝缘。上抬速度一定要落后于腹壁的抬起(脾脏触诊时亦是)；手指不能离开皮肤抬起。注意与横结肠、腹直肌腱划、右肾下极相鉴别(图 1-46)。

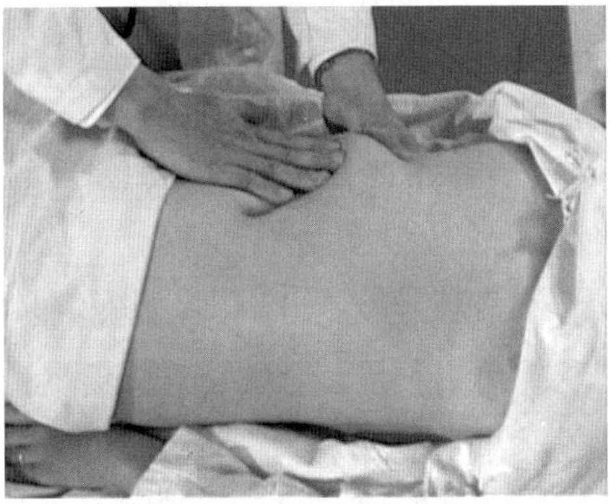

图 1-46 肝脏触诊

肝脏触诊检查内容包括大小、质地、表面状态和边缘、压痛、搏动摩擦感、肝震颤。

大小：正常成人一般触不到，但腹壁较松的瘦者，于深吸气时可于肋弓下触及，但在 1 cm 以内，在剑突下触及的肝下缘，多在 3 cm 以内。

质地：分为质软、质韧和质硬，正常肝质软如唇。

表面状态和边缘：正常肝表面光滑，边缘整齐。

压痛或触痛：正常无压痛及触痛。

搏动：正常无搏动。

摩擦感：右手贴于肝区，嘱被检查者做腹式呼吸动作，正常无摩擦感。

肝震颤：见于肝包虫病。

2）脾脏触诊法：通常采用双手触诊法。

被检查者取前述适当体位，检查者左手置于其左胸下部（不是腰部）第 9～11 肋间，向前托。右手掌平放于脐部，自脐平面开始触诊，与左肋弓大致成垂直方向，配合呼吸，逐步向上迎触脾尖，直至左肋缘。平卧位未触及，右侧卧位再做一次（注意体位：右下肢伸直，左下肢屈膝屈髋，自脐部开始触诊）（图 1－47、图 1－48）。

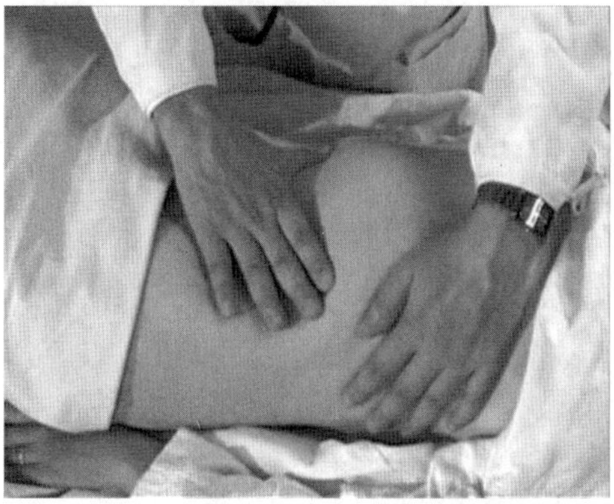

图 1－47　平卧位双手触诊脾脏

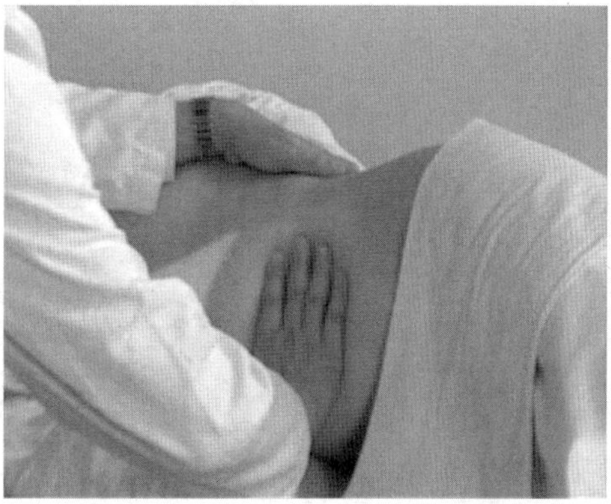

图 1－48　右侧卧位双手触诊脾脏

检查内容包括脾脏大小、质地、表面状态和边缘、压痛、摩擦感（与肝脏一样）。其中大小最为重要，测量第 1、2、3 线（图 1－49）。

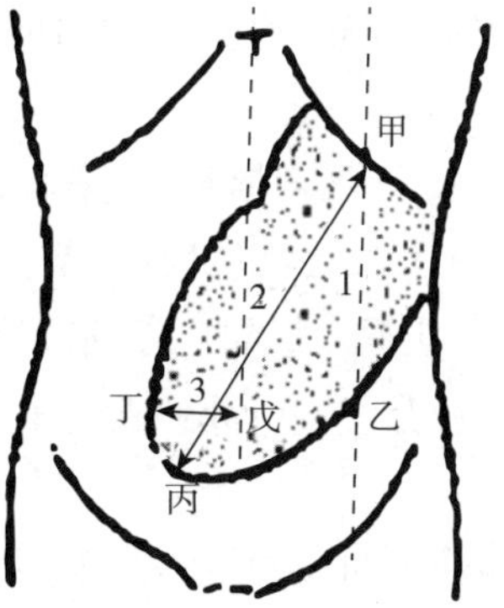

图 1－49　脾脏大小测量

3）肾脏触诊法：通常采用双手触诊法。

被检查者取平卧位（或立位），平卧时两腿屈曲稍分开，做较深呼吸。于被检查者吸气时双手夹触肾脏。平卧位未触及，立位再做一次（检查者位于被检查者侧面）。正常人一般不易触及，身材瘦长者、肾下垂者可触及。

肾脏以及尿路病变的压痛点触诊同上。

4）胆囊触诊法：可用单手滑行触诊或者钩指触诊法。

Murphy 征检查手法：检查者以左手掌平放于被检查者右胸下部，以拇指指腹勾压于右肋下胆囊点处，嘱被检查者缓慢深吸气，如出现因疼痛而吸气终止称为 Murphy 征阳性。

(6) 液波震颤　3 000 ml 以上腹水方可查出。

被检查者体位：平卧。

手法：被检查者左手掌尺侧缘压于脐部腹中线上，检查者以一只手掌面贴于被检查者一侧腹壁，另一只手四指并拢屈曲，用指端叩击对侧腹壁，如有大量液体存在，则贴于腹壁的手掌有被液体波动冲击的感觉(图 1－50)。

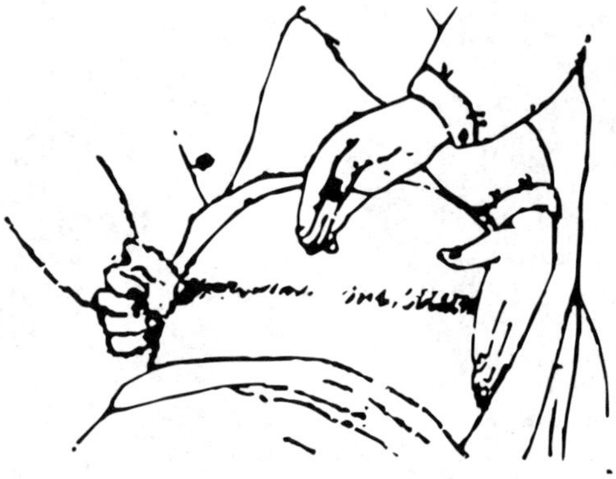

图 1－50　液波震颤

(7) 振水音

被检查者体位：仰卧位。

手法：以冲击触诊法振动胃部，于上腹部用耳听(或用听诊器听)气液撞击的声音。清晨空腹或餐后 6～8 小时以上仍有此音，则提示幽门梗阻或胃扩张。

报告触诊结果举例：

腹壁柔软(板状腹，揉面感，腹壁紧张度增强)。未触及压痛及反跳痛(麦氏点压痛，反跳痛明显。剑突下压痛，无反跳痛)。未触及包块(剑突下 3 cm 处触及一约 3 cm×5 cm 的包块，表面凹凸不平，有结节感，质硬，边界不清或边缘不整齐，活动度差或包块固定，有压痛，无搏动感)。肝脾肾均未触及。Murphy 征阴性。未触及液波震颤，无振水音。

(七) 注意事项

临床实践中给患者进行腹部检查时，应该特别注意以下几点：

1. 检查操作要有系统性、不可遗漏。与患者沟通，消除其紧张情绪。
2. 注意检查顺序：视、听、叩、触。
3. 操作环境要温暖、安静，光线充足而柔和，从前侧方射入视野。
4. 患者应排空膀胱、排便。
5. 患者取低枕仰卧位，两手自然置于身体两侧。检查者站立于患者右侧。
6. 充分暴露全腹部，上自剑突，下至耻骨联合，躯体其他部位应遮盖，暴露时间不宜过长，冬天注意保暖。
7. 视诊时应将视线降低至腹平面，从侧面呈切线方向观察；触诊时检查者的手要温暖。手法要轻柔，不能过于粗暴，脏器触诊时要配合呼吸进行；临床上针对不同的检查目的来选择检查者手的不同触诊部位和手法。

第六节　脊柱、四肢检查

【目的要求】

1. 了解脊柱、四肢检查的内容。
2. 掌握常用脊柱、四肢的检查方法及临床意义。

【实验方法】

1. 观看体格检查录像脊柱、四肢检查部分。
2. 教师操作示范。
3. 学生分组互相进行操作练习并作检查记录，教师不断纠正不规范的动作。
4. 操作评议及小结。

【实验用具】

叩诊锤、棉签、卷尺。

【实验内容】

（一）脊柱检查

1. 脊柱弯曲度　被检查者取坐位或直立位，双臂自然下垂。检查者以手指沿脊柱以适当的压力自上而下划，至皮肤呈一道红色充血线，以此观察脊柱有无侧弯凸。

2. 脊柱的生理弯曲及病理弯曲

（1）脊柱后凸　驼背，多发生于胸段。①佝偻病：见于小儿，胸段明显均匀性地向后弯曲，卧位时弯曲可消失。②脊柱结核：棘突明显向后凸，成角畸形，病变常累及下胸段及腰段。③强直性脊柱炎：见于成人，脊柱胸段成弧形后凸，常有脊柱强直性固定，仰卧位时也不能伸直。④老年人脊柱后凸：退行性变，胸椎椎体被压缩引起。胸椎明显后凸，病变常累及胸段上半部。⑤其他：发育期姿势不良、外伤压缩性骨折、脊椎骨软骨炎。如图 1－51。

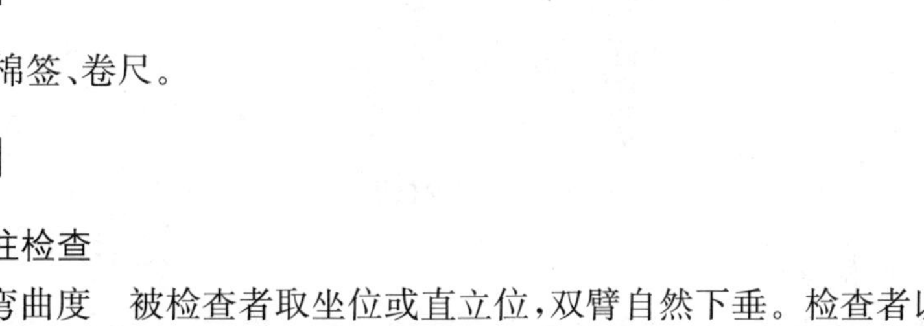

图 1－51　脊柱后凸

（2）脊柱前凸：多发生于腰段。腹部明显向前突，臀部明显向后突。常见于妊娠晚期、大量腹水、腹腔巨大肿瘤、髋关节结核及先天性髋关节后脱位等。

（3）脊柱侧弯：多发生于胸段、腰段或胸、腰段联合发生。①姿势性侧弯：无结构的异常，平卧或向前弯腰时可使侧弯消失。儿童发育期坐、立姿势不良，下肢长短不齐和肌力不平衡，如椎间盘突出症、脊髓灰质炎等。②器质性侧弯：改变体位不能使侧弯得到纠正。颈段脊柱侧弯：先天性斜颈、颈椎病或一侧颈肌麻痹等。胸段脊柱侧弯：特发性脊柱侧弯症、佝偻病、脊椎损伤、肺纤维化、胸膜肥厚等。腰段脊柱侧弯：椎间盘突出、腰部外伤和一侧腰肌瘫痪等。如图 1-52。

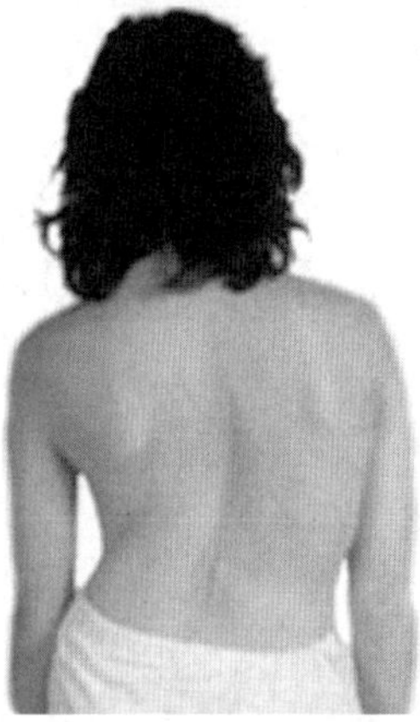

图 1-52　脊柱侧弯

3. 脊柱活动度检查

检查颈段时，检查者用手固定住被检查者两肩，以头部正直为中心，做前屈、后伸、左右侧弯、旋转等动作（表 1-4）。

表 1-4　脊柱正常活动度

	前屈	后伸	左右侧弯	旋转（一侧）
颈段	45°	55°	40°	70°
腰段	75°	30°	35°	8°

活动受限：

- 软组织损伤：颈、腰肌肌纤维织炎，颈、腰肌韧带劳损等。
- 骨质增生：颈、腰椎增生性关节炎。
- 骨质破坏：脊柱结核或肿瘤。
- 脊椎骨折或脱位：外伤避免做脊柱活动。
- 椎间盘突出：腰椎，各方向运动受限。

4. 脊柱压痛及叩击痛

（1）压痛　被检查者取端坐位，身体稍前倾。检查者以右手拇指自上而下逐个按压棘突及椎旁肌肉。

(2) 叩击痛 分为直接叩击痛及间接叩击痛。直接叩击痛即用叩诊锤直接叩击各棘突而出现的疼痛;间接叩击痛又称为传导痛或冲击痛。被检查者取坐位,检查者左手放于被检查者头顶,右手半握拳以小鱼际叩击左手,观察被检查者有无疼痛。正常人脊柱无叩击痛,若某一部位有叩击痛,提示该处有病变,如脊柱结核、脊椎骨折、脊椎肿瘤、椎间盘突出等。

(二) 四肢、关节检查

1. 形态异常

(1) 匙状甲 又称为反甲,因组织缺铁和某些氨基酸代谢障碍所致。多见于缺铁性贫血,偶见于风湿热、甲癣等(图 1-53)。

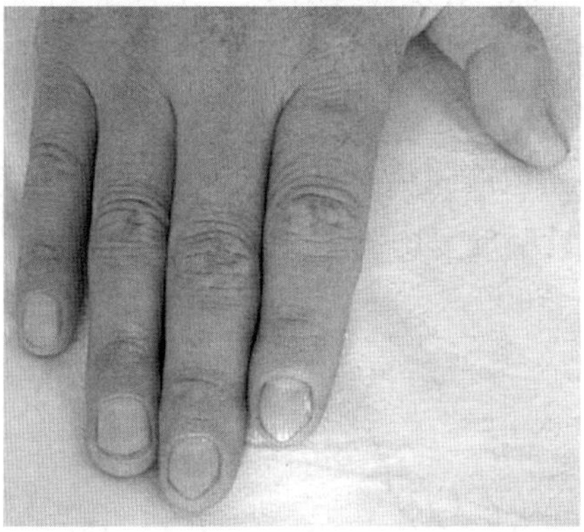

图 1-53 匙状甲

(2) 杵状指(趾) 也称为槌状指(趾),与肢体末端慢性缺氧、代谢障碍及中毒性损害等因素有关。①呼吸系统疾病:如支气管扩张、支气管肺癌、慢性肺脓肿、脓胸等。②某些心血管疾病:如发绀型先天性心脏病、亚急性感染性心内膜炎等。③营养障碍性疾病:如肝硬化、吸收不良综合征、克隆(Crohn)病、溃疡性结肠炎等。如图 1-54。

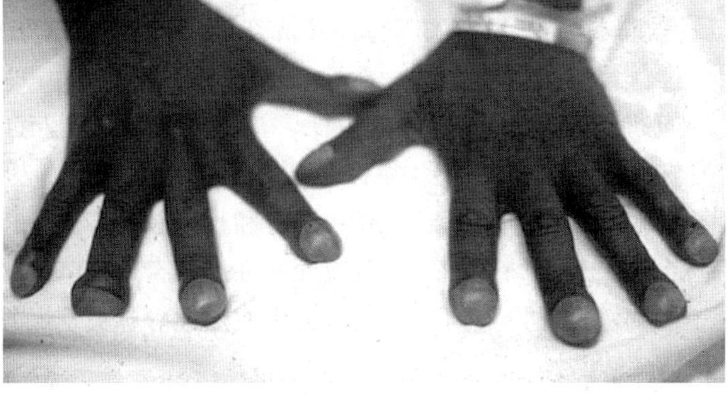

图 1-54 杵状指

(3) 指关节变形 ①梭形关节:见于类风湿性关节炎;②爪形手:见于进行性肌萎缩、

脊髓空洞症、尺神经损伤;③其他:老年性骨性关节炎等。

(4) 腕关节变形　①滑膜炎:结节状隆起,触之柔软,可有压痛。常见于类风湿性关节炎。②腱鞘囊肿:位于背面或桡侧,呈圆形无痛性隆起,坚韧,稍微移动。见于肌腱过度活动。③其他:如腱鞘纤维脂肪瘤、软组织炎症、外伤与骨折等。

(5) 膝内翻、膝外翻　又称为"O"形腿、"X"形腿。膝内翻或膝外翻见于佝偻病及大骨节病。

(6) 膝关节变形

关节炎:表现为两侧膝关节形态不对称,红、肿、热、痛、活动障碍,如风湿性关节炎活动期。

关节腔积液:关节明显肿胀,出现浮髌现象。见于各种原因引起的膝关节腔大量积液。如压下时髌骨与关节面的碰触感如同触及绒垫的柔软感,多见于结核性关节炎引起的膝关节积液。

浮髌试验:怀疑膝关节腔积液时做此检查。检查者一只手压迫被检查者的髌上囊,使液体挤入关节腔内,另一只手反复向下挤压髌骨(图 1-55)。

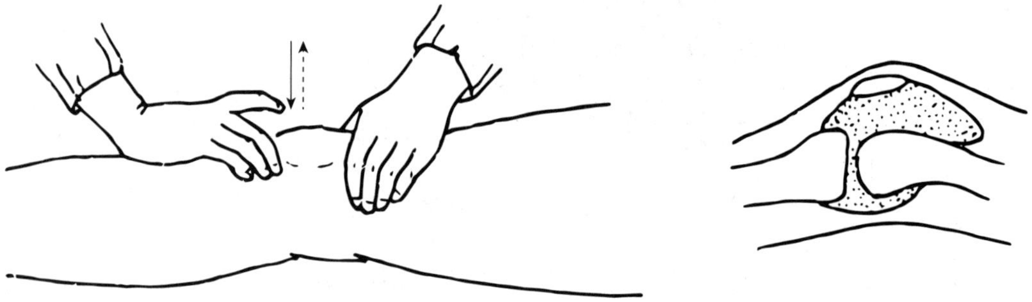

图 1-55　浮髌试验

(7) 足内翻、足外翻　足内翻或足外翻多见于先天性畸形、脊髓灰质炎后遗症等。

(8) 肢端肥大症　指软组织、骨骼及韧带增生、肥大,致使肢体末端异常粗大。见于青春期发育成熟后(骨骺端已愈合)发生腺垂体功能亢进,如生长激素腺瘤分泌生长激素过多所致。

(9) 骨折与关节脱位　骨折可使肢体缩短变形,局部肿胀、压痛,有时可触到骨擦感或听到骨擦音。关节脱位可有关节畸形,并有疼痛、肿胀、瘀血斑、关节功能障碍等。

(10) 肌萎缩　脊髓灰质炎、周围神经损害、肌炎和长期肢体废用等。

(11) 下肢静脉曲张　长期站立性工作者或栓塞性静脉炎。

(12) 水肿　静脉血液或淋巴液回流受阻。见于血栓性静脉炎、肿瘤压迫、肢体偏瘫、神经营养不良、丝虫病(象皮肿)。

(13) 其他　如痛风性关节炎,其关节僵硬、肥大或畸形,也可在关节周围形成结节样痛风石,甚至局部破溃成瘘管,经久不愈。最常累及手指末节及跖趾关节,其次为踝、腕、膝、肘关节等。

2. 运动功能　在神经系统的协调下肌肉、肌腱带动关节活动来完成。

(1) 检查法　检查关节各方向的主动运动、被动运动。观察其活动范围及有无疼痛等。

(2) 关节活动障碍　见于相应部位骨折、脱位、炎症、肿瘤、关节的退行性变及肌腱、软组织损伤等。

第七节　神经系统检查

【目的要求】

1. 掌握神经系统脑神经、深浅感觉、运动、神经反射的检查方法。

2. 熟悉常用神经系统常见的阳性体征及临床意义。

【实验方法】

1. 观看体格检查录像神经反射检查部分。

2. 教师示教 12 对脑神经、运动功能、深浅感觉、复合感觉、深浅反射、病理反射等神经反射的检查。

3. 学生分组相互进行操作练习并作检查记录,教师不断纠正不规范的动作。

4. 操作评议及小结。

【实验用具】

叩诊锤、棉签、卷尺。

【实验内容】

神经系统检查是体格检查中的一部分,包括以下内容:①脑神经检查;②运动功能检查;③感觉功能检查;④神经反射检查;⑤自主神经检查。

注意事项:取得被检查者的合作,检查者应耐心细致。检查神经系统有无损害,受损部位、范围、性质及程度。

(一) 脑神经检查

脑神经共 12 对,通常用罗马字母表示。

1. 嗅神经

用具:易挥发、无强烈刺激、熟悉的物品,如香皂、牙膏、香水等。

检查方法:用手指压一测鼻孔,另一侧吸入。

障碍表现:减弱、消失、过敏、幻嗅。

疾病原因:①创伤,嗅沟脑膜瘤(单侧受损);②上呼吸道感染,鼻黏膜本身病变;③脑膜肿瘤，癫痫发作的先兆。

2. 视神经　检查包括视力、视野、眼底。

视力：一定距离确认眼前手指数目，检查有无感光及感光大小，常见于视神经炎。

视野：方法：检查者与被检查者相距 1 m，面对面坐着，被检查者的左眼看检查者的右眼或被检查者的右眼看检查者的左眼，彼此注视，双方眼睛保持在同一水平高度。将被检查者的一眼遮盖，检查者伸出自己的手来回摆动，在两人之间从各个方向的外周向中心移动，当被检查者觉察手指出现的刹那，立即告知，如检查者视野正常，被检查者能在各个方面与检查者同时看到手指，这说明被检查者的视野大致正常。

眼底检查：工具是眼底镜。检查内容包括视盘、动静脉、视网膜及黄斑。

出现的异常常为视盘水肿。

常见疾病：引起视神经受损的常见疾病有颅内肿瘤、脑部蛛网膜粘连、颅内出血、原发性视神经萎缩、多发性硬化症、肿瘤压迫视神经、视网膜动脉硬化。

3. 动眼神经、滑车神经、展神经

肌肉的神经支配：①动眼神经，支配提上睑肌和眼球上直肌、下直肌、内直肌、下斜肌，内脏运动核发出的纤维支配瞳孔括约肌、睫状肌；②滑车神经，支配上斜肌；③展神经，支配外直肌。

检查方法：要点包括坐位、头勿转动、先左后右，距离 40 cm，从中部开始(两眼平视)不能画圆圈。

顺序：水平向外、外上、外下、水平向下、向上、向下。注意：观察眼球运动幅度、灵活性，是否同步，有无眼球震颤、斜视、复视。

4. 三叉神经

分支：上颌支、眼支、下颌支。

传导：头面部的痛、温、触觉，及面部肌肉的本体感觉。

检查方法：观察、咬合、两侧比较。

意义：感觉减退或消失为感觉支病变，咀嚼力减弱及下颌偏向患侧为运动支病变。可出现刺激性病损、放射痛，按压可诱发。

5. 面神经

检查方法：注意两侧额纹、眼裂、鼻唇沟、口角是否对称，皱额、皱眉、闭目、露齿、鼓腮、吹口哨是否对称。

舌前 2/3 味觉检查：用棉签蘸盐水、糖水、醋等涂一侧舌前 2/3 处，让被检查者表达出感受到的味道，另一侧同样方法。

6. 前庭蜗神经位听神经

检查方法：隔一定距离用机械手表测听力，与正常人对比。

意义：耳聋不能做出定位诊断，还须依据邻近结构进行定位，一侧耳聋伴同侧的面神经、三叉神经的损害，常提示病变侧位听神经纤维瘤或颅底蛛网膜炎的可能。前庭功能受损，患者出现站立不稳、眩晕等。

7. 副神经

支配:胸锁乳突肌和斜方肌的运动。

检查方法:观察肌肉是否有萎缩,有无斜颈,双肩是否在同一水平,给予阻力比较两侧肌力。

意义:一侧损伤,该肩下垂、耸肩无力、头不能或无力转向对侧,见于颈椎骨折等。

8. 舌下神经

检查方法:伸舌观察有无偏斜,舌肌有无萎缩、震颤。

(二) 运动功能检查

检查内容包括随意运动与肌力、肌张力、肌容积、不随意运动、共济运动。

1. 肌力 肢体自主运动的力量。肌力的减弱或消失,称为“瘫痪”。

肌力分级:(6级记分法)

0级 全瘫。

Ⅰ级 仅有肌肉收缩。

Ⅱ级 仅可平移。

Ⅲ级 仅可抬高。

Ⅳ级 可对抗外力。

Ⅴ级 正常。

2. 肌张力 肌肉在静止状态下的紧张度。检查时,持被检查者完全放松的肢体做被动运动,注意所感受到的阻力,并两侧对比,以发现肌张力强弱。

(三) 感觉功能检查

1. 特殊感觉 嗅觉、视觉、味觉、听觉。

2. 一般感觉 浅感觉:痛觉、温度觉、触觉。

3. 深感觉 运动觉、位置觉、震动觉。

4. 复合感觉 实体觉、图形觉等。

感觉障碍的性质:

感觉丧失:意识清楚的情况下,患者对刺激不能感知。

- 感觉减退:感觉敏感度下降,对刺激感受力低下,但程度比感觉丧失轻。
- 感觉过度:刺激的当时不能立即感知,当刺激离开后才出现感觉。
- 感觉过敏:轻微的刺激能引起强烈的感觉。
- 感觉异常:麻木感、痒感、针刺感、蚁走感等。
- 感觉分离:在同一区域内,一种或数种感觉消失而其他感觉存在。

(四) 神经反射检查

神经反射是神经系统活动的一个基本形式。检查各种反射,有助于发现神经系统的病变,判断其损害的部位和障碍程度。有些反射在正常人身体上可以引出来,称为生理反射,如出现异常反射则称为病理反射。反射是最基本的神经活动。反射弧包括五个部分:①感受器;②传入神经元;③连络神经元;④传出神经元;⑤效应器。

反射活动受高级中枢控制，当锥体束以上有病变时，反射活动失去抑制，因而出现反射亢进。临床上根据刺激的部位，将反射分为浅反射和深反射。

反射检查包括：浅反射、深反射、病理反射、脑膜刺激征。

1. 浅反射

(1) 角膜反射(corneal reflex)　被检查者向内上方注视，检查者用细棉签毛由角膜外缘轻触被检查者的角膜。正常时，被检查者眼睑迅速闭合，称为直接角膜反射；刺激一侧角膜，对侧眼睑出现闭合反应，称为间接角膜反射。

反射弧：三叉神经眼支→脑桥→面神经核→眼轮匝肌做出反应。直接与间接角膜反射皆消失，见于三叉神经病变(传入障碍)。直接角膜反射消失，间接反射存在，见于患侧面神经瘫痪(传出障碍)。角膜反射完全消失(即角膜反射完全消失、直接与间接角膜反射皆消失)还见于深昏迷的患者。如图 1－56。

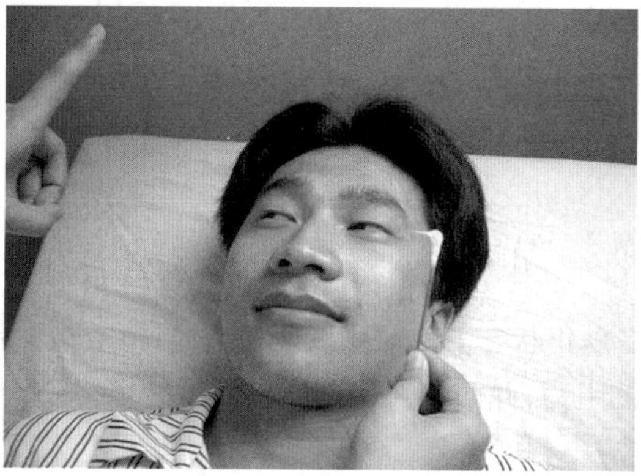

图 1－56　角膜反射

(2) 腹壁反射　被检查者取仰卧位，检查者用竹签在其腹部从外侧向内侧迅速划动，常分为上、中、下部，观察其腹肌收缩情况。如图 1－57。

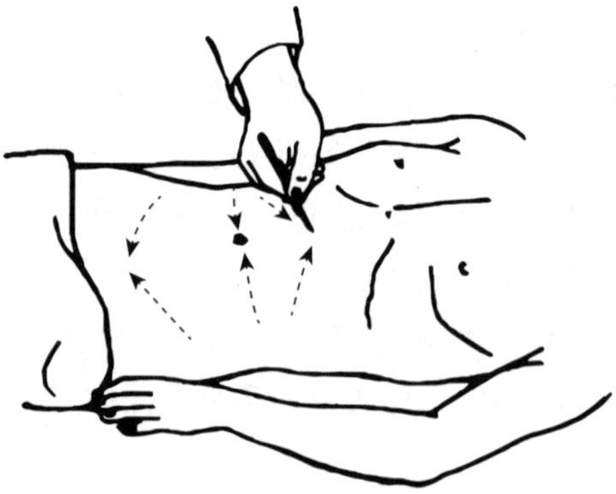

图 1－57　腹壁反射

上部腹壁反射消失：病损定位于胸髓第 7～8 节。

中部腹壁反射消失：病损定位于胸髓第 8～10 节。

下部腹壁反射消失：病损定位于胸髓第 11～12 节。

上、中、下腹壁反射消失：见于昏迷或急腹症患者，以及肥胖、老年人、经产妇。

一侧腹壁反射消失：见于同侧锥体束病损。

(3) 提睾反射　检查者用火柴杆或钝头竹签由下向上轻划被检查者股内侧上方皮肤，可引起同侧提睾肌收缩，睾丸上提。双侧反射消失见于腰髓第 1～2 节病损。一侧反射减弱或消失见于锥体束损害、老年人及局部病变(腹股沟疝、阴囊水肿、睾丸炎)。

2. 深反射　临床上常用的深反射检查包括肱二头肌反射、肱三头肌反射、桡骨骨膜反射、膝反射和跟腱反射。

(1) 操作方法

1) 肱二头肌反射：检查者以左手托扶被检查者屈曲的肘部，并将拇指置于肱二头肌肌腱上，然后以叩诊锤叩击拇指。正常反应为肱二头肌收缩，前臂快速屈曲。反射中枢在颈髓第 5～6 节。如图 1-58。

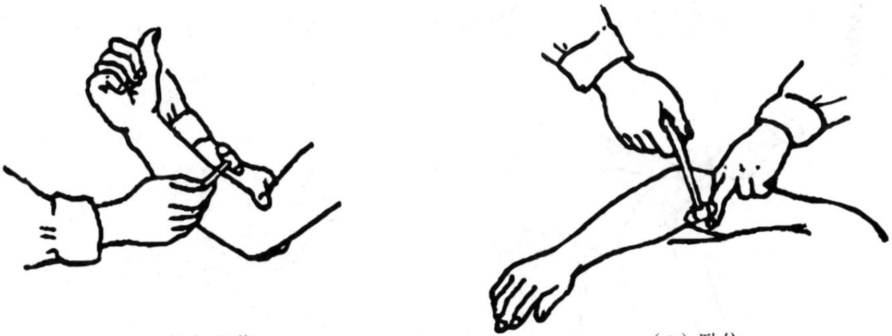

(1) 坐位　　(2) 卧位

图 1-58　肱二头肌反射

2) 肱三头肌反射：检查者以左手托扶被检查者的肘部，嘱被检查者肘部屈曲，然后以叩诊锤直接叩击鹰嘴突上方的肱三头肌肌腱。正常反应为肱三头肌收缩，前臂稍伸展。反射中枢在颈髓第 7～8 节。如图 1-59。

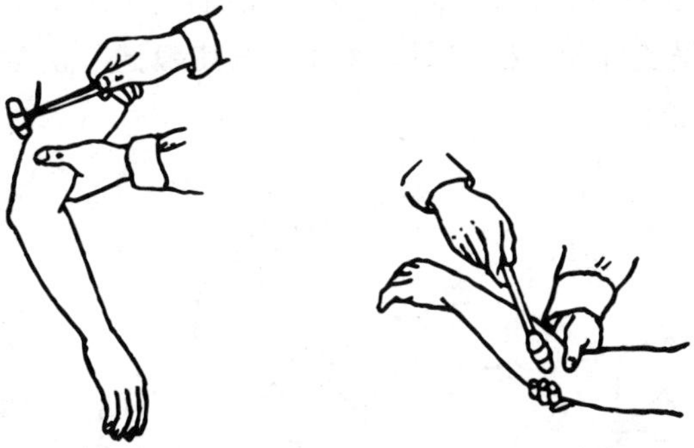

(1) 坐位　　(2) 卧位

图 1-59　肱三头肌反射

3) 桡骨骨膜反射：检查者左手轻托被检查者腕部，并使其腕关节自然下垂，然后以叩诊锤轻叩桡骨茎突。正常反应为前臂旋前，屈肘。反射中枢在颈髓第 5～8 节。如图 1-60。

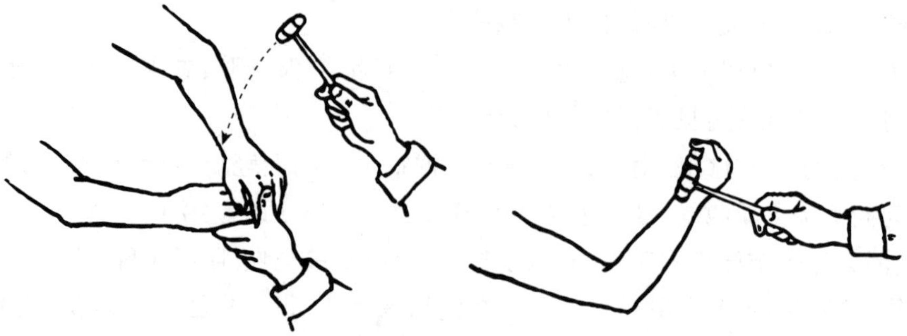

（1）坐位　　（2）卧位

图 1-60　桡骨骨膜反射

4）膝反射：坐位检查时，被检查者小腿完全松弛，自然悬垂。卧位时，检查者用左手在腘窝处托起被检查者两下肢，使髋、膝关节稍屈，用右手持叩诊锤叩击髌骨下方的股四头肌腱。正常反应为小腿伸展。反射中枢在腰髓第 2～4 节。如图 1-61。

有些被检查者精神过于紧张、反射引不出，可嘱被检查者双手扣起，用力拉紧再试即可引出。

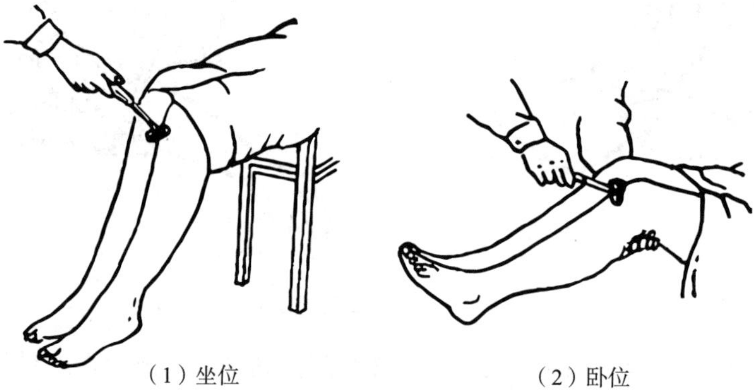

（1）坐位　　（2）卧位

图 1-61　膝反射

5）跟腱反射：被检查者取仰卧位，髋、膝关节屈曲，下肢外旋、外展位。检查者用左手托被检查者足掌，使足呈过伸位，然后以叩诊锤叩击其跟腱。正常反应为腓肠肌收缩，足向跖面屈曲。如图 1-62。

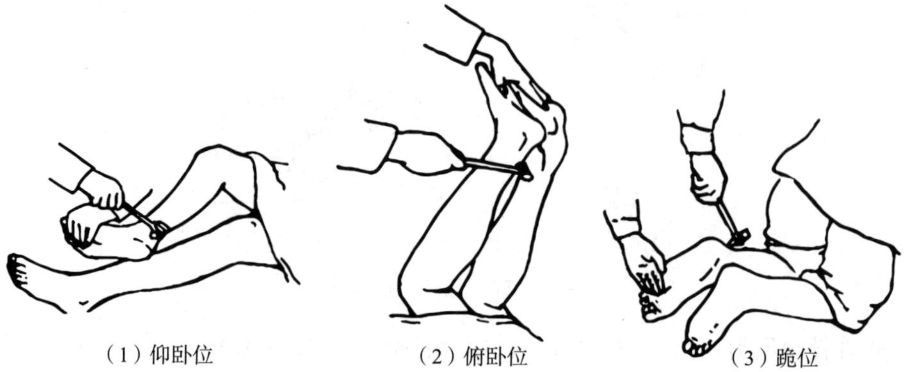

（1）仰卧位　　（2）俯卧位　　（3）跪位

图 1-62　跟腱反射

（2）临床意义

深反射减弱或消失：周围性瘫痪、肌肉疾病（如周期性麻痹、重症肌无力）、神经性休克、深昏迷、深睡、深麻醉、大量镇静药、某些健康人。

深反射增强：锥体束损害（常伴反射区扩大）、某些神经肌肉兴奋性增高的疾病（神经症、甲状腺功能亢进症、手足搐搦症、破伤风等）。

3. 病理反射　锥体束病损时，失去了对脑干和脊髓的抑制功能而表现出的足和趾背伸的反射。<1 岁半的婴幼儿由于锥体束尚未发育完善，可以出现上述反射现象。成人出现为病理反射。

（1）巴宾斯基（Babinski）征　被检查者仰卧，髋及膝关节伸直，检查者手持被检查者踝部，用钝头竹签由后向前划足底外侧，阳性反应为拇趾缓缓背伸，其余四趾呈扇形展开。见于锥体束损害。如图 1－63。

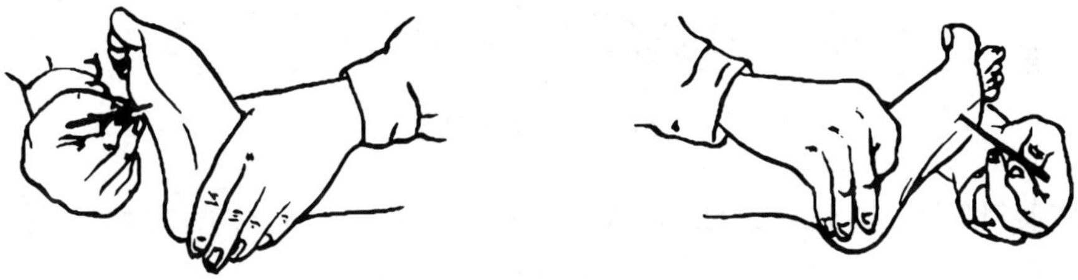

图 1－63　巴宾斯基征

（2）奥本海姆（Oppenheim）征　检查者用拇指及示指沿被检查者胫骨前缘用力由上向下推压，阳性反应同上。如图 1－64。

（3）戈登（Gordon）征　检查者用拇指和其余四指分置于被检查者腓肠肌两侧，以适当的力量捏压，阳性反应同上。

（4）Chaddock 征　竹签在外踝下方由后向前划至趾跖关节处为止，阳性同巴宾斯基征。如图 1－64。

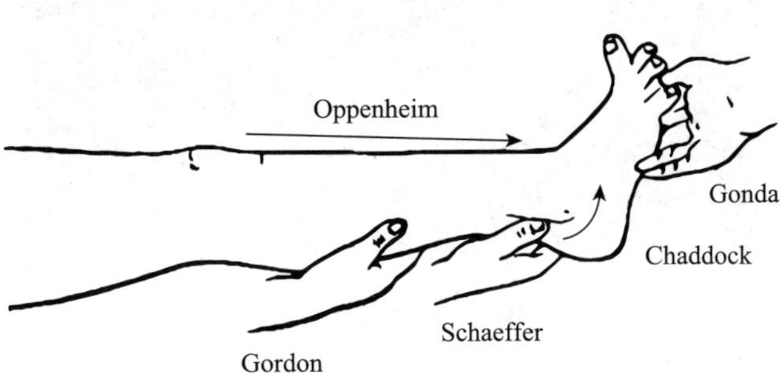

图 1－64　病理反射检查手法示意图

（4）夏菲（Schaeffer）征　检查者用拇指、示指捏压被检查者跟腱，出现踇趾背屈为阳性。如图 1－64。

（5）霍夫曼（Hoffmnn）征　检查者用左手持被检查者腕关节上方，使其腕关节稍背伸，右手以示指和中指夹住被检查者中指第二节，稍向上提，并用拇指的指甲急速稍用力地向下弹刮被检查者中指的指甲。阳性反应为拇指屈曲内收，其余手指末节向掌面屈曲。如图 1 - 65。

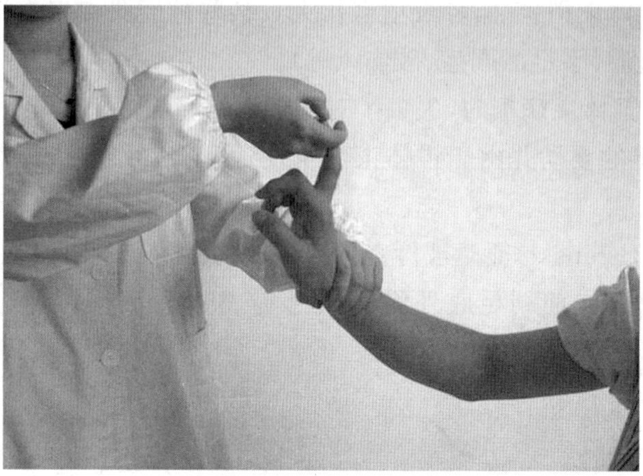

图 1 - 65　霍夫曼征

4. 脑膜刺激征　为脑膜受刺激的表现，脑炎、脑膜出血、脑脊液压力增加时可出现的体征。

(1) 颈项强直　被检查者仰卧，检查者以手托扶被检查者枕部做被动屈颈动作，以测试其颈肌抵抗力。阳性反应为抵抗力增加。颈椎病、骨折也可阳性。如图 1 - 66。

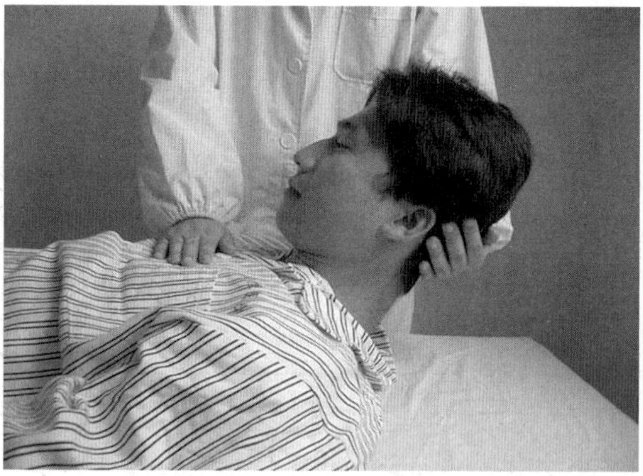

图 1 - 66　颈项强直

(2) 克匿格(Kernig)征　被检查者仰卧，先将一侧髋关节屈成直角，再用手抬高小腿，正常人可将膝关节伸达 135°以上。伸膝受限，疼痛、屈肌痉挛为阳性。如图 1 - 67。

(3) 布鲁津斯基(Brudzinski)征　被检查者仰卧，两下肢自然伸直，检查者用右手置于被检查者前胸上部，左手托住被检查者的枕部，然后使其头部被动前屈，如双侧膝关节与髋关节反射性屈曲(回缩)动作时为阳性反应。如图 1 - 68。

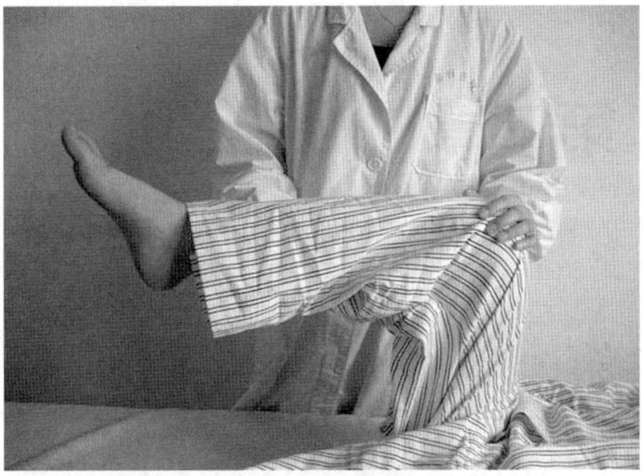

图 1-67　克匿格征

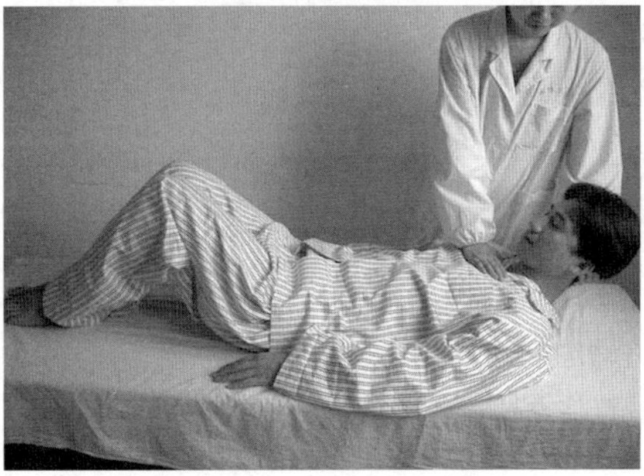

图 1-68　布鲁津斯基征

(4) 拉赛格(Lasegue)征　又称为直腿抬高试验，为神经根受刺激的表现。被检查者仰卧位，两下肢伸直，检查者左手置于其膝关节上，使下肢保持伸直，另一只手将下肢抬起。正常可抬高 70°，仅能抬高 30°～40°为阳性，见于坐骨神经痛。如图 1-69。

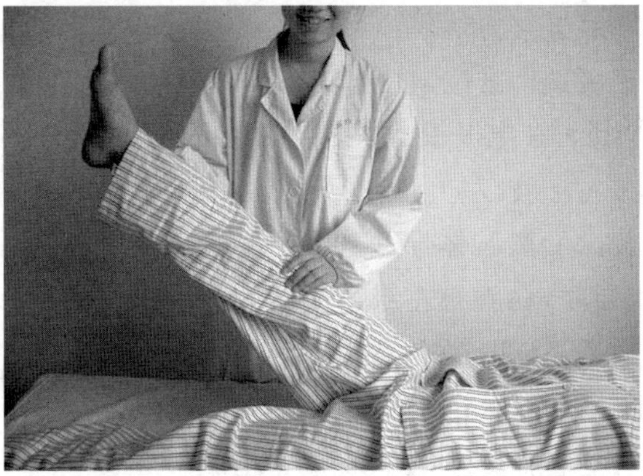

图 1-69　拉赛格征

第二章　心电图检查

第一节　正常心电图测量

【实验目的】

1. 掌握心电图各段的组成及命名，心电向量与心电图的关系。
2. 熟悉心电图产生原理。
3. 了解心电图导联体系。

【实验方法】

1. 教师示教心电图导联连接及操作。
2. 在教师指导下分析正常心电图。
3. 学生提出问题，教师答疑。

【仪器与用品】

心电图机、多媒体心电图分析系统，或采用心电图图谱、分规、直尺、量角器、心电图报告单。

【实验内容】

（一）常用心电图导联连接方法

1. 检查前准备　患者选仰卧位，心衰患者选半坐位，以生理盐水或清水擦洗干净导联连接处皮肤，以减少电阻，在电极板上涂上导电糊或生理盐水。

2. 导联连接　①按右上肢、左上肢、左下肢、右下肢顺序，依次按上红、黄、绿、黑肢体导联。②在胸骨右缘第 4 肋间放置 V_1 导联，在胸骨左缘第 4 肋间与 V_1 相对应的位置上放置 V_2 导联，在胸骨左缘第 5 肋间锁骨中线位置上放置 V_4 导联，在 V_2 与 V_4 连线的中点上放置 V_3 导联，在左腋前线与 V_4 同一水平上放置 V_5 导联，在左腋中线与 V_4 水平上放置 V_6 导联。如图 2－1。

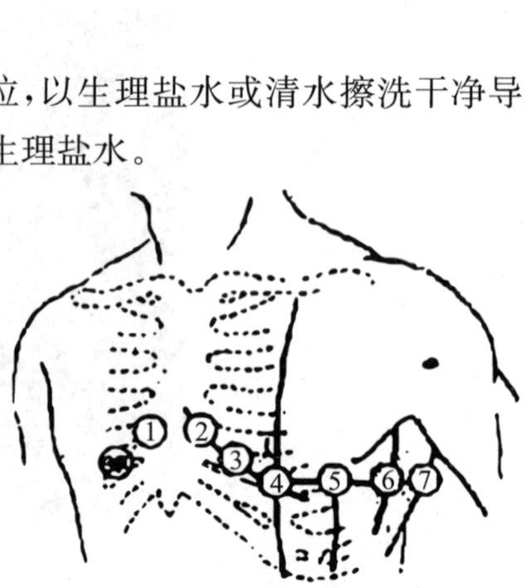

图 2－1　胸导联电极的位置

3. 调节心电图增益　使 1 mV 标准电压推动描笔上移 10 mm，然后记录Ⅰ、Ⅱ、Ⅲ、aVR、aVL、aVR 及 V_1～V_6 导联心电图，取下心电图记录纸，进行分析。

(二) 心电轴的测定方法

1. 目测法　一般通过观察Ⅰ与Ⅲ导联 QRS 波群的主波方向，可以大致估计心电轴的偏移情况。如Ⅰ和Ⅲ导联的主波都向上，心电轴在 0°～90°之间，表示电轴不偏；如Ⅰ导联的主波向上，Ⅲ导联的主波向下，为电轴左偏；如Ⅰ导联的主波向下，Ⅲ导联的主波向上，则为电轴右偏(图 2-2)。

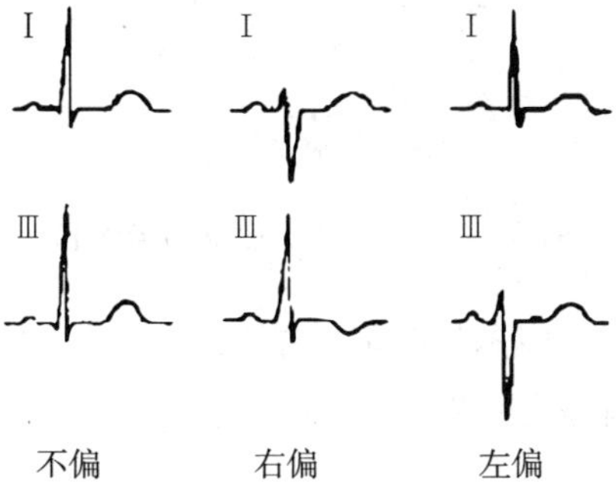

图 2-2　心电轴简单目测法

2. 振幅法　先测出Ⅰ导联 QRS 波群的振幅，R 波为正，Q 波与 S 波为负，算出 QRS 振幅的代数和，再以同样的方法算出Ⅲ导联 QRS 振幅的代数和。然后将Ⅰ导联 QRS 振幅数值画在Ⅰ导联轴上，作一垂线；将Ⅲ导联 QRS 振幅数值画在Ⅲ导联轴上，也作一垂线；两垂线相交于 A 点，将电偶中心 0 点与 A 点相连，OA 即为所求的心电轴。如图 2-3 所示，QRS 群波Ⅰ导联为＋10；Ⅲ导联为－8，作两垂线相交于 A，用量角器测量 OA 与Ⅰ导联轴正侧段的夹角为－19°，表示心电轴为－19°。

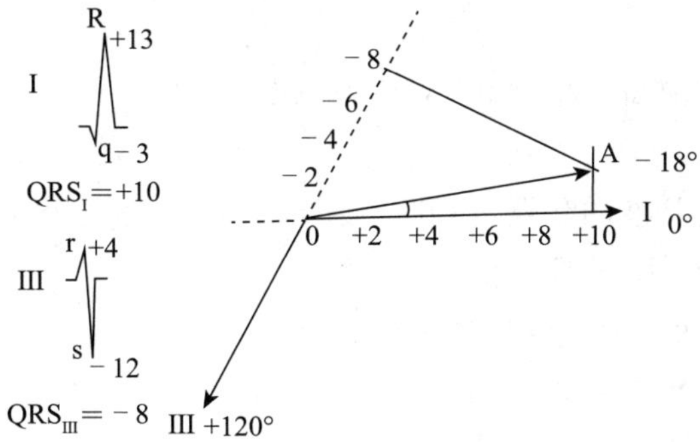

图 2-3　振幅法测定

3. 心电轴偏移及其临床意义　心电轴的正常变动范围较大，在－30°～＋110°，一般在 0°～＋90°，正常心电轴平均约为＋60°。自＋30°～－90°为电轴左偏，＋30°～－30°属电轴轻度左偏(图 2-4)，常见于正常的横位心脏(肥胖、腹腔积液、妊娠等)、左心室肥大和左前分支阻滞等。＋90°～＋110°属轻度电轴右偏，常见于正常的垂直位心脏和右心室肥大等；越过＋110°的电轴右偏，多见于严重右心室肥大和左后分支阻滞等。

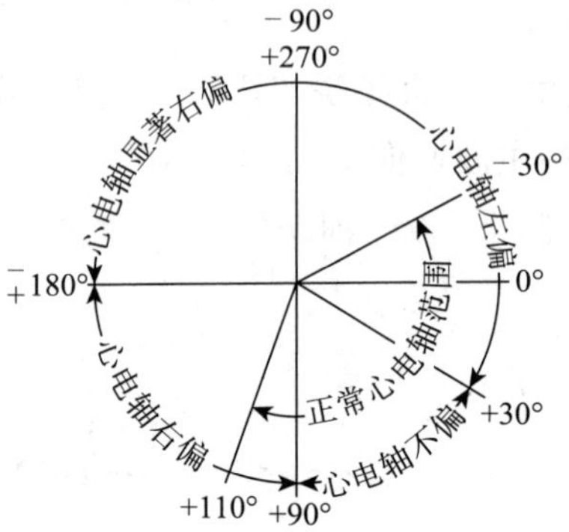

图 2-4　心电轴正常范围与偏移

(三) 心电图各波的组成、波形特点与正常值

1. P 波　反映左右两侧心房除极的电位变化(图 2-5)。

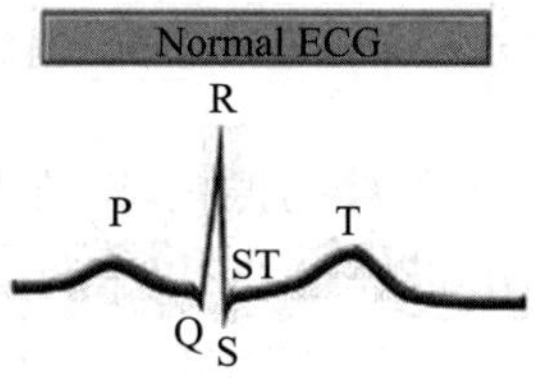

图 2-5　正常心电图

(1) 形态　钝圆形，可有轻度切迹。

(2) 方向　Ⅰ、Ⅱ、aVF、V_4～V_6 导联均向上，aVR 导联向下，其余可呈双向、倒置或低平。

(3) 振幅　肢导联振幅≤0.25 mV，胸导联振幅≤0.2 mV。

(4) 时间　≤0.11 s。

2. P-R 间期　从 P 波的起点至 QRS 波群的起点代表心房开始除极至心室开始除极的时间。正常成人 P-R 间期≥0.12 s。

3. QRS 波群　代表心室肌除极的电位变化。

(1) 时间　0.06～0.10 s，≤0.11 s。

(2) 波形　在 V_1～V_6 中，rS→RS→Rs。

(3) 振幅

V_1 导联 R 波振幅＜1.0 mV，V_5 导联 R 波振幅≤2.5 mV。

V_1 导联 R 波振幅＋V_5 导联 R 波振幅＜1.05 mV。

V_5 导联 R 波振幅＋V_1 导联 S 波振幅＜4.0 mV(3.5 mV)。

V_1 导联 R/S＜1，V_5 导联 R/S＞1。

Q 波振幅＜同导联 1/4 R 波，时间＜0.04 s。V_1～V_2 中不应有 q 波，但偶可呈 QS 型。

4. ST 段　自 QRS 波群的终点至 T 波起点间的线段，代表缓慢复极的过程。多为一等电位线，有时可有轻微偏移。

ST 段下移：在任一导联不应大于 0.05 mV。

ST 段上抬：在 V_1～V_2 不超过 0.3 mV，V_3 不超过 0.5 mV，V_4～V_6 均不超过 0.1 mV。

5. T 波　代表心室快速复极时的电位变化。

(1) 形态　为较圆钝且占时较长的一个波，左右两肢不对称。

(2) 方向　大多与 QRS 主波的方向一致。

6. Q－T 间期　从 QRS 波群的起点至 T 波终点，代表心室肌除极和复极全过程所需时间。Q－T 间期长短常与心率有关，正常范围为 0.32～0.44 s。

7. U 波　T 波后 0.02～0.04 s 出现的振幅很低小的波，方向大致与 T 波一致，U 波明显增高常见于低血钾。

第二节　心房、心室肥大

【实验目的】

1. 掌握左右心房、心室肥大的心电图改变和诊断标准。
2. 熟悉左右心房、心室肥大的心电图产生原理。

【实验方法】

1. 教师示教左右心房、心室肥大的心电图改变。
2. 在教师指导下分析左右心房、心室肥大的心电图。
3. 学生提出问题，教师答疑。

【仪器与用品】

多媒体心电图分析系统，或采用心电图图谱、分规、直尺、量角器、心电图报告单。

【实验内容】

(一) 右心房肥大

1. P 波尖而高耸，≥0.25 mV，在Ⅱ、Ⅲ、aVF 导联表现最为突出，此称为“肺型 P 波”。如图 2－6。

2. 总时间不延长，即P波宽度不增加。常见原因：慢性肺心病，某些先天性心脏病。

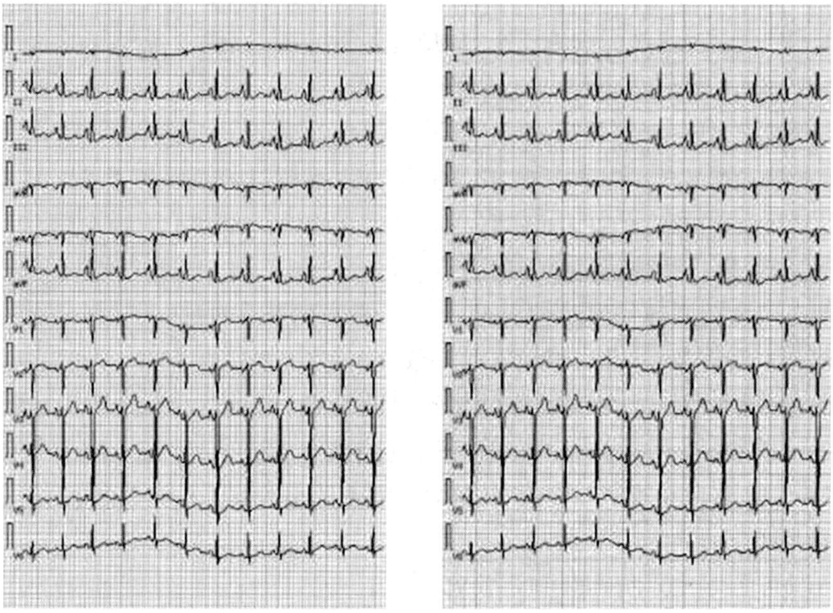

图2-6 右心房肥大

(二) 左心房肥大

P波增宽≥0.12 s，常呈双峰型，以Ⅱ、Ⅲ、aVL导联最明显——“二尖瓣型P波”(图2-7)。

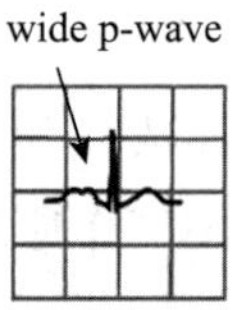

图2-7 二尖瓣型P波

(三) 左心室肥大

1. QRS波群电压增高

胸导联：V_5导联R波>2.5 mV；V_5 R波+V_1 S波>4.0 mV(男)，>3.5 mV(女)。

肢导联：I导联R波>1.5 mV，aVL R波>1.2 mV，aVF R波>2.0 mV或IR波+ⅢS波>2.5 mV。

2. 心电轴左偏。

3. QRS时限在0.10～0.11 s之间。

4. 左心室肥大继发ST-T改变。

(四) 右心室肥大

1. V_1 R/S≥1，V_5 R/S≤1，重度肥厚可见V_1导联呈qR型。

2. V_1 R+V_5 S>1.05 mV(重症者高于1.2 mV)。

3. 心电轴右偏。

4. ST-T改变 胸导联(V_1、V_2)T波双向、倒置,ST段压低,称为右心室肥大伴劳损。

(五) 双侧心室肥大

1. 呈大致正常的心电图,因左、右心室电压同时增高可能相互抵消所致。

2. 表现为一侧心室肥大的心电图,而另一侧心室肥大的图形被掩盖。

3. 双侧心室肥大的心电图表现。

第三节 心肌缺血、心肌梗死

【实验目的】

1. 掌握心肌缺血、心肌梗死的心电图定位诊断。
2. 熟悉心肌缺血、心肌梗死的心电图产生原理。
3. 了解不典型心肌梗死的心电图改变。

【实验方法】

1. 教师示教心肌缺血、心肌梗死的心电图改变。
2. 在教师指导下分析心肌缺血、心肌梗死的心电图。
3. 学生提出问题,教师答疑。

【实验内容】

(一) 心肌缺血与ST-T改变

1. 缺血型心电图改变 出现T波变化。

心内膜下心肌缺血:高大T波。

心外膜下心肌缺血:T波倒置。

2. 损伤型心电图改变 出现ST段偏移。

心内膜下心肌损伤:ST段压低。

心外膜下心肌损伤:ST段抬高。

(二) 心肌梗死

1. 基本图形

(1)"缺血型"改变 T波改变。

内膜面梗死:T波对称性、高而直立。

外膜面梗死:T波对称性倒置。

（2）“损伤型”改变　ST 段偏移。

心内膜梗死：ST 段压低。

心外膜梗死：ST 段弓背向上抬高。

（3）“坏死型”改变　病理性 Q 波或异常 Q 波（宽度≥0.04 s，深度≥1/4R）。

2. 心肌梗死的图形演变及分期　T 波变化最早出现，其次为 ST 段改变，最后出现坏死波，前两者以后可逐渐恢复，但异常 Q 波一般永久存在。

（1）早期（超急性期）　心肌梗死数分钟后出现。

- 出现高大的 T 波。
- 迅速出现 ST 段斜型抬高。
- T 波振幅增加。
- 尚未出现异常 Q 波。

（2）急性期　数小时或数日，可持续至数周。

- 高耸 T 波逐渐下降→倒置，逐渐加深。
- ST 段弓背向上抬高→逐渐下降。
- 出现异常 Q 波。

（3）近期（亚急性期）　数周至数月，以坏死及缺血图形为主要特征。

- 倒置 T 波逐渐变浅。
- S－T 段基本恢复至基线。
- 异常 Q 波持续存在。

如图 2－8。

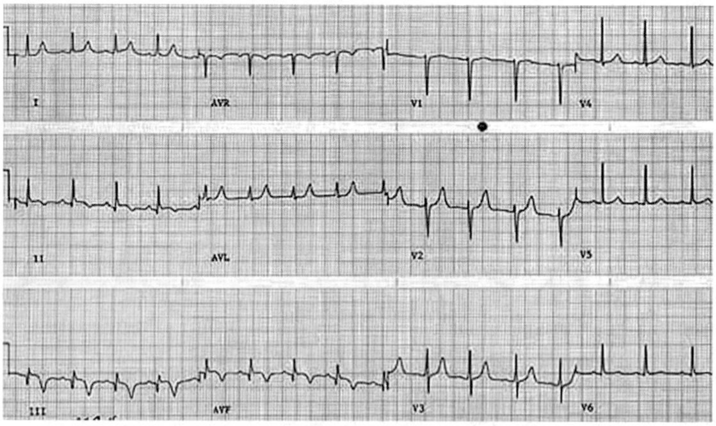

图 2－8　近期（亚急性期）心电图

（4）陈旧期　3～6 个月或更久。

- ST 和 T 波由倒置恢复正常。
- 异常 Q 波持续存在。

如图 2－9。

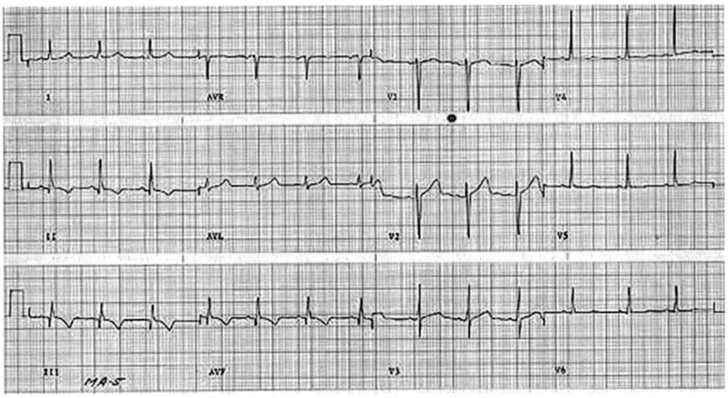

图 2-9　心肌梗死陈旧期

3. 心肌梗死的定位诊断　根据异常 Q 波或 QS 出现在哪些导联可作出定位诊断。

前间壁：V_1、V_2、V_3。

侧壁：Ⅰ、aVL、V_5、V_6。

下壁：Ⅱ、Ⅲ、aVF。

后壁：V_7、V_8。

广泛前壁：V_1、V_2、V_3、V_4、V_5、V_6。

局限前壁：V_3、V_4（V_5）。

第四节　心律失常

【实验目的】

1. 掌握心律失常的心电图改变。
2. 掌握窦性心律失常的心电图表现。
3. 熟悉心律失常的心电图及产生原理。
4. 熟悉心律失常的心电图的定位诊断。

【实验方法】

1. 教师示教心律失常的心电图改变。
2. 在教师指导下分析心律失常的心电图改变。
3. 学生提出问题，教师答疑。

【仪器与用品】

多媒体心电图分析系统，或采用心电图图谱、分规、直尺、量角器、心电图报告单。

【实验内容】

(一) 窦性心律及窦性心律失常的心电图表现

1. 正常窦性心律

(1) 规律出现的窦性P波,P波在Ⅰ、Ⅱ、aVF、V_4～V_6 直立,在aVR倒置。

(2) P-R间期≥0.12 s。

(3) 频率为60～100次/分。

(4) 同一导联中P-P间距最大互差≤0.16 s。

如图2-10。

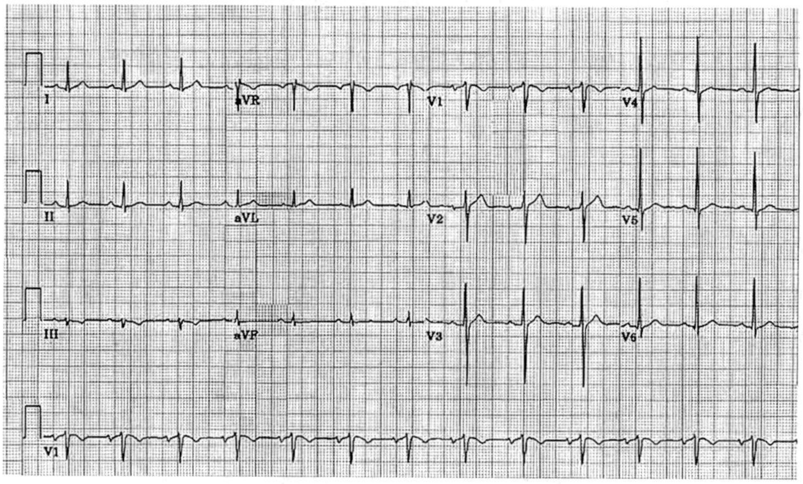

图2-10　正常窦性心律

2. 窦性心动过速　心率>100次/分。

3. 窦性心动过缓　心率<60次/分。

4. 窦性心律不齐　同一导联上P-P间期最大互差>0.12 s。

(二) 期前收缩(早搏)

1. 室性早搏　临床上最常见,如图2-11。

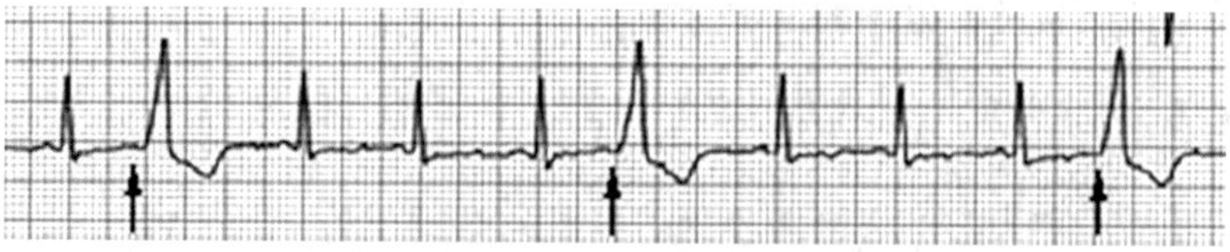

图2-11　室性早搏

(1) 提前出现的QRS-T波群,其前无相关P波。

(2) QRS宽大畸形,时间>0.12 s,T波方向与主波方向相反。

(3) 有完全性代偿间歇。

2. 房性早搏

(1) 提前出现 P′波，形态与窦性 P 波有所不同。

(2) P′- R 间期>0.12 s。

(3) 大多为不完全性代偿间歇。

如图 2 - 12。

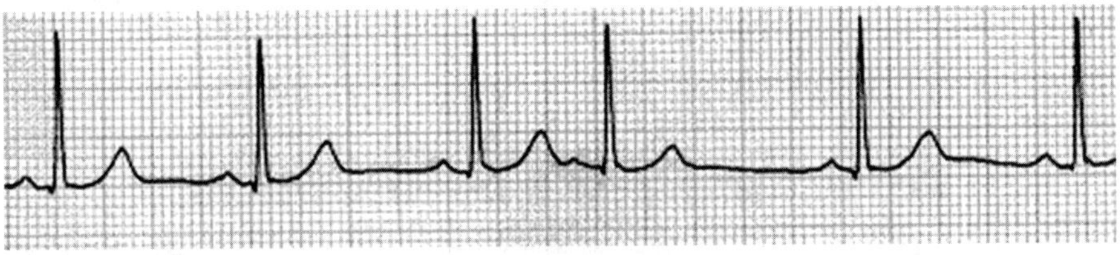

图 2 - 12　房性早搏

3. 交界性早搏

(1) 提早出现的 QRS - T 波群(大多数形态正常)，其前无 P 波。

(2) 其前、其中、其后可有逆行 P′波。

(3) 代偿间歇往往完全。

(三) 阵发性心动过速

1. 阵发性室上性心动过速　分为房性与交界性，但常因 P′波不易辨别，故统称为室上性心动过速。

(1) QRS 波形态正常。

(2) 频率 160～250 次/分。

(3) 节律快而规则。

如图 2 - 13。

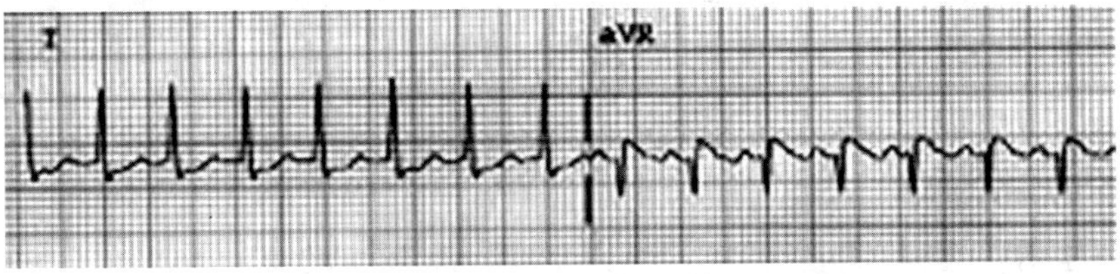

图 2 - 13　阵发性室上性心动过速

2. 阵发性室性心动过速

(1) QRS 波宽大畸形。

(2) 频率 140～200 次/分。

(3) 节律可稍不齐。

(4) 有时可见保持固有节律的窦性 P 波融合于 QRS 波的不同部位。

如图 2 - 14。

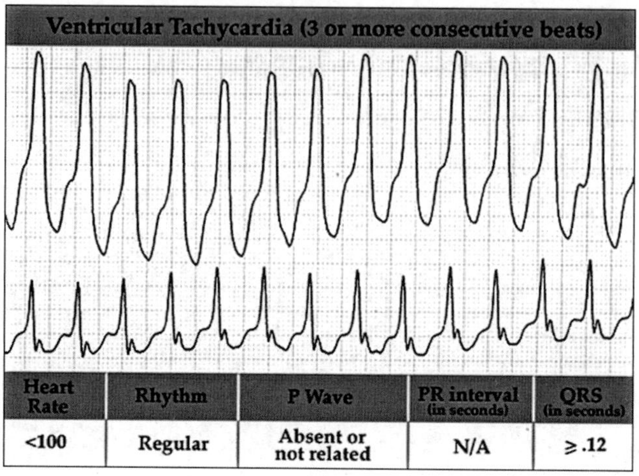

图 2-14 阵发性室性心动过速

(四) 扑动及颤动

1. 心房扑动

(1) 无正常 P 波,代之以连续的大锯齿状 F 波,波幅大致一致,间隔规则,频率 250~350 次/分,常以 2∶1或 4∶1下传。

(2) 心室律规整。

(3) QRS 波形态正常。

如图 2-15。

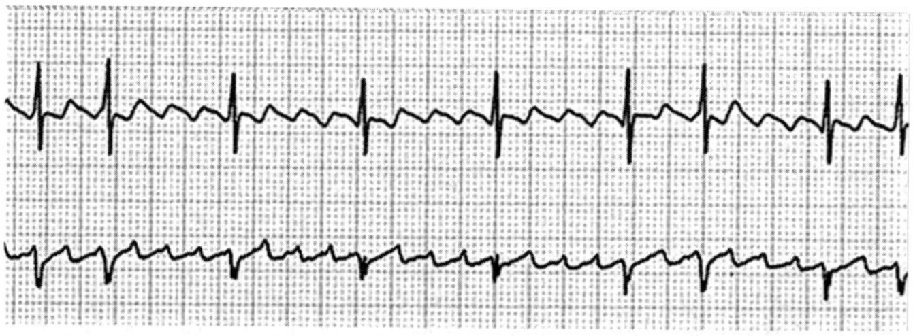

图 2-15 心房扑动

2. 心房颤动 临床常见。

(1) 无正常 P 波,代之以大小不等形状各异的 f 波,频率 350~600 次/分。

(2) 心室律绝对不规则。

(3) QRS 波形态一般正常。

如图 2-16。

3. 心室扑动 无正常 QRS-T 波,代之以连续快速而相对规则的大振幅波动,频率 200~250 次/分。

4. 心室颤动 无正常 QRS-T 波,出现大小不等、极不均匀的低小波,频率 200~500 次/分。

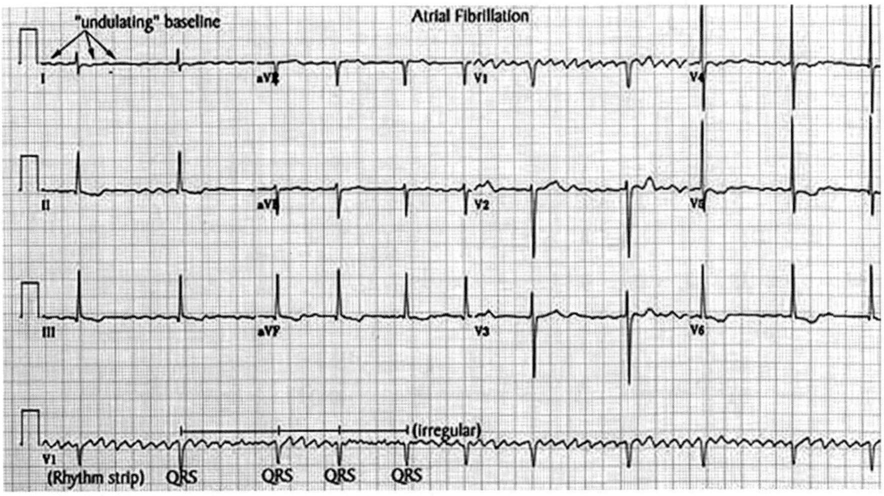

图 2－16　心房颤动

(五) 传导异常

房室传导阻滞(atrioventricular block，A－VB)　如图 2－17。

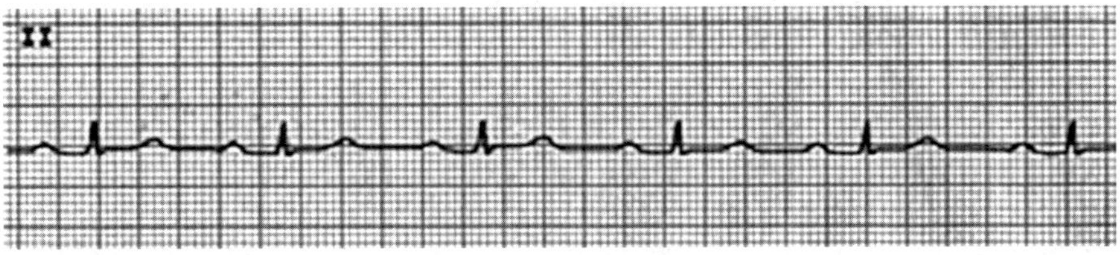

图 2－17　房室传导阻滞

Ⅰ°A－VB：P－R 间期延长，＞0.20 s，或两次结果比较，心率没有明显改变，而 P－R 间期延长超过 0.04 s。

Ⅱ°A－VB：

Ⅰ型(莫氏Ⅰ型，文氏现象)：P－R 间期逐渐延长，直至脱漏一个 QRS 波，脱漏后 P－R 间期恢复原来的时限，上述过程重复发生(图 2－18)。

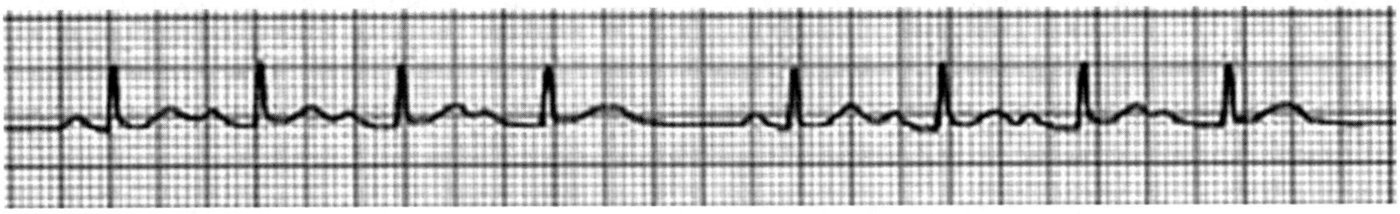

图 2－18　Ⅰ型 A－VB(莫氏Ⅰ型，文氏现象)

Ⅱ型(莫氏Ⅱ型)：P－R 间期恒定(正常或延长)，但部分 P 波后无 QRS 波群(图 2－19)。

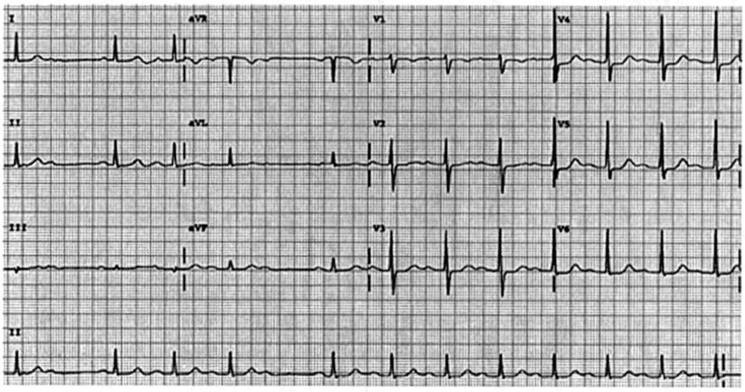

图 2-19　Ⅱ型 A-VB(莫氏Ⅱ型)

Ⅲ°A-VB：P 波与 QRS 波群毫无关系，心房率>心室率。

第三章　无菌术及外科基本技术

第一节　无菌术

无菌术是指在手术、穿刺、注射、插管、换药过程中，微生物通过直接接触、飞沫和空气进入伤口，引起感染，针对这些感染来源所采取的一种预防措施。由灭菌法、抗菌法和一定的操作规则及管理制度所组成。

一、灭菌法

指预先用物理方法，彻底消灭与手术区域接触的物品上所附带的微生物（如芽胞等）。

1. 高压蒸汽灭菌法　应用最普遍，有下排气式和预真空式两类。目前国内广泛应用的为下排气式灭菌器，物品灭菌后，一般可保留 2 周。包括干热和湿热两种。

2. 煮沸灭菌法　应用煮沸灭菌器，适用于金属器械、玻璃及橡胶类等物品的灭菌。在清水中煮沸至 100 ℃后，持续 15～20 分钟，可杀灭一般细菌；继续煮沸 1 小时以上，可杀灭带芽胞的细菌。

3. 火烧法　紧急情况下，金属器械的灭菌可用此法。

二、抗菌法

又称为消毒法，指应用化学方法来消灭微生物。如器械的消毒、手术室空气的消毒、手术人员的手和臂的消毒，以及患者的皮肤消毒。

1. 药液浸泡消毒法　常用的药液浸泡消毒法有如下几种：

(1) 1∶1 000 新洁尔灭溶液浸泡 30 分钟。

(2) 75%乙醇浸泡 30 分钟。

(3) 10%甲醛溶液浸泡 30 分钟。

(4) 器械溶液浸泡 5 分钟。

(5) 1∶1 000 氯己定溶液浸泡 30 分钟。

2. 甲醛蒸汽熏蒸法　主要用于空气消毒及不宜高温、高压物品的消毒。用高锰酸钾 2.5 g，加入 40%甲醛溶液 5 ml，熏蒸 1 小时。

3. 中央空调臭氧消毒法　到目前为止，这是最好、最安全、最快、最合理的抗菌消毒法。

三、有关的操作规则和管理制度

为防止已经灭菌和消毒的物品，已行无菌准备和手术人员或手术区再次被污染，要建立相应的操作规则和管理制度，以免引起伤口感染。

第二节　常用外科手术学实验课手术器械

手术器械是外科手术操作的必备物品。正确掌握各种手术器械的结构特点和基本性能并能熟练运用是施行外科手术的基本要求和保证。根据杠杆作用原理，一般手术器械可分为两类：一类是带轴节的器械，在尾部用力，轴节作支点，尖端至轴节形成重臂，柄环至轴节形成力臂，活动时形成夹力，如血管钳、持针钳和剪刀等；另一类是用力点在器械中间，工作点在前端，如手术刀、手术镊等。

一、手术刀

手术刀(scalpel，surgical blade)由刀柄和可装卸的刀片两部分组成。刀柄一般根据其长短及大小来分型(图 3-1)，一把刀柄可以安装几种不同型号的刀片。刀片的种类较多，按其形态可分为圆刀、弯刀及三角刀等；按其大小可分为大刀片、中刀片和小刀片(图 3-2)。手术时根据实际需要，选择合适的刀柄和刀片。刀柄通常与刀片分开存放和消毒。刀片应用持针器夹持安装，切不可徒手操作，以防割伤手指。装载刀片时，用持针器夹持刀片前端背部，使刀片的缺口对准刀柄前部的刀楞，稍用力向后拉动即可装上。取下时，用持针器夹持刀片尾端背部，稍用力提起刀片向前推即可卸下(图 3-3)。手术刀主要用于切割组织，有时也用刀柄尾端钝性分离组织。

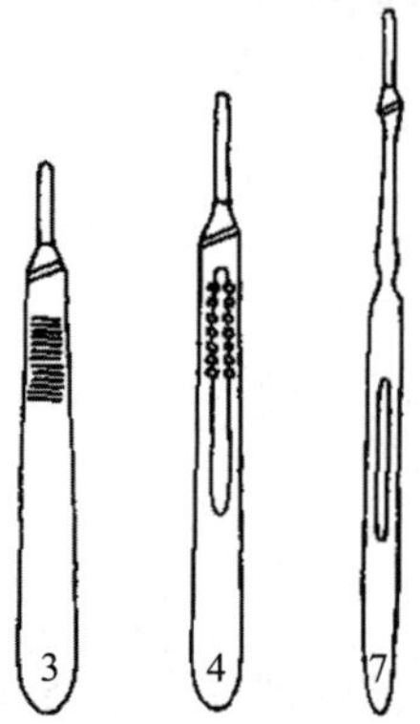

图 3-1　手术刀柄

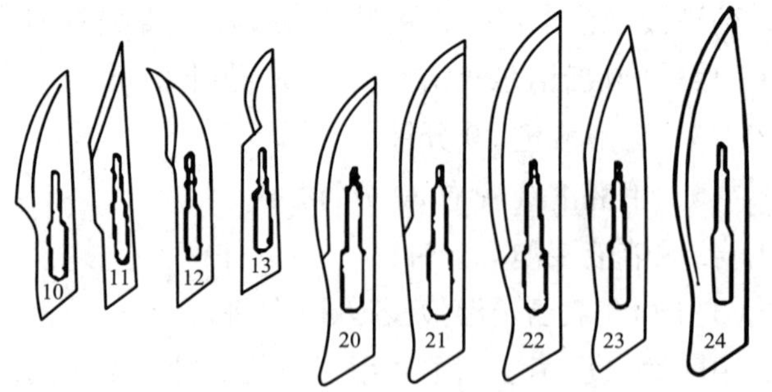

图 3-2　手术刀片

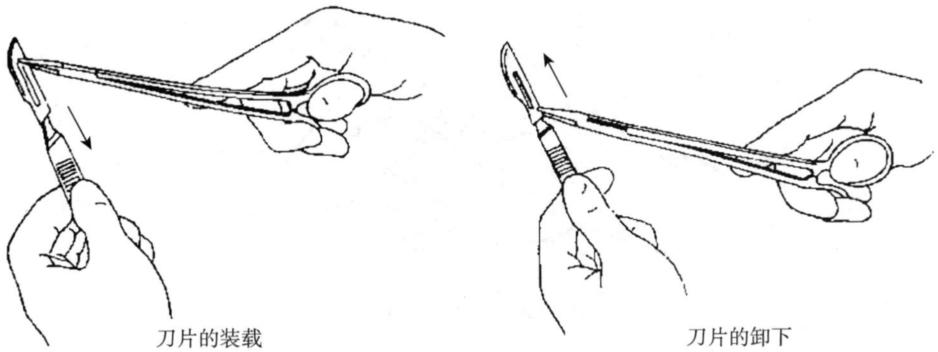

图 3-3　手术刀片的装卸

(一) 执刀方式

1. 执弓式　是最常用的一种执刀方式，动作范围广而灵活，用力涉及整个上肢，主要在腕部。用于较长的皮肤切口和腹直肌前鞘的切开等。

2. 执笔式　用力轻柔，操作灵活准确，便于控制刀的动度，其动作和力量主要在手指。用于短小切口及精细手术，如解剖血管、神经及切开腹膜等。

3. 握持式　全手握持刀柄，拇指与示指紧捏刀柄刻痕处，此法控刀比较稳定，操作的主要活动力点是肩关节。用于切割范围广、组织坚厚、用力较大的切开，如截肢、肌腱切开、较长的皮肤切口等。

4. 反挑式　是执笔式的一种转换形式，刀刃向上挑开，以免损伤深部组织。操作时先刺入，活动力点在手指。用于切开脓肿、血管、气管、胆总管或输尿管等空腔脏器，切断钳夹的组织或扩大皮肤切口等。

如图 3-4。

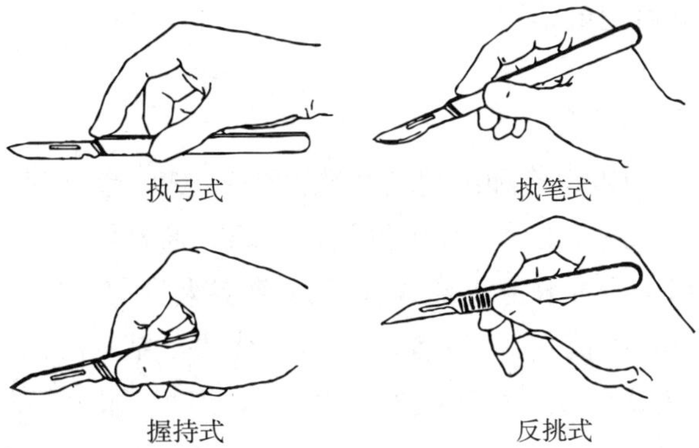

图 3-4　执刀方式

(二) 手术刀的传递

传递手术刀时，传递者应握住刀柄与刀片衔接处的背部，将刀柄尾端送至术者的手里(图 3-5)，不可将刀刃指着术者传递以免造成损伤。

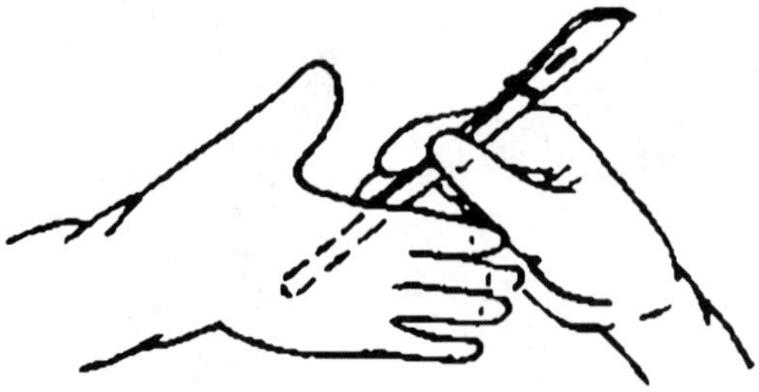

图 3-5　手术刀的传递

(三) 其他的刀类

有截肢刀、骨刀、轴式取皮刀、鼓式取皮刀等。此外,还有各种电刀、氩气刀、超声刀和激光刀等,通过特定的装置来达到切割组织同时止血的目的。下面简单介绍高频电刀(high frequency electrocautery and electrotome knife)。目前高频电刀在外科领域中使用很广泛,其工作原理是高频电流对组织细胞能产生电解、电热和电刺激效应。在医学应用中,主要利用其电热效应来进行组织切割、解剖、间接或直接电凝,使手术出血量减少到最低程度。高频电刀类型很多,使用前必须了解其性能及使用方法。手控开关的高频电刀具有切割和电凝两个按钮。使用高频电刀有一定的危险性,为预防意外,使用时应注意如下几点:①事先检查电器元件有无故障。②移去手术室内易燃物质。③安置好患者身体的负极板,应尽量靠近手术部位,以便使电流通过最短的途径安全地返回电凝器,注意不要弄湿负极板,防止烧伤。④电凝器的功率不应超过 250 W,电灼前用纱布吸去创面的积血;作一般切割分离时不要使用单纯电凝;电器元件未与组织完全接触前不能通电。⑤通电时电刀头和导电的血管钳不应接触出血点以外的其他组织或其他金属器械,尽量减少组织烧伤。⑥随时剔除电刀头末端的血痂、焦痂,使之导电不受障碍。⑦重要组织器官的附近慎用或禁用电刀。

二、手术剪

手术剪(scissors)分为组织剪和线剪两大类(图 3-6)。组织剪刀薄、锐利,有直、弯两型,大小长短不一,主要用于分离、解剖和剪开组织。通常浅部手术操作用直组织剪,深部手术操作一般使用中号或长号弯组织剪。线剪多为直剪,又分为剪线剪和拆线剪,前者用于剪断缝线、敷料、引流物等,后者用于拆除缝线。结构上组织剪的刃较薄,线剪的刃较钝厚,使用时不能用组织剪代替线剪,以免损坏刀刃,缩短剪刀的使用寿命。拆线剪的结构特点是一页钝凹,一页尖而直。正确的执剪姿势为拇指和环指分别扣入剪刀柄的两环,中指放在环指的剪刀柄上,示指压在轴节处起稳定和导向作用(图 3-7)。初学者执剪常犯错误是将中指扣入柄环(图 3-8),而这种错误的执剪方法不具有良好的三角形稳定作用,从而直接影响动作的稳定性。剪割组织时,一般采用正剪法,也可采用反剪法,还可采用扶剪法、垂剪法或其他操作方法(图 3-9)。

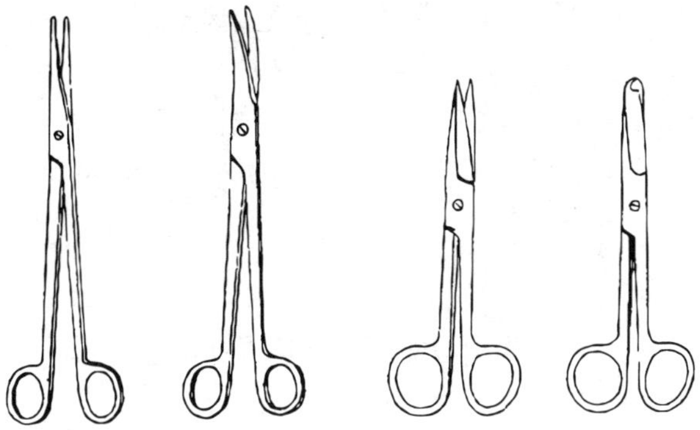

组织剪　　　　线剪

图 3－6　手术剪

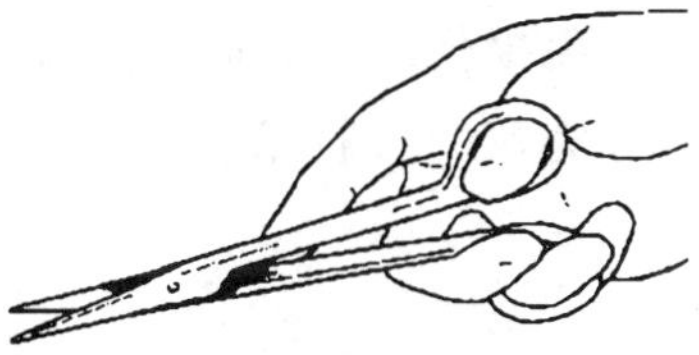

图 3－7　正确的执剪姿势

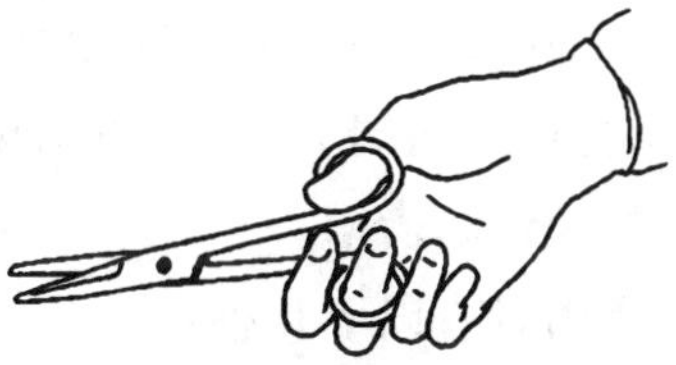

图 3－8　错误的执剪方式

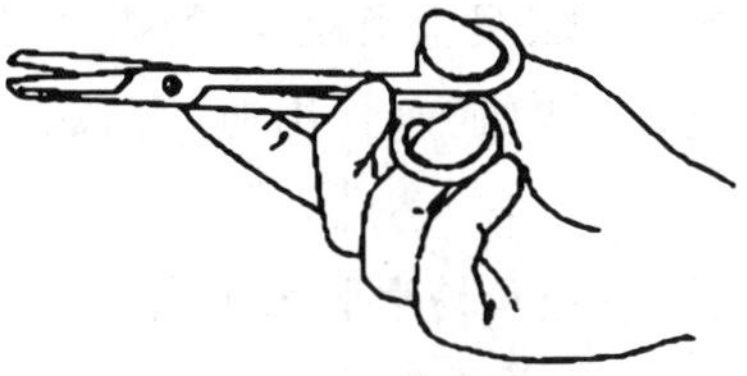

正剪法

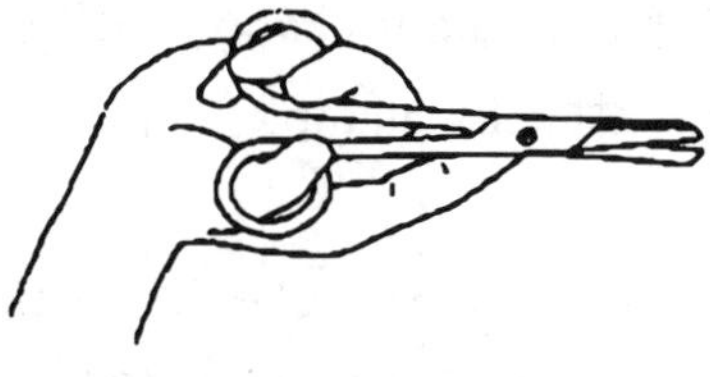

反剪法

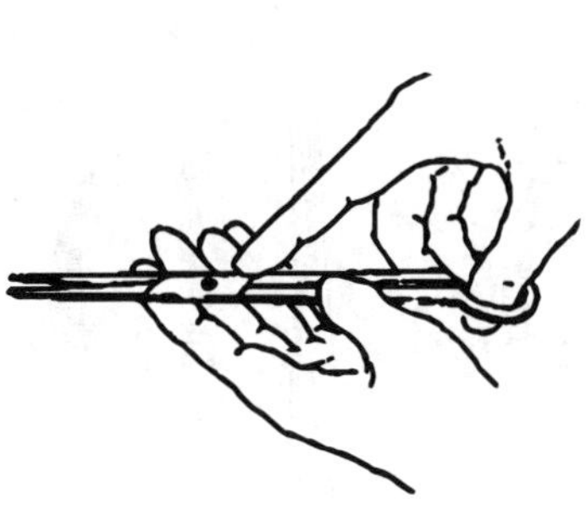

扶剪法

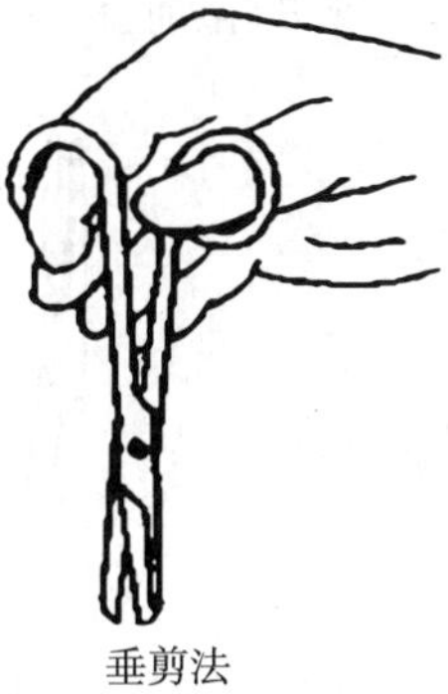

垂剪法

图 3－9　其他执剪方法

手术剪的传递：术者示、中指伸直，并作内收、外展的“剪开”动作，其余手指屈曲对握（图 3－10）。

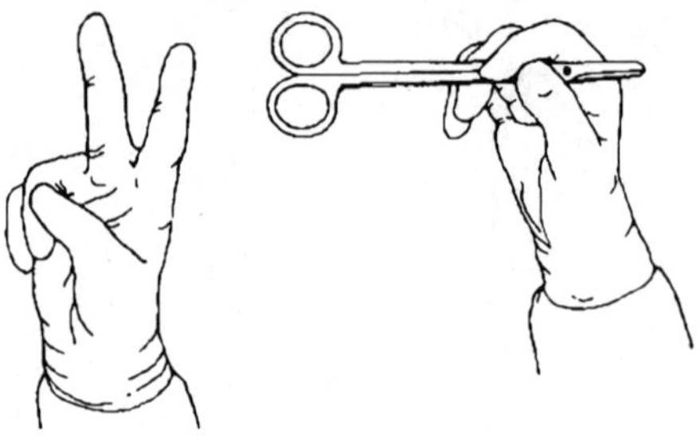

图 3-10　手术剪的传递

三、血管钳

血管钳(hemostat)是主要用于止血的器械，故也称为止血钳，此外，还可用于分离、解剖、夹持组织；也可用于牵引缝线、拔出缝针或代镊使用。代镊使用时不宜夹持皮肤、脏器及较脆弱的组织，切不可扣紧钳柄上的轮齿，以免损伤组织。临床上血管钳的种类很多，其结构特点是前端平滑，依齿槽床的不同可分为弯、直、直角、弧形、有齿、无齿等，钳柄处均有扣锁钳的齿槽。

临床上常用者有以下几种：

1. 蚊式血管钳(mosquito clamp)　有弯、直两种，为细小精巧的血管钳，可作微细解剖或钳夹小血管；用于脏器、面部及整形等手术的止血，不宜用于大块组织的钳夹。

2. 直血管钳(straight clamp)　用以夹持皮下及浅层组织出血、协助拔针等。

3. 弯血管钳(kelly clamp)　用以夹持深部组织或内脏血管出血，有长、中、短三种型号。

4. 有齿血管钳(Kocher clamp)　用以夹持较厚组织及易滑脱组织内的血管出血，如肠系膜、大网膜等，也可用于切除组织的夹持牵引。注意前端钩齿可防止滑脱，对组织的损伤较大，不能用作一般的止血。

如图 3-11。

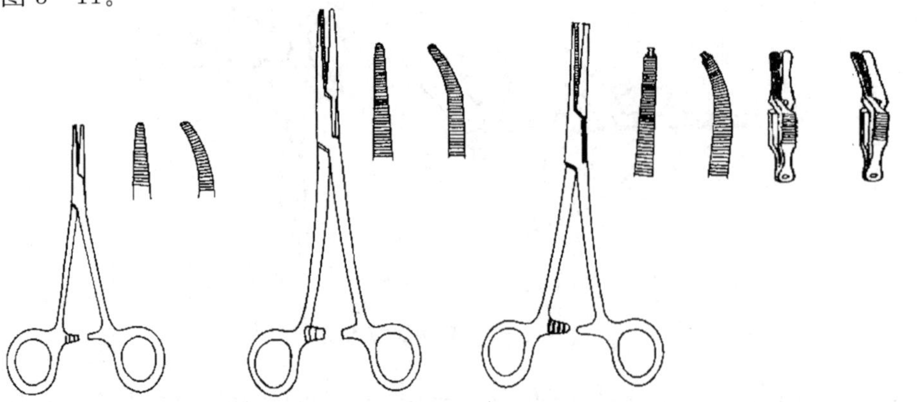

直、弯蚊式血管钳　　直、弯血管钳　　有齿血管钳

图 3-11　血管钳

血管钳的正确执法基本同手术剪，有时还可采用掌握法执钳操作（图 3－12），应避免执钳方法错误（图 3－13）。关闭血管钳时，两手动作相同，但在开放血管钳时，两手操作则不一致。开放时用拇指和示指持住血管钳一个环口，中指和环指持住另一环口，将拇指和环指轻轻用力对顶一下，即可开放（图 3－14）。血管钳的传递：术者掌心向上，拇指外展，其余四指并拢伸直，传递者握血管钳前端，以柄环端轻敲术者手掌，传递至术者手中（图 3－15）。

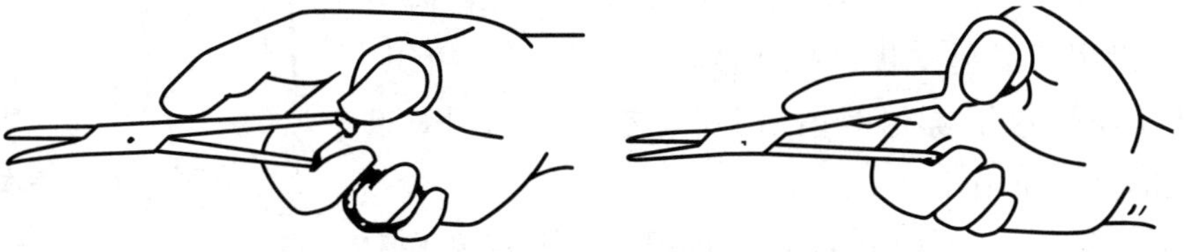

图 3－12　正确执钳方法

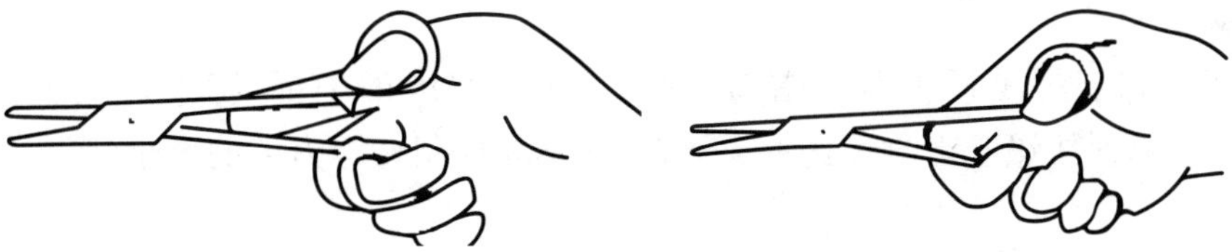

图 3－13　错误执钳方法

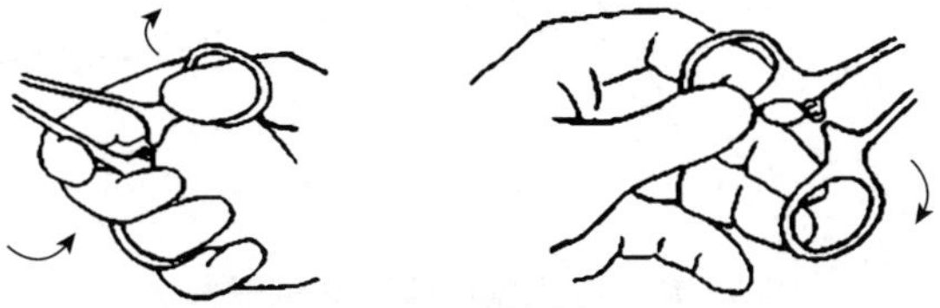

图 3－14　血管钳的开放

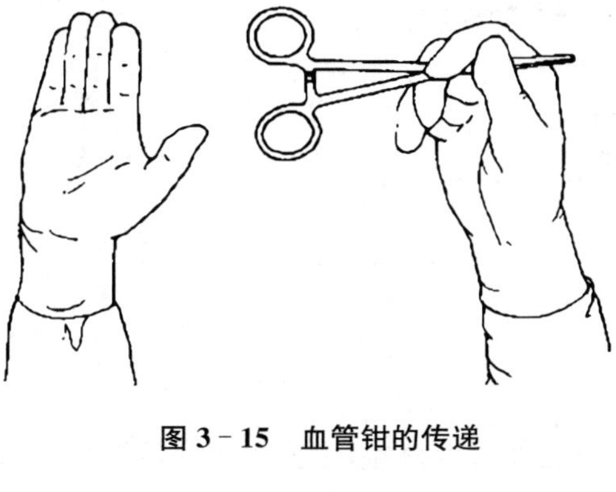

图 3－15　血管钳的传递

四、手术镊

手术镊(forceps)用以夹持或提取组织，便于分离、剪开和缝合，也可用来夹持缝针或敷料等。其种类较多，有不同的长度，镊的尖端分为有齿和无齿(平镊)(图 3－16)，还有为专科设计的特殊手术镊。

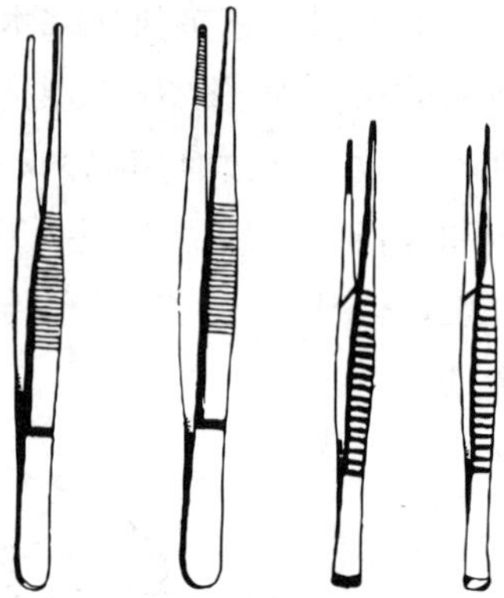

图 3－16　手术镊

1. 有齿镊(teeth forceps)　前端有齿，齿分为粗齿与细齿，粗齿镊用于提起皮肤、皮下组织、筋膜等坚韧组织；细齿镊用于肌腱缝合、整形等精细手术，夹持牢固，但对组织有一定的损伤作用。

2. 无齿镊(smooth forceps)　前端平，其尖端无钩齿，分尖头和平头两种，用于夹持组织、脏器及敷料。浅部操作时用短镊，深部操作时用长镊。无齿镊对组织的损伤较轻，用于脆弱组织、脏器的夹持。尖头平镊用于神经、血管等精细组织的夹持。

正确的持镊姿势是拇指对示指与中指，把持两镊脚的中部，稳而适度地夹住组织(图 3－17)。错误执镊既影响操作的灵活性，又不易控制夹持力度的大小(图 3－18)。

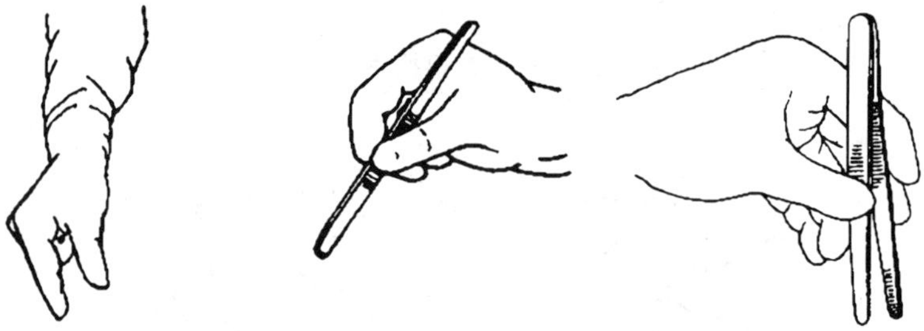

图 3－17　手术镊的传递与执镊方法

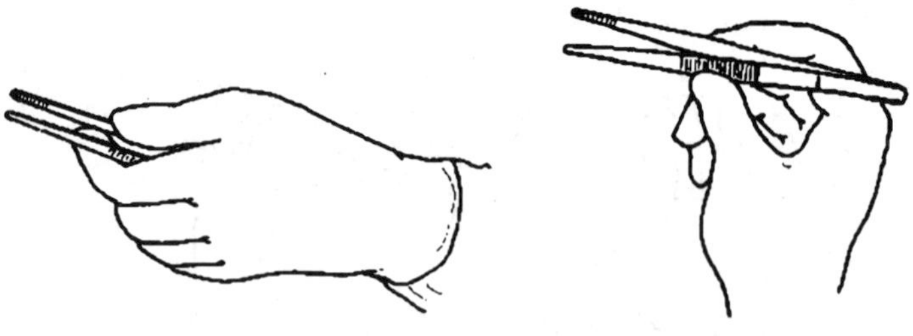

图 3－18　错误执镊方法

五、持针钳

持针钳(needle holder)也称为持针器，主要用于夹持缝合针来缝合组织，有时也用于器械打结，其基本结构与血管钳类似。持针钳的前端齿槽床部短、柄长，钳叶内有交叉齿纹(图 3－19),使夹持缝针稳定,不易滑脱。使用时将持针钳的尖端夹住缝针的中、后 1/3 交界处,并将缝线重叠部分也放于内侧针嘴内(图 3－20)。若夹在齿槽床的中部,则容易将针折断。

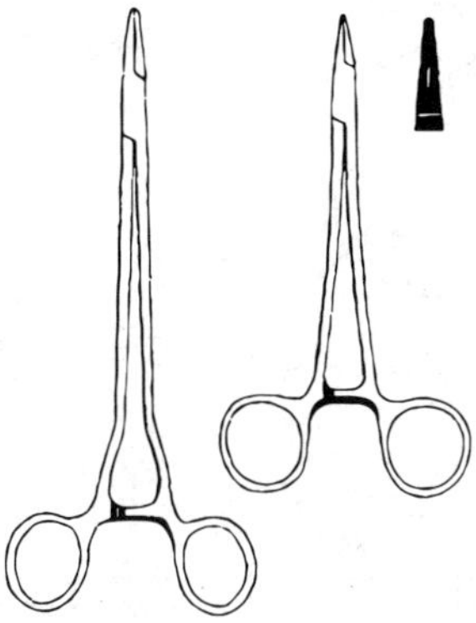

图 3－19　持针钳

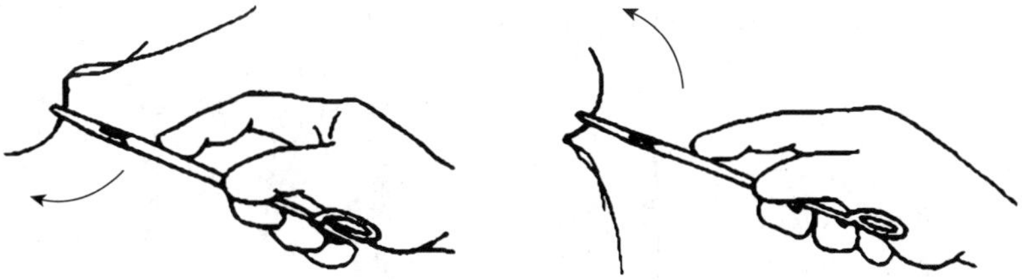

图 3－20　持针钳夹针

(一) 持针钳的传递

传递者握住持针钳中部,将柄端递给术者(图 3－21)。在持针钳的传递和使用过程中切不可刺伤其他手术人员。

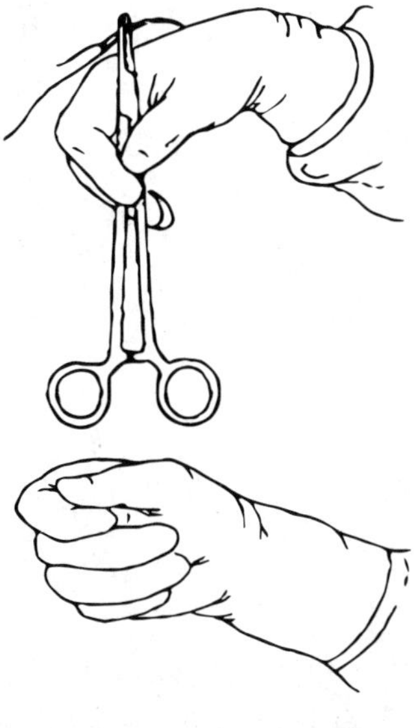

图 3－21　持针钳的传递

(二) 持针钳的执握方法

1. 把抓式　也称为掌握法,即用手掌握拿持针钳,钳环紧贴大鱼际肌上,拇指、中指、环指及小指分别压在钳柄上,示指压在持针钳中部近轴节处。利用拇指及大鱼际肌和掌指关节活动维持、张开持针钳柄环上的齿扣。

2. 指扣式　为传统执法,用拇指、环指套入钳环内,以手指活动力量来控制持针钳关闭,并控制其张开与合拢时的动作范围。

3. 单扣式　也称为掌指法,拇指套入钳环内,示指压在钳的前半部作支撑引导,其余三指压钳环固定手掌中,拇指可上下开闭活动,控制持针钳的张开与合拢。

4. 掌拇法　即示指压在钳的前半部,拇指及其余三指压住一柄环固定手掌中。此法关闭、松钳较容易，进针稳妥。

如图 3－22。

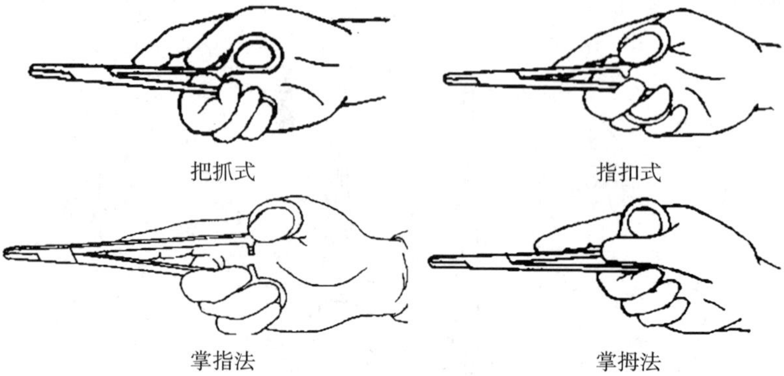

图 3－22　持针钳执握方法

六、其他常用钳类器械

其他常用钳类(clamp)器械有如下几种(图 3－23)。

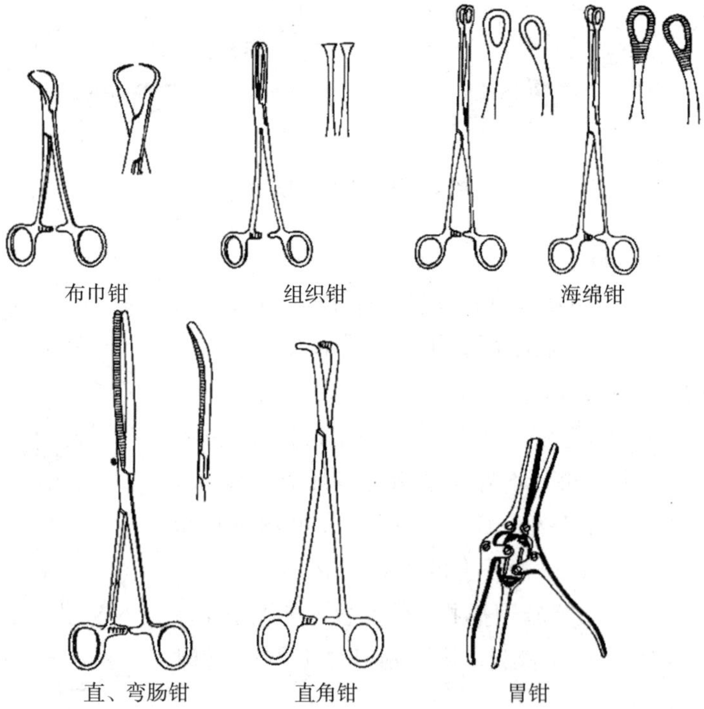

图 3－23　其他钳类器械

1. 布巾钳(towel clips)　简称巾钳，前端弯而尖，似蟹的大爪，能交叉咬合，主要用以夹持固定手术巾，并夹住皮肤，以防手术中移动或松开。注意使用时勿夹伤正常皮肤组织。

2. 组织钳　又称为鼠齿钳或 Allis 钳，其前端稍宽，有一排细齿似小耙，闭合时互相嵌合，弹性好，对组织的压榨较血管钳轻，创伤小。一般用以夹持组织，不易滑脱，如皮瓣、筋膜或即将被切除的组织，也用于钳夹纱布垫与皮下组织的固定。

3. 海绵钳(sponge forceps)　也称为持物钳、卵圆钳，钳的前部呈环状，分有齿和无齿两种。前者主要用以夹持、传递已消毒的器械、缝线、缝合针及引流管等，也用于夹持敷料作手术区域皮肤的消毒，或用于手术深处拭血和协助显露、止血；后者主要用于夹提肠管、阑尾、网膜等脏器组织。夹持组织时，一般不必将钳扣关闭。执握方法如图 3 - 24。

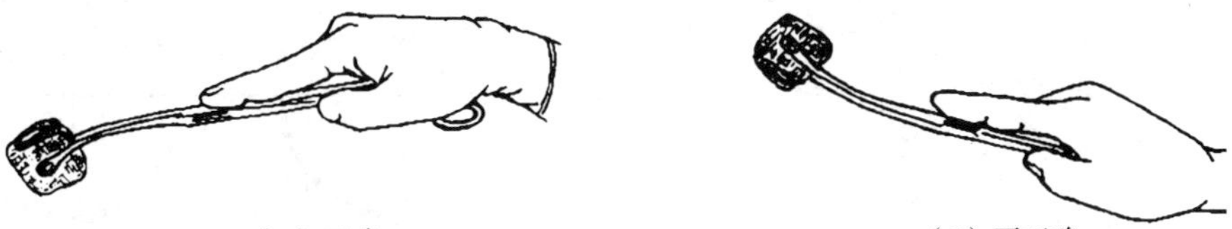

(1) 正确　　(2) 不正确

图 3 - 24　海绵钳的握持方法

4. 直角钳　用于游离和绕过重要血管及管道等组织的后壁，如胃左动脉、胆道、输尿管等。

5. 肠钳(intestine clamp)　有直、弯两种，钳叶扁平有弹性，咬合面有细纹，无齿，其臂较薄，轻夹时两钳叶间有一定的空隙，钳夹的损伤作用很小。可用以暂时阻止胃肠壁的血管出血和肠内容物流动，常用于夹持肠管。

6. 胃钳(stomach clamp)　胃钳有一多关节轴，压榨力强，齿槽为直纹，且较深，夹持组织不易滑脱，常用于钳夹胃或结肠。

7. 肾蒂钳、脾蒂钳和肺蒂钳　分别在术中夹持肾蒂、脾蒂或肺蒂时使用。

七、缝合针与手术用线

(一) 缝合针

缝合针(needle)简称缝针，是用于各种组织缝合的器械，它由针尖、针体和针尾三部分组成。针尖形状有圆头、三角头及铲头三种(图 3 - 25)；针体的形状有近圆形、三角形及铲形三种，一般针体前半部分为三角形或圆形，后半部分为扁形，以便于持针钳牢固夹紧；针尾的针眼是供引线所用的孔，分普通孔和弹机孔。目前有许多医院采用针线一体的无损伤缝针，其针尾嵌有与针体粗细相似的线，这种针线对组织所造成的损伤较小，并可防止在缝合时缝线脱针。临床上根据针尖与针尾两点间有无弧度，将缝针分为直针、半弯针和弯针；按针尖横断面的形状分为角针和圆针。

直针：适合于宽敞或浅部操作时的缝合，如皮肤及胃肠道黏膜的缝合，有时也用于肝脏的缝合。

弯针：临床应用最广，适于狭小或深部组织的缝合。根据弧弯度不同分为 1/2、1/4、3/8、5/8 弧度等。几乎所有组织和器官均可选用不同大小、弧度的弯针作缝合。

无损伤缝针：主要用于小血管、神经外膜等纤细组织的吻合。

三角针：针尖前面呈三角形（三菱形），能穿透较坚硬的组织，用于缝合皮肤、韧带、软骨和瘢痕等组织，但不宜用于颜面部皮肤缝合。

圆针：针尖及针体的截面均为圆形，用于缝合一般软组织，如胃肠壁、血管、筋膜、腹膜和神经等。

临床上应根据需要合理选择缝针，原则上应选用针径较细、损伤较小的缝针。

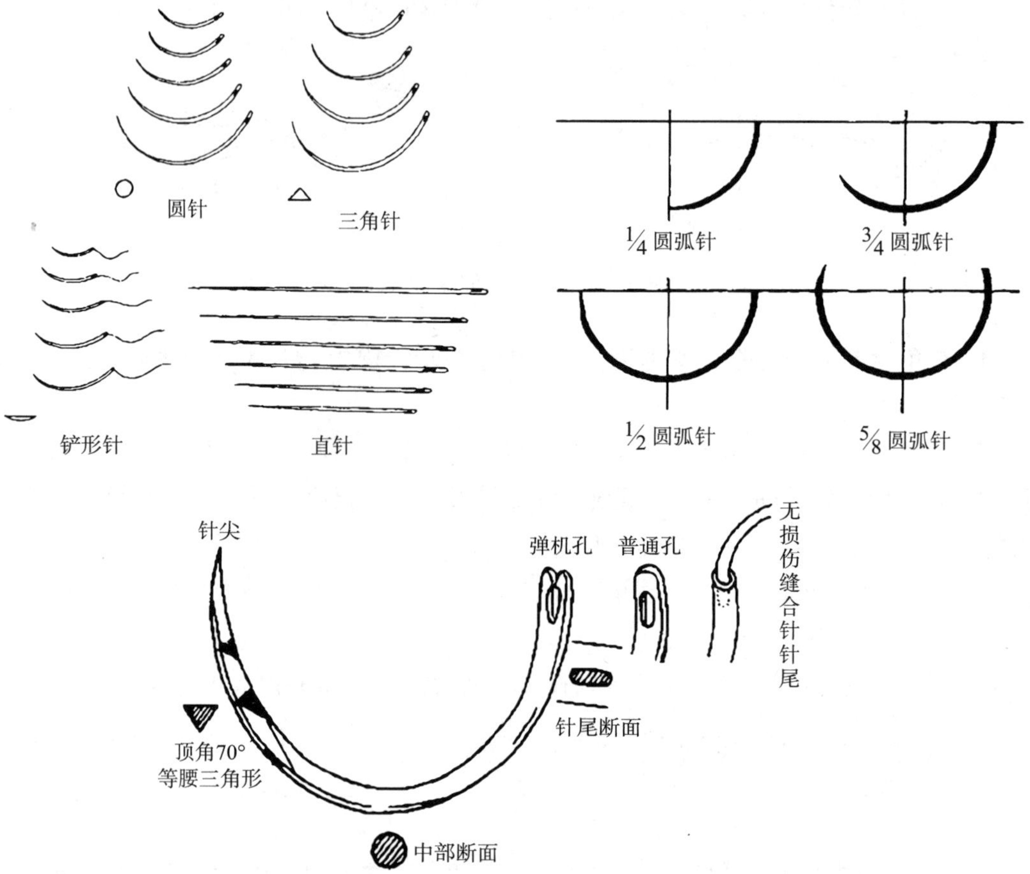

图 3－25　缝合针

(二) 手术用线

手术用线(suture)用于缝合组织和结扎血管。手术所用的线应具有下列条件：有一定的张力，易打结，组织反应小，无毒，不致敏，无致癌性，易灭菌和保存。手术用线分为可吸收缝线和不吸收缝线两大类。

1. 可吸收缝线(absorbable suture)　主要有肠线(catgut)及合成纤维线。

(1) 肠线　由绵羊的小肠黏膜下层制成。因属于异种蛋白，在人体内可引起较明显的组织反应，因此使用过多、过粗的肠线时，创口炎性反应较重。肠线有普通和铬制两种。普通肠线在体内约经 1 周开始吸收，多用于结扎及缝合皮肤。铬制肠线于 2～3 周后开始吸收，用于缝合深部组织。各种组织对肠线的吸收速度不同，腹膜吸收最快，肌肉次之，皮下组织最慢。肠线的粗细通过编号来表示，正号数越大的线越粗，“0”数越多的线越细。一般多用 4/0～2 号肠线，直径 0.02～0.60 mm，相邻的编号之间直径多相差 0.08 mm。肠线可用以缝合不适宜有异物长期存留的组织，以免形成硬结、结石等；也用于感染的深部创口的缝合。临床上肠线主要用于内脏如胃、肠、膀胱、输尿管、胆道等黏膜层缝合，一般用 1/0～4/0 的铬制肠线。较粗的（0～2 号）铬制肠线常用于缝合深部组织或感染的腹膜。在感染的创口中使用肠线，可减小由于其他不吸收缝线所造成的难以愈合的窦道。

使用肠线时应注意：①肠线质地较硬，使用前应用盐水浸泡，待变软后再用，但不可用热水浸泡或浸泡时间过长，以免肠线肿胀易折，影响质量。②不能用持针钳或血管钳钳夹肠线，也不可将肠线扭折，以免撕裂易断。③肠线一般较硬、较粗、较滑，结扎时需要三重结。剪线时留的线头应长一些，否则线结易松脱。一般多采用连续缝合，以免线结太多，致术后异物反应较严重。④胰腺手术时，不用肠线结扎或缝合，因肠线可被胰腺消化吸收，从而引起继发性出血或吻合口破裂。⑤尽量选用细肠线。⑥肠线价格比丝线价格贵。

（2）合成纤维线　随着科学技术的进步，越来越多的合成纤维线应用于临床。它们均为高分子化合物，其优点有：组织反应轻，抗张力较强，吸收时间长，有抗菌作用。这类线因富有弹性，打结时要求以四重或更多重的打结法作结。常用的有 DEXON（PGA，聚羟基乙酸），外观呈绿白相间，多股紧密编织而成的针线一体线；粗细从 6/0 到 2 号，抗张力强度高，不易拉断；柔软平顺，易打结，操作手感好；水解后产生的羟基乙酸有抑菌作用，60～90 天完全吸收。3/0 线适合于胃肠、泌尿科、眼科及妇产科手术等；1 号线适合于缝合腹膜、腱鞘等。Vicryl（polyglactin 910、聚乳酸羟基乙酸）有保护薇乔和快薇乔两种，保护薇乔特点是通过水解可在 56～70 天内完全吸收，材质植入很少，缝线周围组织反应极小，无异物残留；体内张力强度高，可支持伤口 28～35 天；操作和打结方便；涂层纤维消除了缝线的粗糙边缘，对组织的拖带和损伤很小。快薇乔是吸收最快的人工合成缝线，其特点是术后第 14 天时张力强度迅速消失，初始强度与丝线和肠线相仿，组织反应极小，合二为一的圆体角针对肌肉和黏膜损伤较小，特别适合于浅表皮肤和黏膜的缝合。此外，还有 Maxon（聚甘醇碳酸）、PDS（polydioxanone、聚二氧杂环已酮）和 PVA（聚乙酸维尼纶）等缝线也各有其优点。

2. 不吸收缝线（non-absorbable suture）　有桑蚕丝线、棉线、不锈钢丝、锦纶线、钽丝、银丝、亚麻线等数十种。根据缝线张力强度及粗细的不同亦分为不同型号。正号数越大表示缝线越粗，张力强度越大。“0”数越多的线越细，最细显微外科无损伤缝线编号为 12 个“0”。以 3/0、0、4 和 7 号较常用。

（1）丝线和棉线　为天然纤维纺成，表面常涂有蜡或树脂。丝线是目前临床上最常用的手术用线，其优点是组织反应小、质软、易打结而不易滑脱、抗张力较强、能耐高温灭菌、价格低；缺点是为组织内永久性异物，伤口感染后易形成窦道；胆道、泌尿道缝合可致结石形成。棉线的用处和抗张力均不及丝线，但组织反应较轻、抗张力保持较久，用法与丝线相同，根据需要选用。0～3/0 为细丝线，适用于一般的结扎与缝合；5/0～7/0 为最细丝线，用于血管、神经的缝合；1～4 号常称为中号丝线，多用于皮肤、皮下组织、腹膜、筋膜等的缝合；4 号以上为粗丝线，常用于结扎大血管、减张缝合等。

（2）金属线　为合金制成，有不锈钢丝和钽丝，具备灭菌简易、刺激较小、抗张力大等优点，但不易打结。常用于缝合骨、肌腱、筋膜，减张缝合或口腔内牙齿固定等。

（3）不吸收合成纤维线　如锦纶、涤纶、普罗伦（prolene）等，优点是光滑、不吸收、组织反应小、抗拉力强，可制成很细的丝，多用于微小血管缝合及整形手术。用于微小血管缝合时，常制成无损伤缝合针线。其缺点是质地稍硬，线结易于松脱，结扎过紧时易在线结处折断，因此不适于有张力的深部组织的缝合。

3. 特殊缝合材料　目前临床上已应用多种切口钉合和粘合材料来代替缝针和缝线完成部分缝合。主要有外科拉链、医用黏合剂、外科缝合器等。其优点有：使用方便、快捷，伤口愈合后瘢痕很小。但缝合仍是最基本和常用的方法。

（1）外科拉链　结构是由两条涂有低变应原粘胶的多层微孔泡沫塑料支撑带组成，中间是一条拉链，其两边的串带缝合在支撑条内。在使用时必须仔细缝合伤口皮下组织层，擦干分泌物及血迹，将两边的串带分别粘贴于伤口两侧的皮肤上，最后收紧拉链并盖以无菌干纱布。其优点是无创、无痛操作，伤口自然愈合，减少伤口异物和新鲜创伤造成感染的危险，无缝线和闭合钉的痕迹，无需拆线，伤口愈合更加美观。通常适用于较整齐的撕裂伤口或手术切口的闭合，但不适用于身体毛发多、自然分泌物多以及皮肤或肌肤组织损失过多的伤口。

（2）医用黏合剂　α-氰基丙烯酸酯同系物经变性而制成的医用黏合剂，近年广泛应用于临床，为无色或微黄色透明液体，有特殊气味。具有快速高强度黏合作用，可将软组织紧密粘合，促进愈合。黏合时间 6～14 秒，黏合后可形成保护膜，维持 5～7 天后自行脱落。主要用于各种创伤、手术切口的黏合，具有不留针眼瘢痕、促进组织愈合、止血、止痛和抗感染等作用。使用时，必须彻底止血，对合皮肤，擦去渗出液。

（3）外科缝合器　有人称为吻合器或钉合器，以消化道手术使用最为普遍。消化道缝合器种类很多，根据功能和使用部位的不同，可分为管型吻合器、线型吻合器、侧侧吻合器、荷包缝合器及皮肤筋膜缝合器。依手术的需要可选择不同种类、不同型号的吻合器。使用前应阅读说明书，了解器械结构和性能。现以管型消化道吻合器为例简单介绍其结构和使用方法。

管型消化道吻合器由几十个部件组成，其基本结构为：①带有中心杆的刀座和抵钉座；②内装两排圆周形排列的钽钉及推钉片和环形刀的塑料钉仓；②装有手柄、推进器、调节螺杆的中空器身（图 3-26）。使用时，先关好保险杆，检查塑料钉仓内钽钉是否安放合适。将塑料钉仓装在器身顶部，塑料钉架上的凸口对准器身的凹口，旋紧金属外罩，将钉仓固定在吻合器器身上，塑料刀座装入抵钉座内，组装好的吻合器抵钉座和钉架分别放入待吻合的消化道两端，并围绕中心杆将消化道两端各作一荷包缝线紧扎于中心杆上。中心杆插入器身后，顺时针方向旋转调节螺杆，使消化道两断端靠拢，压紧。打开保险杆，单手或双手握住手柄，一次性击发，吻合和残瑞环形切除一次完成，再逆时针方向旋转尾部调节螺杆，使中心杆与缝合器身逐渐脱开，再将器身前端依次向两侧倾斜，以便于抵钉座先退出吻合口，然后再将整个吻合器轻柔缓慢地退出，吻合即已完成(图 3－27)。

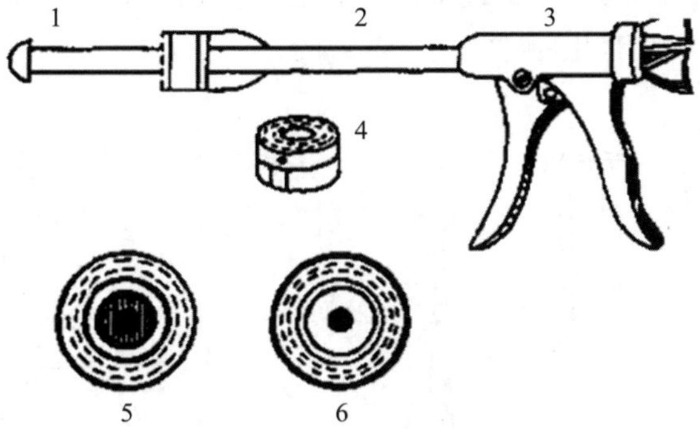

图 3－26　管型消化道吻合器

1. 中心杆　2. 钉架　3. 器身　4. 未组装的钉架
5. 抵钉座及刀座　6. 钉架及环形刀平面

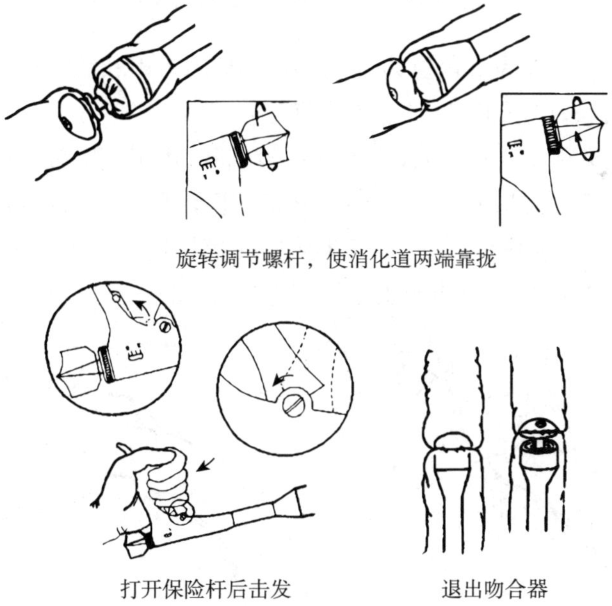

图 3－27　管型消化道吻合器使用示意图

吻合器钉合的优点有节省时间，对合整齐和金属钉的组织反应轻微。缺点是由于手术区的解剖关系和各种器官的钉合器不能通用，所以只能在一定范围内使用，有时发生钉合不全，且价格贵。尽管吻合器钉合技术先进，可以代替手法缝合，在临床上应用日益广泛，但外科基本手术操作是外科医师的基础，对初学者更是如此，所以一定要掌握和练好基本功。

八、牵开器

牵开器(retractors)又称为拉钩,用以牵开组织,显露手术野,便于探查和操作,可分为手持拉钩和自动拉钩两类。有各种不同形状和大小的规格,可根据手术需要选择合适的拉钩。常用的拉钩有以下几种(图 3-28)。

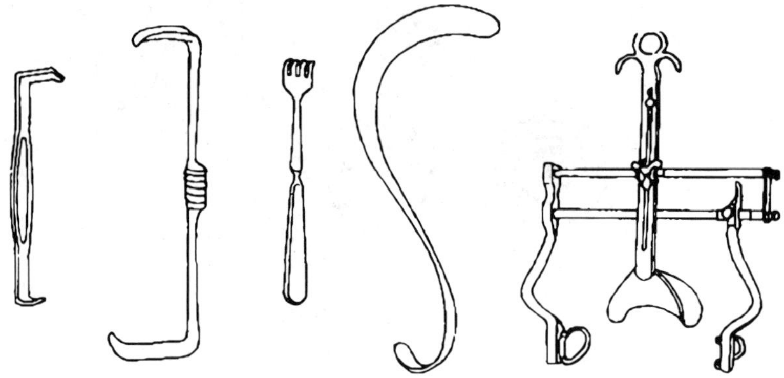

1. 甲状腺拉钩　2. 腹腔拉钩　3. 皮肤拉钩　4. S形拉钩　5. 自动拉钩

图 3-28　常用牵开器

1. 甲状腺拉钩　又称为直角拉钩,为平钩状,常用于甲状腺部位牵拉暴露,也常用于其他手术,可牵开皮肤、皮下组织、肌肉和筋膜等。

2. 腹腔拉钩　又称为方钩,为较宽大的平滑钩状,用于腹腔较大的手术。

3. 皮肤拉钩　又称为爪形拉钩,外形如耙状,用于浅部手术的皮肤牵开。

4. S形拉钩　又称为弯钩,是一种S形腹腔深部拉钩,用于胸、腹腔深部手术,有大、中、小、宽、窄之分。注意S形拉钩的正确使用方法(图 3-29)。

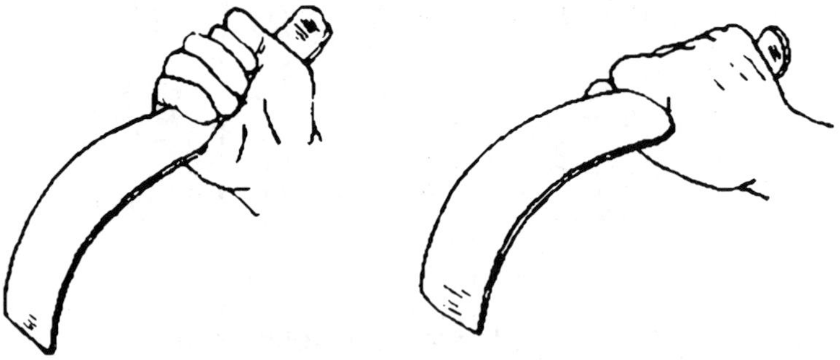

(1) 执法正确　(2) 执法不正确

图 3-29　S形拉钩的执法

5. 自动拉钩　为自行固定牵开器,又称为自持性拉钩,如二叶式、三叶式自动拉钩,腹腔、胸腔、盆腔、腰部、颅脑等部位的手术均可使用。

全方位手术牵开器(图 3－30)是一种新型自动拉钩,能充分显露手术野,可节省一两名助手,并明显减轻手术助手的劳动强度。适用于上腹部、盆腔及腹膜后所有手术,如肝肾移植术、全胃切除术、胰十二指肠切除术、脾切除术、肝肿瘤切除术、贲门周围血管离断术及膀胱和前列腺手术等。

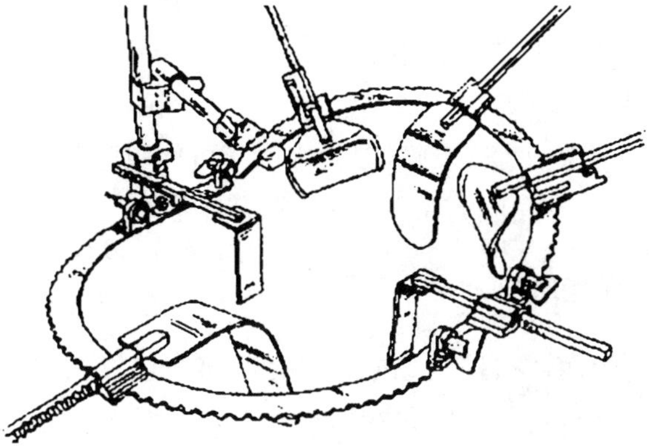

图 3－30　全方位手术牵开器

使用拉钩时,应掌握正确的持钩方法和使用方法,拉钩下方应衬垫盐水纱布垫或湿治疗巾,特别是在使用腹腔拉钩时更应注意。敷料衬垫可以帮助显露手术野,保护周围器官及组织免受损伤。使用手持拉钩时,牵引动作应轻柔,避免用力过猛,根据术者的意图及手术进程及时调整拉钩的位置,以达到最佳显露。

九、吸引器

吸引器(suction)用于吸引手术野中的出血、渗出物、脓液、空腔脏器中的内容物、冲洗液,使手术野清楚,减少污染机会。吸引器由吸引头、橡皮管、接头、吸引瓶及动力部分组成。动力又分为马达电力和脚踏吸筒二种。吸引头结构和外形有多种,包括金属或一次性硬塑料双套管、单管(图 3－31)。双套管的外管有多个孔眼,内管在外套管内,尾部以橡皮管接于吸引器上,多孔的外套管可防止内管吸引时被周围的组织堵塞,保持吸引通畅。

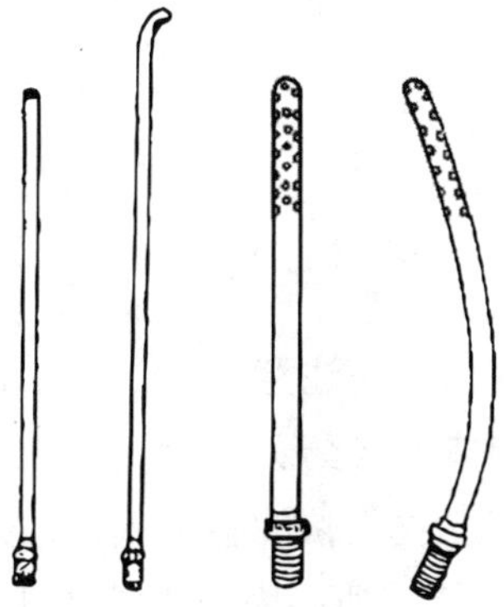

图 3－31　吸引器头

十、敷料

敷料(dressing)一般有纱布和布类制品。

1. 纱布块　用于消毒皮肤，拭擦术中渗血、脓液及分泌物，术后覆盖缝合切口。进入腹腔应用温湿纱布，以垂直角度在积液处轻压，蘸除积液，不可揩擦、横擦，否则易损伤组织。

2. 小纱布分离球　将纱布卷紧成直径为 0.5～1.0 cm 的圆球，用组织钳或长血管钳夹持作钝性分离组织用。

3. 大纱布垫　用于遮盖皮肤、腹膜，湿盐水纱布可作腹腔脏器的保护用，也可用来擦血。为防止遗留腹腔，常在一角附有带子，故又称为有尾巾。

十一、手术器械台摆置原则

手术器械台准备一般由器械护士完成。将无菌布类包放在器械台上，打开外面的双层包布，再打开手术器械包，将器械放置在器械台上，按使用方便分门别类排列整齐。其原则如下：

1. 严格分清无菌与有菌的界限，凡无菌物品一经接触有菌物品后即为污染，不得再作为无菌物品使用。

2. 器械台面和手术台面以下为有菌区，凡器械脱落至台面以下，即使未曾着地亦不可再用，缝线自台面垂下部分，亦作已污染处理。

3. 保持无菌布类干燥。铺无菌巾单时，器械台与手术切口周围应存四层以上以保持适当厚度。

4. 台面保持干燥、整洁，器械安放有条不紊。将最常用的器械放在紧靠手术台的升降器械托盘上，以便随取随用。对用过的器械必须及时收回，揩净，安放在一定的位置，排列整齐；暂时不用的放置在器械台的一角，不要混杂。

第三节　手术前准备

一、手术人员的准备

(一) 洗手前的常规准备

必须严格执行无菌操作的规程。需注意：

- 洗手前不应参加感染创口的换药。
- 有上呼吸道感染和手臂皮肤化脓性感染、湿疹的人员不应参加手术。
- 应剪短指甲，除去甲缘下的积垢，用肥皂洗去手、前臂、肘部及上臂下半部的污垢及油脂。

- 进入手术室后，先更换洗手衣、裤、鞋，后戴好帽子和口罩，口罩须遮住鼻孔，头发不可露在帽子外面。
- 多台手术时应先施行清洁手术，再施行污染或感染的手术。第一台手术后医护人员连台时，在手术衣、手套、手臂无污染时应先脱无菌衣，再翻转脱手套，用消毒液涂手臂待干后再穿新无菌衣、戴无菌手套。

(二) 手及手臂皮肤的准备

手及手臂皮肤的准备即洗手法。洗手的范围包括双手、腕、前臂、肘部至上臂下 1/2 段的皮肤。洗手的方法有多种，我们重点讲解灭菌王洗手法和介绍肥皂水并乙醇浸泡法。

1. 灭菌王洗手法

(1) 洗手前洗手衣下摆应放入洗手裤内，洗手衣外不可露衣领、衣袖。

(2) 洗手的范围包括双手、腕、前臂、肘部至上臂下 1/2 段的皮肤，清水冲洗一遍。

(3) 用沾满灭菌王的无菌毛刷先从甲缘、甲床、甲沟刷起(横向刷)；5 个手指并拢后沿指背两面顺皮纹方向横向刷，之后纵向刷指蹼再刷指间，先大拇指再示指、中指，依次刷完。每手 1 分钟，两侧对称操作，再刷手掌、手背，刷完双手共约 2 分钟。

(4) 刷手腕、前臂和上臂至肘上 10 cm 处，其中腕部须顺皮纹方向横刷。约 1 分钟。

(5) 刷手后用清水冲洗，冲洗时手指朝上，肘朝下，从手指冲向肘部，将泡沫冲净。

(6) 用消毒毛巾沿手指向肘部的方向顺序擦干，擦过肘部的毛巾不可再回擦手部，手、臂不可触碰他物，如误触他物必须重新刷洗。

(7) 用沾满灭菌王的海绵块涂抹，顺序如同刷手，完毕后，双手五指微张，保持于胸前半伸位，肘关节向后不可过腋中线，进入手术间穿手术衣、戴手套，手、臂不可触碰他物，如误触他物必须重新刷洗。

2. 肥皂水并乙醇浸泡法　用普通肥皂和水清洗手臂及肘部。用消毒毛刷蘸消毒肥皂水，按以下顺序彻底、无遗漏地刷洗：先刷指尖，然后刷手、腕、前臂、肘部至上臂下 1/2 段，特别注意要刷净指尖、甲沟、指蹼、腕部。两手臂交替刷洗，每刷洗 3 分钟用清水冲洗一次，共 3 次，总计 10 分钟。刷洗后作冲洗，冲洗时手指朝上，肘朝下，从手指冲向肘部，须将肥皂沫冲洗干净。用消毒小毛巾沿手指向肘部的方向顺序擦干，擦过肘部的毛巾不可再回擦手部，手、臂不可触碰他物，如误触他物必须重新刷洗。将双手至上臂下 1/3 浸泡在盛有 75%乙醇的桶内，同时用小毛巾轻轻擦洗 5 分钟。手不可触碰乙醇桶口。浸泡毕，拧干消毒小毛巾，揩去手臂乙醇，晾干。双手保持胸前半伸位，进入手术间穿手术衣、戴手套。

(三) 穿无菌手术衣

1. 穿包背式无菌手术衣　从器械台上取出已消毒的手术衣，寻找到衣领后，用双手拇指和示指捏住衣领，提起，轻轻将手术衣抖开，同时避免与其他物品接触。将手术衣略向空中抛起，顺势将双手插进衣袖内，两臂前伸，由巡回护士或其他人员从背后协助穿衣，同时注意双手高不要过肩，低不要过腰部。此时尚未戴手套，注意手不能触及手术衣的外面，袖口边缘要盖于双手虎口水平的位置上，不能过长与过短，然后戴手套。戴好无菌手套后，解开胸前的衣带，将后页(包背式)衣带递给器械护士(已穿戴好无菌手术衣和手套)，本人原地转身 360°，再从器械护士手中接回衣带与前胸的腰带打成活结，并将余下的悬垂下来的衣带放入胸前的双层口袋中。注意穿好手术衣后，双手半伸置于胸前，避免触碰周围的人或物，不可将手置于腋下、上举高过肩或下垂低过腰部。

2. 穿传统无菌手术衣　从器械台上取出已消毒的手术衣，手提衣领两端，轻轻将手术衣抖开，注意避免同其他物品接触。将手术衣略向空中轻抛，顺势将两手插入衣袖中，两臂前伸，巡回护士或其他人员从背后协助穿衣，然后将两手交叉取起腰带，手交叉，带不交叉。以便背后护士将其系住。注意穿好手术衣后，双手半伸置于胸前，避免触碰周围的人或物，不可将手置于腋下、上举或下垂。

二、患者的准备

患者上手术台后，必须再次核对患者姓名、床号、年龄、性别、科别、病情和所施手术的种类，病变的部位是在左侧还是在右侧等，无误后进行下述准备工作。

1. 手术患者的体位　体位是指患者在手术台上的姿势。应根据具体的手术选择不同的体位，如腹部手术常用平卧位，脊柱后路手术用俯卧位，甲状腺颈部手术用仰位，肺部手术用侧卧位，会阴部手术用截石位等。总的安置原则如下：

(1) 患者要安全舒适，骨性突出处要衬海绵或软垫，以防压伤。

(2) 手术部位应得到充分显露，并利于术者操作。

(3) 呼吸道要通畅，呼吸运动不能受限。

(4) 大血管不能受压，以免影响组织供血和静脉回流，如肢体需固定时要加软垫，不可过紧。

(5) 重要的神经不能受压或牵拉损伤，如上肢外展不得超过 90°，以免损伤臂丛神经；下肢要保护腓总神经不受压；俯卧位时小腿要垫高，使足尖自然下垂。

2. 手术区皮肤消毒的方法　应由助手在手、臂消毒后，尚未穿手术衣和戴手套之前进行，消毒碗应采用手托法，另一只手持持物钳，按正确手法把持(见图 3 - 24)。现以上腹部为例，其步骤为：

(1) 助手从器械护士手中接过装有浸蘸消毒液纱球的消毒碗与持物钳。采用叠瓦式消毒法。皮肤消毒范围包括：上界达两侧乳头连线的水平面，顺两侧乳头连线中点的平面，自上而下、由内向外，消毒两侧要达两侧的腋中线，消毒下限至少要到耻骨联合水平，或者依据患者的病情达大腿上 1/3 处。涂擦时不留空隙，涂擦完毕，翻过持物钳用棉球的另一侧将肚脐内的消毒液蘸干。

(2) 第一遍消毒由手术区中心开始，向周围皮肤无遗漏地涂消毒液，注意消毒液不能浸蘸过多，以免引起周围皮肤黏膜的刺激与损伤。

(3) 待第一遍消毒液晾干后，换持物钳以同样方式涂布消毒液一遍，为第二遍消毒。建议比第一遍消毒边缘小 1 cm。

(4) 如为污染或感染伤口，以及肛门等处的手术，涂消毒液由手术区周围向中心；已接触污染部位的消毒液纱球不可再返擦清洁处。

(5) 手不可碰到手术区。皮肤消毒完毕，铺无菌单，然后双手再浸泡于洗手消毒液中3分钟或再涂洗手液一次，范围同刷手时略少达肘上3 cm。

(6) 皮肤消毒液可用0.5%～1.0%碘伏、0.5%氯己定、碘酊、75%乙醇等。注意面颈部、会阴部、婴幼儿、植皮区等不宜用碘酊消毒，一般用1∶1 000新洁尔灭或0.5%氯己定消毒。使用碘酊消毒时，必须待碘酊干后用75%乙醇脱碘两遍。

3. 手术区皮肤消毒的范围　手术区皮肤消毒范围应至少包括手术切口周围15 cm的区域。如手术时有延长切口的可能，则应适当扩大消毒范围。

4. 手术区无菌巾单的铺放　手术区皮肤消毒后，由执行消毒的医师及器械护士协同做手术区无菌巾单的铺放，顺序是先铺无菌巾(小单、中单)，再铺无菌单。无菌巾单的铺盖方法因手术部位而异，但总的原则是要求将患者的全身遮盖，准确地显露出手术野。一般无菌手术切口周围至少要盖有4～6层无菌巾单。小手术用消毒巾、小孔巾即可。

以腹部手术为例：需消毒巾4块、中单2条、剖腹单1条。铺无菌巾的原则：先铺脏的一侧或对侧，后铺比较清洁的一侧或者是操作者自己侧。其铺盖步骤如下：

(1) 护士传递第1块消毒巾(折边向着助手)。

(2) 助手接第1块消毒巾，盖住切口的下方会阴处。

(3) 第2块消毒巾盖住切口的对侧。

(4) 第3块消毒巾盖住切口的上方头部一侧，不可由外侧拉入内侧。

(5) 第4块消毒巾(折边对着洗手护士)盖住切口的助手贴身侧。

(6) 切口部位上、下各铺中单1条；中单边缘同形成无菌术区上、下小单平行展开铺上。注意：先上，后下；铺中单时医师和护士同步，手不可高过颈，低不过脐部。

(7) 由器械护士最后铺大单，开口正对切口部位，先向上展开，盖住麻醉架，再向下展开，盖住手术托盘及床尾。大单应下垂于手术床平面至少20 cm。

第四节　外科基本技能操作

一、组织切开

1. 切口选择的基本原则

(1) 切口应选择在病变附近，能充分显露手术野，直达手术区域，并便于必要时延长切口。以腹部切口为例(图3-32)。

(2) 皮肤切开时应尽量与该部位的血管和神经路径相平行，组织损伤少，避免损伤重要的血管和神经。

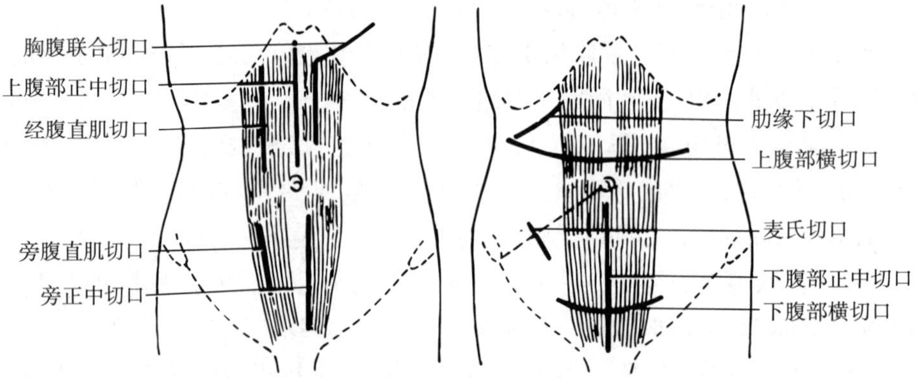

图 3-32 腹部切口的选择

(3) 愈合后不影响生理功能 ①避开负重部位,如手的掌面、足底部和肩部等,以防负重引起瘢痕疼痛;②颜面及颈部切口须考虑与皮纹是否一致,以减少愈合后的瘢痕;③避免纵开切口超过关节,遇关节手术可作横切口或S形切口,以免瘢痕挛缩而影响关节活动。

(4) 切开操作简单,经过的组织层次少,缝合切口所需时间短。

2. 皮肤切开注意事项

(1) 切口大小应以方便手术操作为原则。切口过大造成不必要的组织损伤;切口过小会影响手术,延长手术时间,故在术前应作好手术切口的设计。

(2) 切开时用力要适当,手术刀刃须与皮肤垂直,以防斜切,以免缝合时不易完全对合。

(3) 切开力求一次完成,避免中途起刀再切,特别是在同一平面上多次切开,可造成切缘不整齐和过多损伤组织。电刀切割时,不可在一点上烧灼过久,以免灼伤皮缘。

(4) 应按解剖学层次切开,并保持切口从外到内大小一致。

3. 皮肤及软组织切开 皮肤切开时,手术者右手执刀,左手拇指和示指分开,固定并绷紧切口上端两侧的皮肤(较大切口由手术者和助手分别用左手压在切口两旁或切口上、下极将皮肤固定)(图 3-33);手术刀的刀腹与皮肤垂直,防止斜切(图 3-34)。

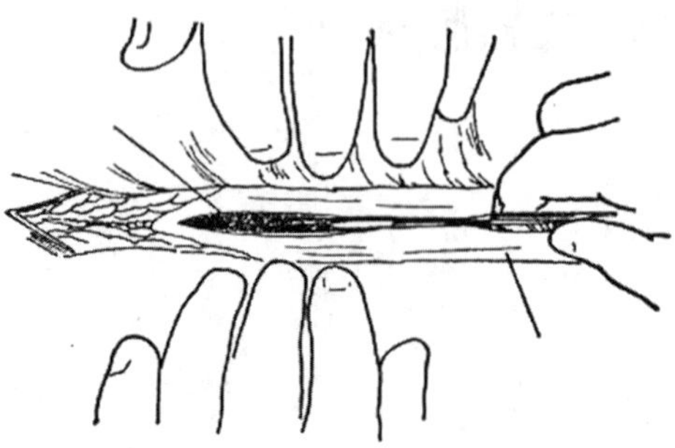

图 3-33 皮肤切开

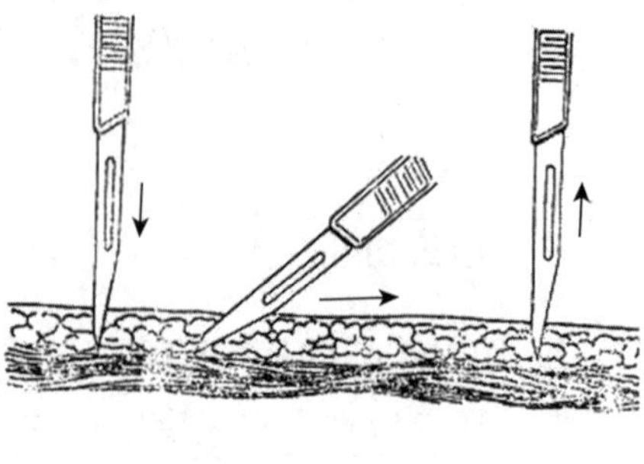

图 3-34 刀方向

刀切入皮肤后以刀腹继续切开(即刀尖与皮面成 45°斜角),达到预计的皮肤切口终点时又将刀渐竖起呈垂直状态而终止，这样可避免切口两端呈斜坡形状。切开时要掌握用刀力量，力求一次切开全层皮肤，使切口呈线状，切口边缘平滑，尽量避免多次反复切割导致切口边缘呈“锯齿状”而影响愈合。皮下组织可与皮肤同时切开。若皮下组织切开长度较皮肤切口为短，则可用剪刀剪开。切开皮肤和皮下组织后，随即用手术巾保护切口周围皮肤，以减少在手术操作时，器械和手同皮肤的接触机会，从而避免带入致病菌(图 3－35)。

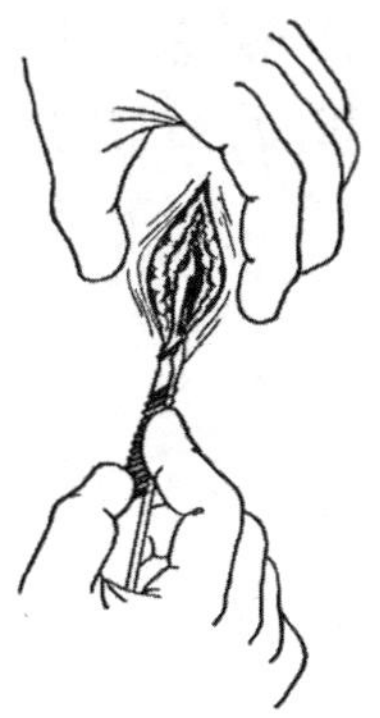

图 3－35　保护切口

皮肤及皮下组织切开后，按解剖学层次依次切开，注意防止损伤主要神经、血管及深部组织器官，如切开腹膜时要防止损伤腹腔内脏器(图 3－36)。

如果用高频电刀作皮肤及软组织切开，要先用手术刀切开皮肤约 3 mm 深，擦去血液，再改用电刀切割，这样不会损伤皮缘。对直径＜2 mm 的小血管可直接切割，不需要用电凝止血；＞2 mm 的小血管，可先在预定要切割的两边组织电凝后再切断。用电刀切割时，输出强度均不能过大，以尽量减轻组织损伤。

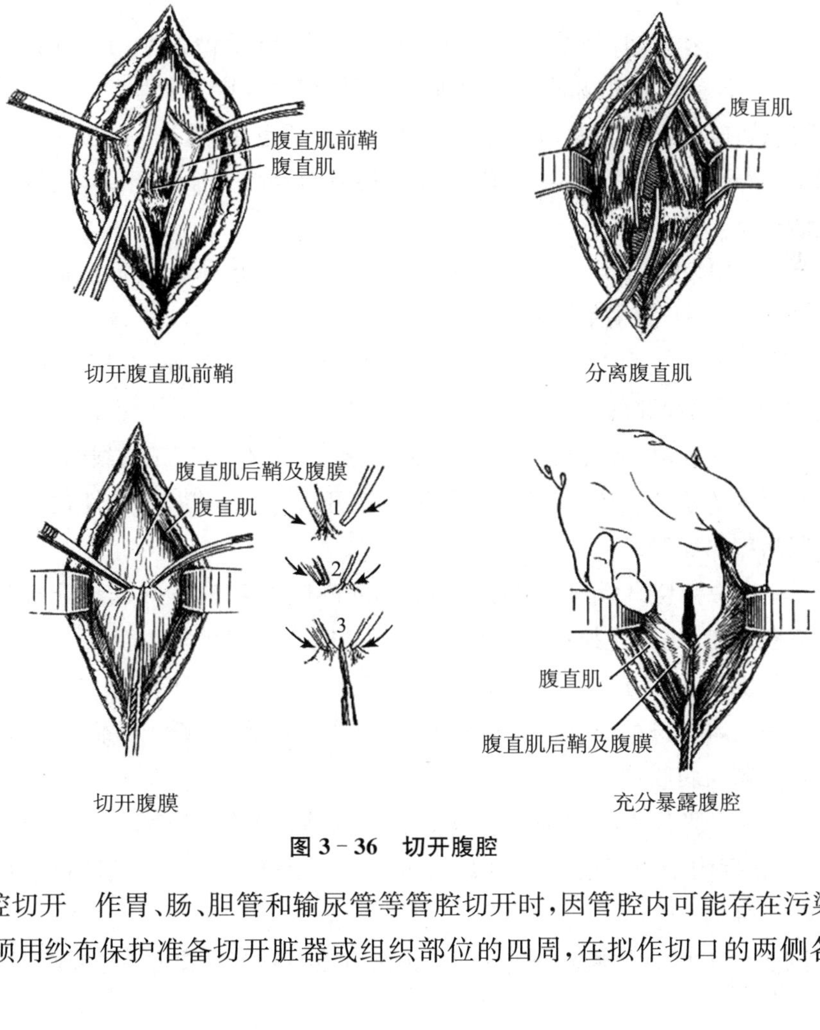

图 3－36　切开腹腔

4. 管腔切开　作胃、肠、胆管和输尿管等管腔切开时，因管腔内可能存在污染物或感染性液体，须用纱布保护准备切开脏器或组织部位的四周，在拟作切口的两侧各缝一牵引线并保持张力，逐层用手术刀或电刀切开，出血点用细丝线结扎或电凝止血。可边切开，边由助手用吸引器吸出腔内液体以免手术野污染(图 3-37)。

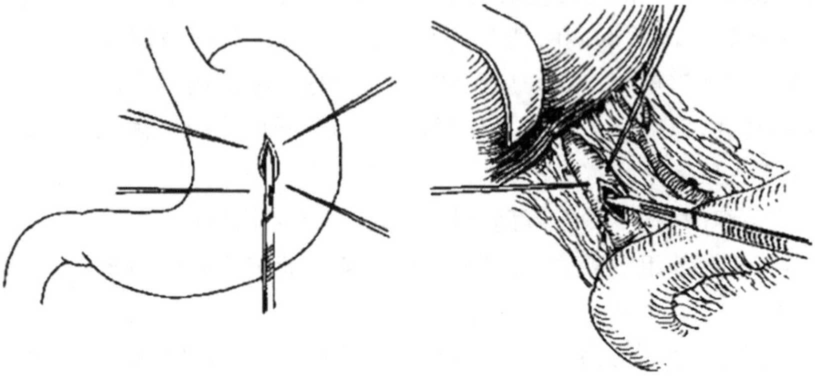

胃切开　　胆囊切开

图 3-37　腔隙切开

5. 常用切口及切口选择

(1) 科赫氏衣领状切口(甲状腺)　在颈上 1～2 cm 处做弧形切口，两端达胸锁乳突肌外缘，切开皮下组织与颈阔肌，结扎表面的静脉，横向切断颈直肌。

(2) 肋缘切口(右侧:胆囊、胆管;左侧:脾、食管裂空疝、胃)　在肋弓下 2～3 横指处做皮肤切口，切开脂肪组织后，斜向切断腹直肌前鞘及腹直肌肌纤维，钝性分离腹内肌，切开腹直肌后鞘与腹膜。

(3) 上腹正中切口(胃、十二指肠、胰)　切口位于剑突与脐之间，纵向切开白线，且钝性拉钩拉开肌肉，切开腹横筋膜和腹膜。

(4) 下腹正中切口(子宫、附件、膀胱、肠梗阻)　切口位于脐与耻骨联合之间，纵向切开白线，切开腹横筋膜和腹膜。

(5) 上腹正中旁切口(右侧)(胃、十二指肠、胰)　切口位于正中线旁 2～3 横指处，切口长度应与手术要求相适应，切开皮下组织后切开腹直肌前鞘，用钝性拉钩拉开腹直肌，切开腹直肌后鞘与腹膜。

(6) 下腹正中旁切口(结肠、骨盆)　切口位于正中线旁 2～3 横指处，切开皮下组织后切开腹直肌前鞘，用钝性拉钩拉开腹直肌，切开腹直肌后鞘与腹膜。

(7) 上腹经腹直肌切口(右侧)(幽门肌切开术、十二指肠闭锁、十二指肠狭窄)　切口位于腹直肌中间，切开皮下组织，纵向切开腹直肌前鞘，沿肌纤维方向钝性分离腹直肌，切开腹直肌后鞘与腹膜。

(8) 下腹腹直肌旁切口(右侧)(阑尾、肠套叠、结肠部分切除术)　切口平行于腹直肌外侧缘中间，根据腹壁的厚度，切口长度为 6～12 cm，切开脂肪组织及腹直肌前缘，切开腹直肌后鞘与腹膜。

(9) 下腹十字切口(右侧)(阑尾)　皮肤切口或直接横于髂前棘，或斜于髂前棘中间约2横指处，切开腹外斜肌肌腱膜，用钝性拉钩拉开肌肉，用钝器纵向分离腹内斜肌，用一拉钩拉着里面的和横的肌纤维，斜向切开腹膜。

（10）克尔氏切口（胆囊、胆管）　切口始于剑突下方、向脐延伸5～7 cm后向右平行于肋弓延长，切开白线，然后斜向切开腹直肌鞘及肌肉，再切开腹膜。

（11）上腹横切口（肝切除、主动脉双股动脉分流术）　在上腹部剑突与脐之间约中间的位置做弧形横切口，横向切开两条腹直肌，切开腹直肌鞘与腹膜。

（12）下腹部横切口，普法南施蒂耳氏（腱膜十字）切口（子宫、卵巢、输卵管）　在下腹部平行于耻骨做弧形切口，其位置在耻骨上2～3 cm处，横向切开腹直肌前鞘，切开两条腹直肌之间的组织，切开腹膜。

（13）脐切口（脐疝）　围绕脐左侧做一个半圆形切口，暴露出腹直肌鞘及脐囊。

（14）腹股沟切口（腹股沟疝、股疝）　皮肤切口位于腹股沟韧带之上约1横指处，切开皮肤与皮下组织直至筋膜，拉开切口暴露出筋膜，在皮下组织中有一表层结缔组织层（即坎珀尔氏筋膜），通常在首次切开时此筋膜被一起切开。在表层结缔组织层与深层结缔层（斯卡帕氏筋膜）之间，有腹壁下动脉和静脉（在上层）以及阴部外动脉与静脉（在下层），上述血管都需结扎。腹外斜肌腱膜构成腹股沟管的前壁。精索沿肌肉层与腱膜层之下，外腹膜沟环旁通过。在肌肉层之间，沿精索表面有髂腹股沟神经通过。注意一定要顺肌纤维方向切开腱膜。

（15）前外侧胸廓切开术（胸内心按摩、肺部手术、食管切除术）　皮肤切口从乳头线直至后腋线。为进行胸内心按摩，切口应在左胸第4肋间。为进行肺部手术，切口应在左肺或右肺的第5或第6肋间。肋间腔打开后应上分肋器（肋骨牵开器）。

二、分离

外科分离有锐性分离和钝性分离两种。

1. 锐性分离　用手术刀或剪在直视和辨明解剖关系、组织结构的条件下小心切开与剪开组织（图3-38）。

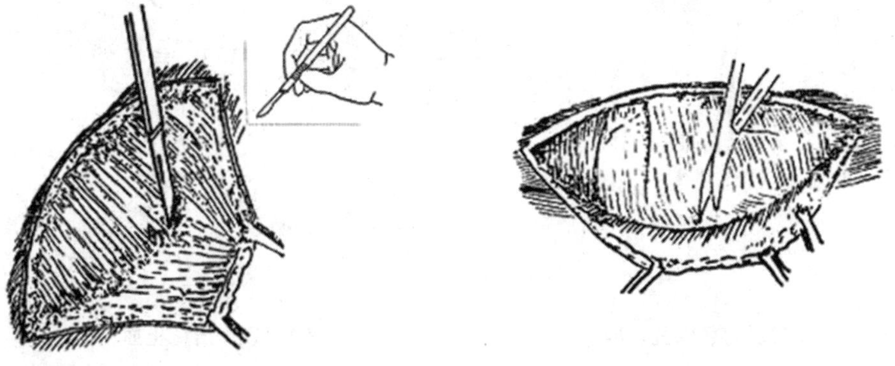

（1）手术刀锐性分离　　（2）手术剪锐性分离

图3-38　锐性分离

2. 钝性分离　用血管钳、手术刀柄、手指和纱布等对疏松结缔组织、脏器间隙或良性肿瘤的包膜外组织进行分离。操作忌粗暴，防止重要组织结构的损伤和撕裂（图 3 - 39）。

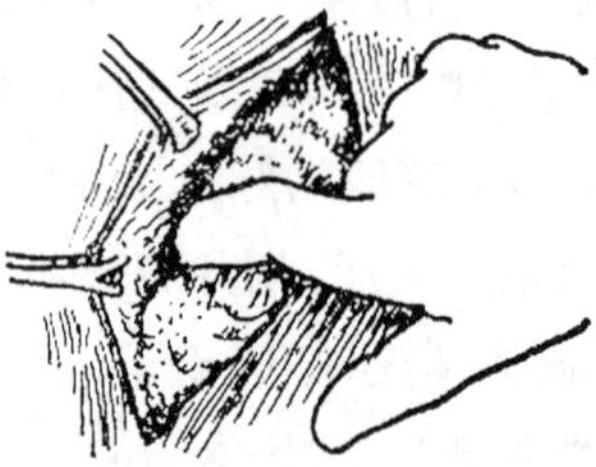

图 3 - 39　手指钝性分离

三、止血方法

1. 压迫止血。

2. 钳夹止血（图 3 - 40）。

3. 结扎止血（图 3 - 41）。

4. 填塞止血。

5. 其他　电凝止血、骨蜡（用于骨断端止血）；局部药物止血、银夹（用于脑内小血管的止血）、激光。

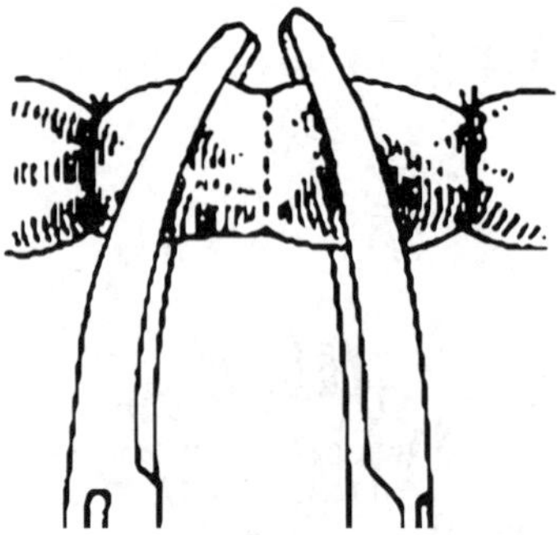

图 3 - 40　血管带线钳夹、结扎、切断

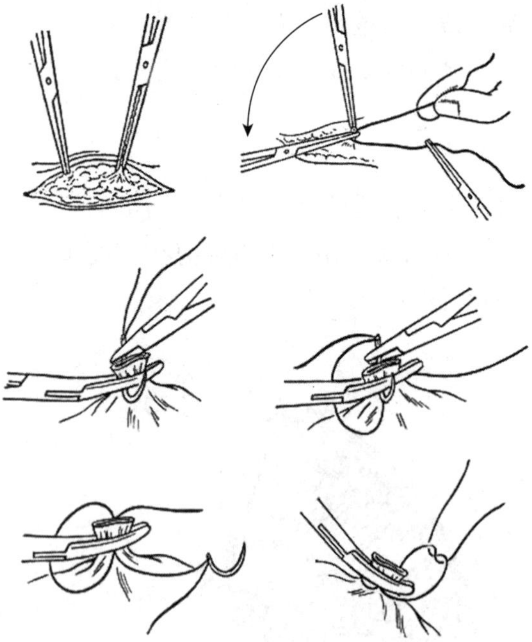

图 3 - 41　结扎止血

四、外科打结法、剪线和拆线

学习目的和要求：①学会外科手术中的三种打结法；②掌握正确外科打结法的技巧；③了解打结时的注意事项；④掌握手术中的剪线和外科拆线的方法。

器材：示教细绳（长约 50 cm，预先染成两种颜色，各占一半长，便于在打结时观察线头的穿行方向和打结后检查结扣是否正确）、持针钳、血管钳、丝线卷、线剪、换药碗一套。

（一）外科打结法

手术中的止血和缝合都离不开结扎，而结扎是否牢固可靠又与打结有密切关系。打结法是外科手术中最常用和最基本的操作之一，打结的质量和速度对手术时间的长短、手术的安全以及患者的预后都会产生重要的影响。结扣打得不正确就有可能松动滑脱，导致出血或缝合的组织裂开不愈，给患者带来痛苦甚至危及生命。因此，熟练地掌握正确的外科打结法是外科医师所必备的条件。

1. 打结递线　术中打结递线一般有两种方法，即手递线法和器械递线法。手递线法适用于表浅部位的组织结扎，是指打结者一只手握持线卷，将结扎线头绕钳夹组织的血管钳递给另一只手；也有人将线卷绕钳夹组织的血管钳递给另一只手。一般来说，右利手者以左手握持线卷；左利手者以右手握持线卷。器械递线法则适用于深部组织的结扎，是指在打结前用一把血管钳夹住丝线的一端，将该钳夹线头绕钳夹组织的血管钳递给另一只手从而打结的方法；也可将带线的血管钳绕钳夹组织的血管钳递给另一只手，从而使双手握住线的两端打结。递线后又根据结扎线的两端是否相交而分为交叉递线和非交叉递线，对于交叉递线来说，第一个单结为右手示指结，作结后双手可直接拉紧结扎线，无须再作交叉；如果是非交叉递线，第一个单结为右手中指结，作结后双手需交叉以后才能拉紧结扎线。如图 3－42。

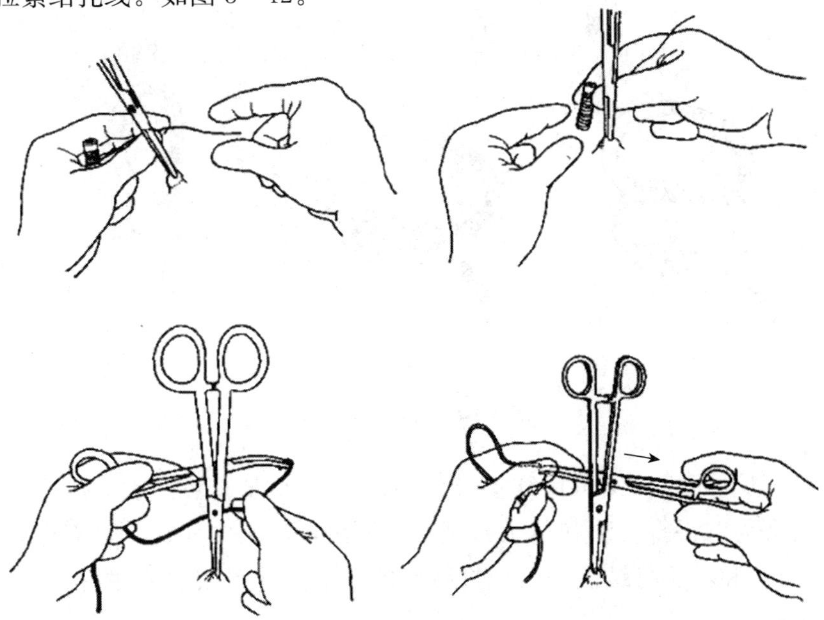

图 3－42　打结递线

2. 结扣的分类　临床上一般根据结扣的形态将结扣分为以下几类。

(1) 单结(half hitch)　是外科结扣的基本组成部分,易松脱、解开,仅用于暂时阻断,如胆囊逆行切除暂时阻断胆囊管,而永久结扎时不能单独使用单结。

(2) 方结(square knot)　因其结扎后较为牢固而成为外科手术中最常使用的结扣。它由两个相反方向的单结扣重叠而成,适用于较少的组织或较小的血管以及各种缝合的结扎。

(3) 三重结或多重结(extra half hitch on reef knot)　在完成方结之后再重复一个或多个单结,使结扣更加牢固。适用于直径较重要的血管、张力较大的组织间缝合后的结扎。使用肠线或化学合成线等易于松脱的线打结时,通常需要作多重结。

(4) 外科结(surgeon knot)　在做第一个结时结扎线穿绕两次以增加线间的接触面积与摩擦力,再做第二结时不易松动或滑脱,因打此种结扣比较费时而仅适用于结扎大血管。

(5) 假结(false knot)　由同一方向的两个单结组成,结扎后易于滑脱而不应采用。

(6) 滑结(slip knot)　尽管其结扣的构成类似于方结,但是,由于操作者在打结拉线时双手用力不均,一紧一松甚或只拉紧一侧线头而用另外一侧线头打结,所以完成的结扣并非方结而是极易松脱的滑结,术中尤其要注意避免。

如图 3-43。

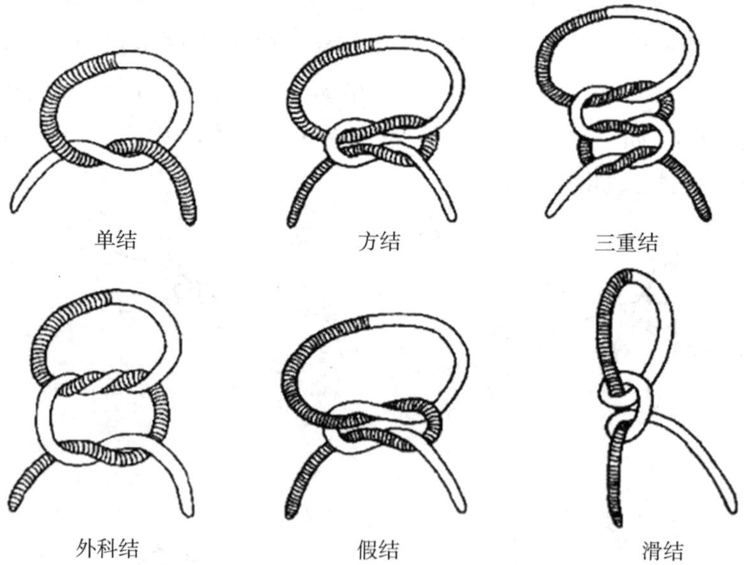

图 3-43　结扎的种类

3. 打结方法　术中打结可用徒手或借助器械两种方式来完成。徒手打结在术中较为常用,可分为双手打结法和单手打结法,根据操作者的习惯不同又将单手打结法分为左手打结法和右手打结法。器械打结是借助于持针钳或血管钳打结,又称为持钳打结法。

（1）单手打结法　简便、迅速的打结方法，易学易懂，术中应用最广泛，应重点掌握和练习。分为右手打结法（图 3-44）和左手打结法（图 3-45）。

（2）双手打结法　作结方便，牢固可靠，除用于一般结扎外，还用于深部或组织张力较大的缝合结扎（图 3-46）。

（3）持钳打结法　使用血管钳或持针钳绕长线、夹短线进行打结，即所谓持钳打结法（图 3-47）。可用于浅、深部结扎。血管钳或持针钳既是线的延长，也是操作者手的延伸。此法适用于线头太短，徒手打结有困难时或打结空间狭小时的结扎；有时也是为了节省缝线和穿线时间。

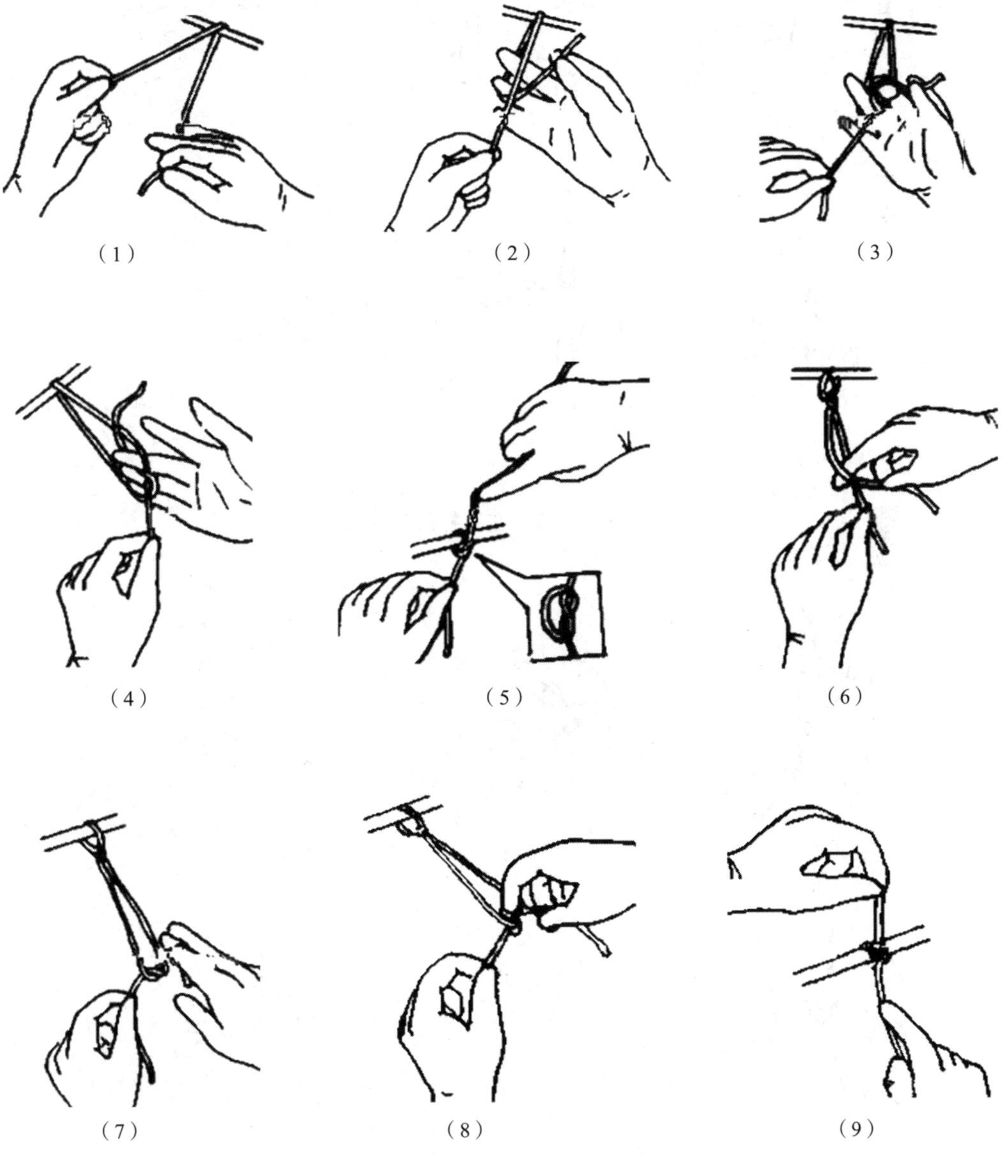

图 3-44　右手打结法

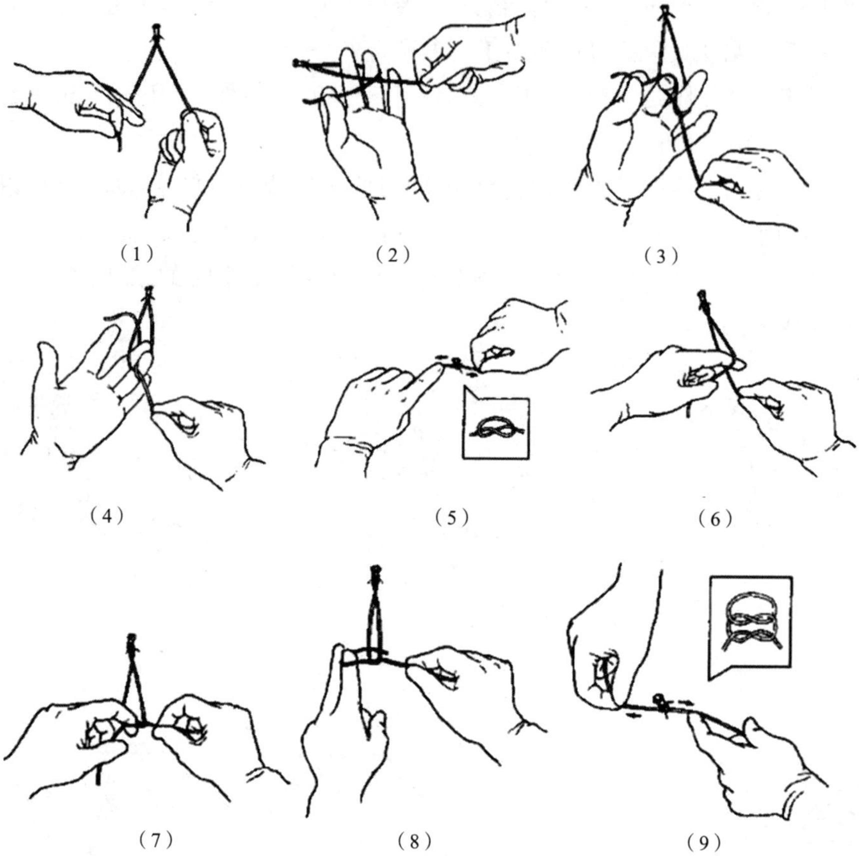

图 3－45　左手打结法

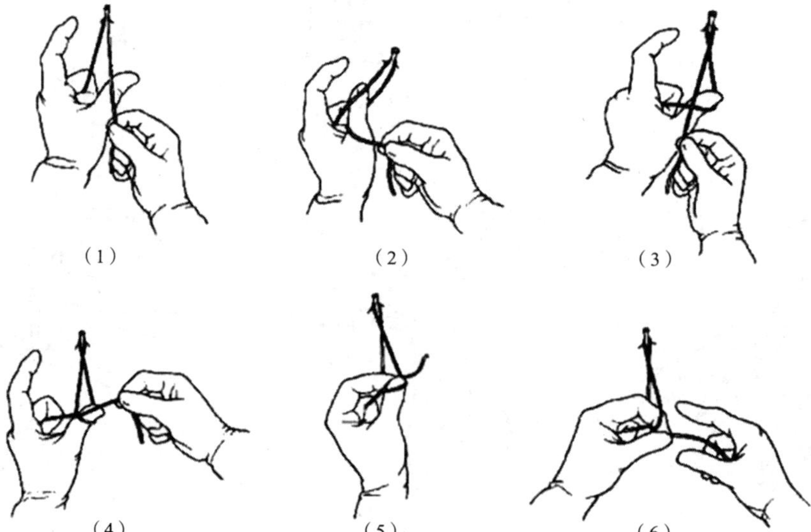

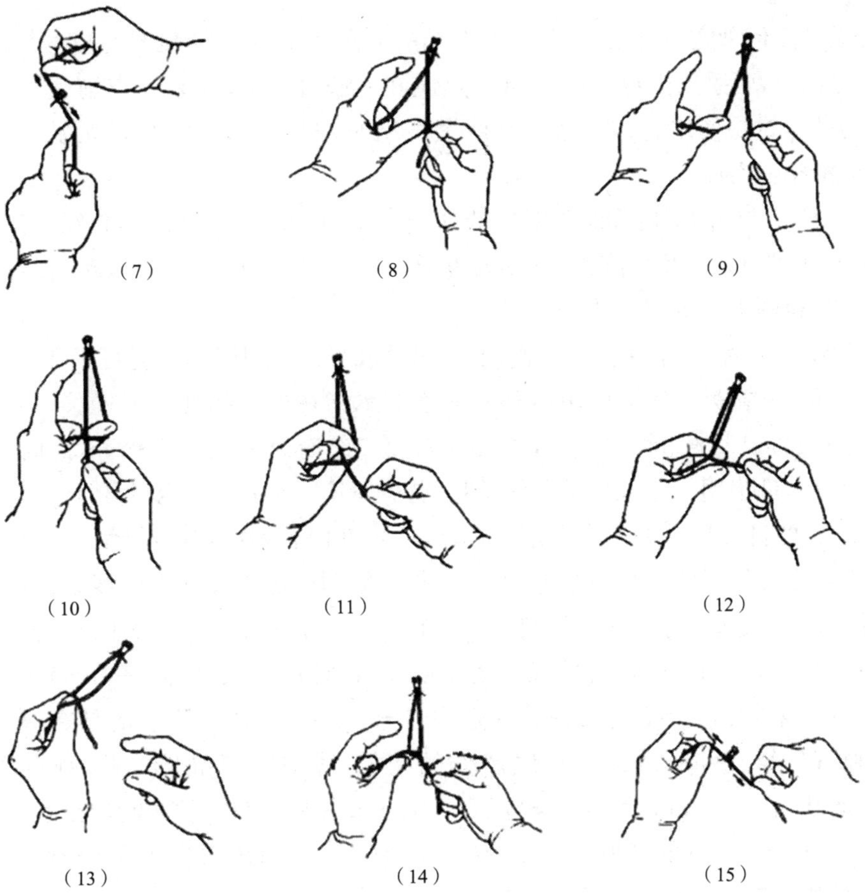

图 3-46　双手打结法(续上)

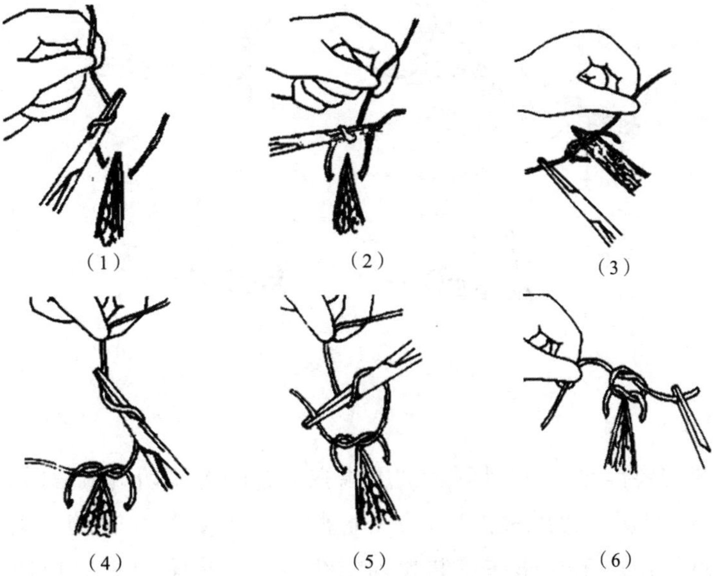

图 3-47　持钳打结法

4. 打结注意事项

(1) 无论用何种方法打结，相邻两个单结的方向必须相反，否则易打成假结而松动。

(2) 打结时，两手用力点和结扎点三点应在一条直线上，如果三点连线成一定的夹角，在用力拉紧时易使结扎线脱落。在收紧线结时，两手用力要均匀，如果一手紧一手松，则易成滑结而滑脱。

(3) 根据打结处的深度和结扎对象选择一段适当长短和粗细的结扎线，打结前用盐水浸湿可增加线的韧性及摩擦力，既易拉紧又不易折断。打结时，必须顺着线的穿行方向用力拉紧，否则极易折断结扎线。

(4) 深部打结时，因空间狭小而使两手难以同时靠近结扎处，此时可以在打结后以一只手拉住线的一端，另一线端可用另外一只手的示指在近结扣处反向推移，均匀用力收紧结扣。遇张力较大的组织结扎时，往往在打第二结时第一结扣已松开，此时可在收紧第一结扣以后，助手用一把无齿镊夹住结扣，待收紧第二结扣时再移除镊子。

(5) 结扎的目的是封闭管腔或异常开口，阻止其内容物的继续移动。以出血点的结扎为例：出血点夹住后即可开始结扎，助手先把血管钳竖起以便术者将线绕过，随即放低血管钳使尖端稍翘起。待第一个结打好后，在助手松开移去血管钳的同时，将结继续扎紧，再打第二个结，形成方结，再剪线。角度越小，遗留的线头越短(图 3－48)。一般来说，倾斜 45°左右剪线，遗留的线头较为适中(2～3 mm)。所要注意的是在深部组织结扎、较大血管的结扎和肠线或锦纶线所作的结扎，线头应稍留长一些，如丝线留 2～3 mm，羊肠线留 3～5 mm，不锈钢丝线留 5～6 mm 并将不锈钢丝两断端拧紧，肠线或锦纶线留 5～10 mm，皮肤缝线留 0.5～1.0 cm 为宜。线头过短的线结易于滑脱，而线头过长就会导致组织对线头的异物反应。

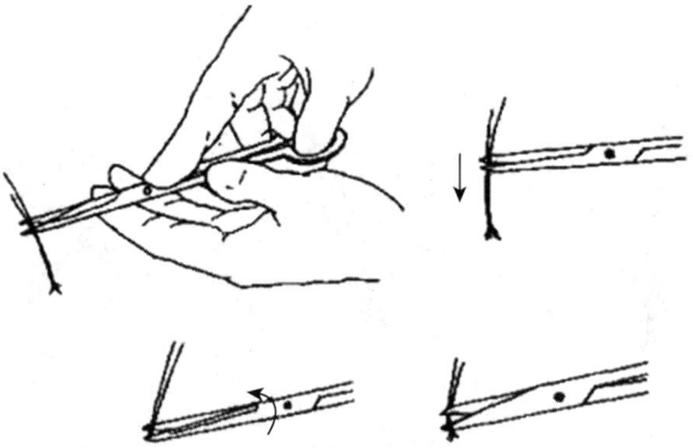

图 3－48　剪线

(二) 外科拆线

只有皮肤缝线需要拆除，所以外科拆线尤指在缝合的皮肤切口愈合以后或手术切口发生某些并发症时(如切口化脓性感染、皮下血肿压迫重要器官等)拆除缝线的操作过程。拆线时应注意不使原来显露在皮肤外面的线段经过皮下组织以免招致细菌污染。

缝线的拆除时间应结合切口部位、局部血液供应情况、患者的年龄及营养状况、切口的大小与张力等因素综合考虑来决定。一般来说，头、面、颈部切口在术后4～5日拆线；下腹部、会阴部6～7日；胸、上腹、背、臀部7～9日；四肢10～12日（近关节处还可适当延长一些）；减张缝合14日。有时可先采用间隔拆线；已化脓伤口应立即拆线；青少年患者可适当缩短拆线时间；年老、营养不良、糖尿病患者可延迟拆线时间。拆线具体方法是首先按换药的方法常规消毒切口区域，左手持镊子将线结轻轻提起，右手将微微张开的线剪尖端插入线结与皮肤之间的间隙，平贴针眼处的皮肤将线剪断（图3-49），然后，快速轻巧地将缝线朝剪断侧拉出，这样就可以避免拉开切口、患者不适或皮下污染。最后用乙醇棉球消毒切口，再盖以无菌纱布、胶布固定。

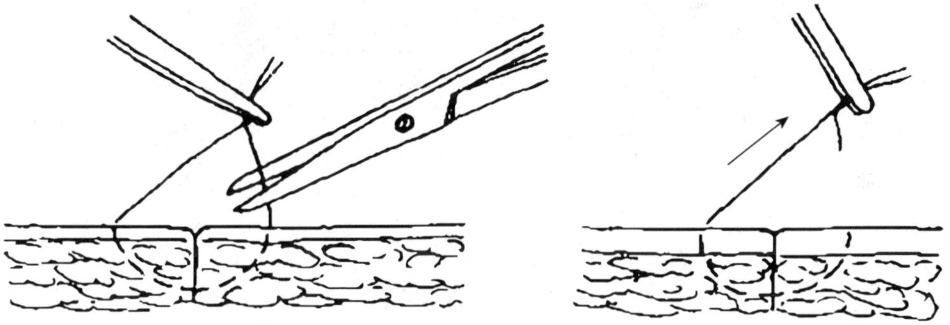

图3-49 外科拆线

五、缝合和吻合

空腔脏器、各种管道和血管做衔接性缝合称为吻合。

缝合是将已经切开或外伤断裂的组织、器官进行对合或重建其通道，恢复其功能。是保证良好愈合的基本条件，也是重要的外科手术基本操作技术之一。不同部位的组织、器官需采用不同的方式、方法进行缝合。缝合可以用持针钳进行，也可徒手直接拿直针进行，此外还有皮肤钉合器、消化道吻合器、闭合器等。

（一）缝合的基本步骤

现以皮肤间断缝合为例说明缝合的步骤。

1. 进针 缝合时左手执有齿镊，提起皮肤边缘，右手执持针钳（执法见前面章节），用腕臂力由外旋进，顺针的弧度刺入皮肤，经皮下从对侧切口皮缘穿出。

2. 拔针 可用有齿镊顺针前端顺针的弧度外拔，同时持针钳从针后部顺势前推。

3. 出针、夹针 当针要完全拔出时，阻力已很小，可松开持针钳，单用镊子夹针继续外拔，持针钳迅速转位再夹针体（后1/3弧处），将针完全拔出，由第一助手打结、第二助手剪线，完成缝合步骤（图3-50）。

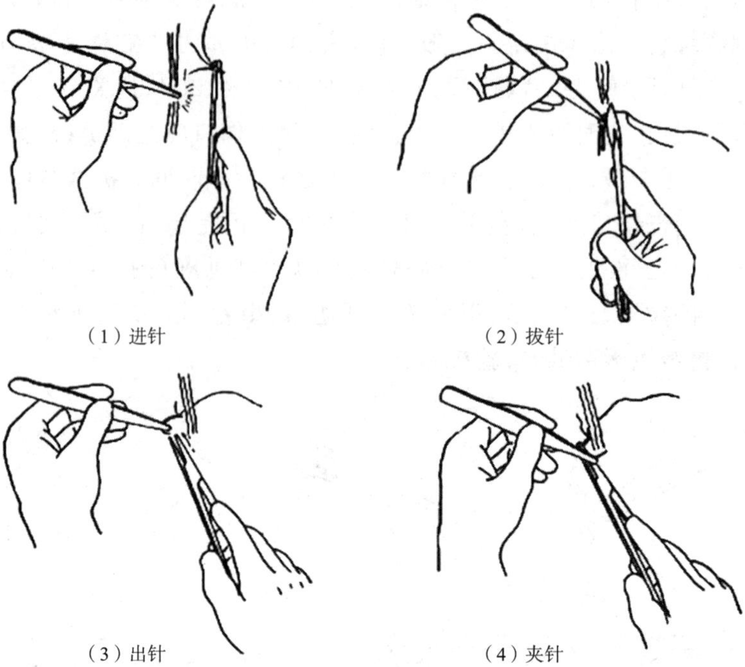

（1）进针　（2）拔针　（3）出针　（4）夹针

图 3－50　缝合步骤

（二）缝合时注意事项

1. 缝合针应垂直进针，彻底止血，按层次缝合，不留有死腔。

2. 缝线松紧不宜过紧或过松。

3. 缝合皮肤时针距以 1.0～1.5 cm 进出，针距切口边缘的距离为 0.5～1.0 cm。

4. 切口张力过大，须做减张缝合。缝合方法：以粗丝线穿过腹膜外各层组织一并缝合，针距为 3 cm，边距为 2～4 cm，缝线外应套一橡皮管。

（三）常见缝合方法简介

1. 单纯缝合法　使切口创缘的两侧直接对合的一类缝合方法，如皮肤缝合。

（1）单纯间断缝合法　操作简单，应用最多，每缝一针单独打结，多用在皮肤、皮下组织、肌肉、腱膜的缝合，尤其适用于有感染的创口缝合（图 3－51）。

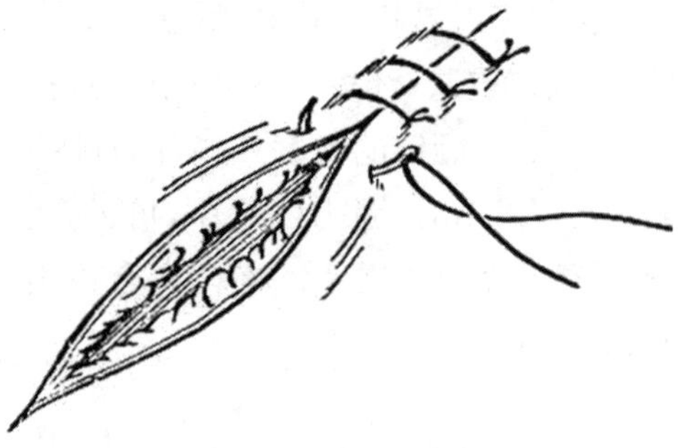

图 3－51　单纯间断缝合法

(2) 连续缝合法　在第一针缝合后打结，继而用该缝线缝合整个创口，结束前的一针，将重线尾拉出留在对侧，形成双线与重线尾打结(图 3-52)。

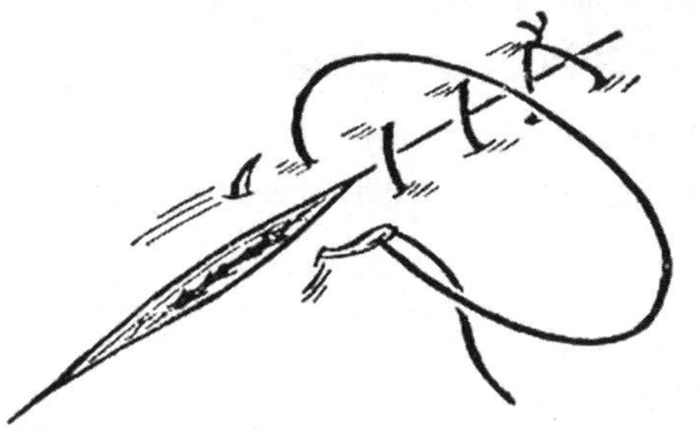

图 3-52　连续缝合法

(3) 连续锁边缝合法　操作省时，止血效果好，缝合过程中每次将线交错，多用于胃肠道断端的关闭及皮肤移植时的缝合(图 3-53)。

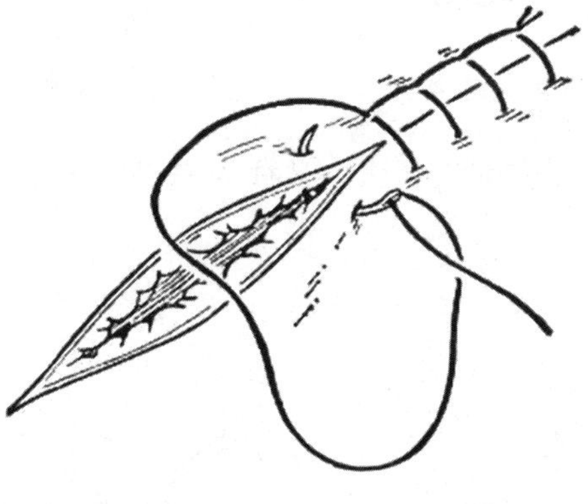

图 3-53　连续锁边缝合法

(4) 8 字缝合　由两个间断缝合组成，缝扎牢固省时，有内 8 字和外 8 字形两种。用于缝合腹白线、肌肉等组织(图 3-54)。

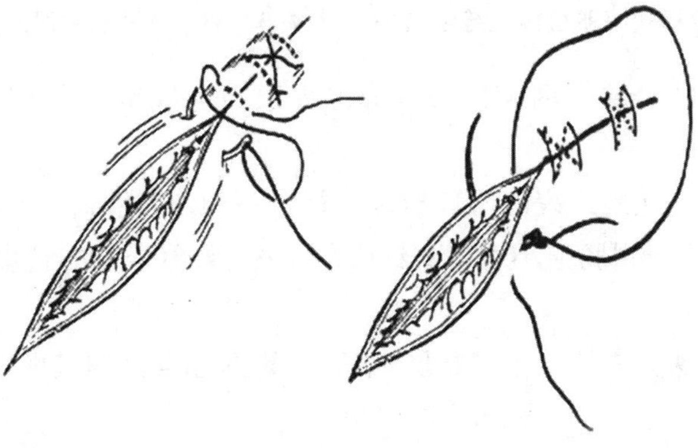

图 3-54　两种 8 字缝合法

(5) 贯穿缝合法　又称为缝扎法或缝合止血法，此法多用于钳夹的组织较多，单纯结扎有困难或线结容易脱落时。

2. 内翻缝合法　使创缘部分组织内翻，外面保持平滑，如胃肠道吻合和膀胱的缝合。

(1) 间断垂直褥式内翻缝合法　又称为伦孛特(Lembert)缝合法，常用于胃肠道吻合时缝合浆肌层(图 3-55)。

(2) 间断水平褥式内翻缝合法　又称为何尔斯得(Halsted)缝合法，多用于胃肠道浆肌层缝合(图 3-56)。

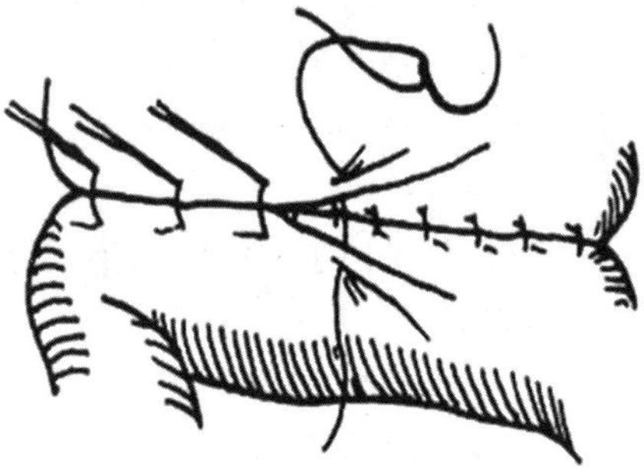

图 3-55　间断垂直褥式内翻缝合法

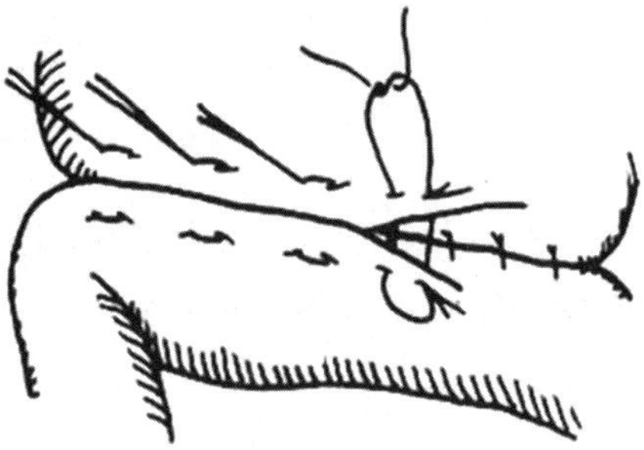

图 3-56　间断水平褥式内翻缝合法

(3) 连续水平褥式浆肌层内翻缝合法　又称为库兴氏(Cushing)缝合法，如胃肠道浆肌层缝合(图 3-57)。

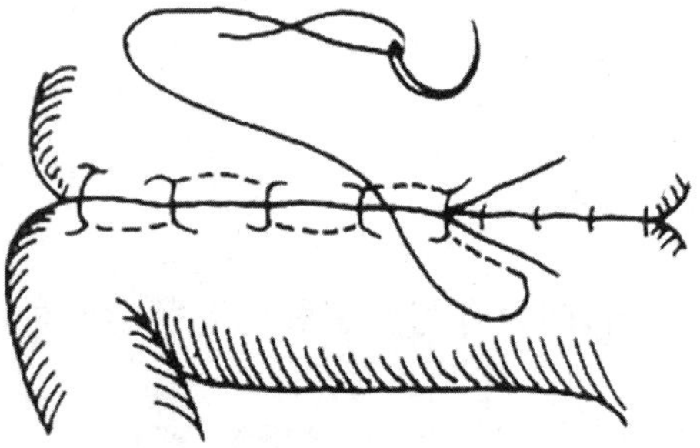

图 3-57　连续水平褥式浆肌层内翻缝合法

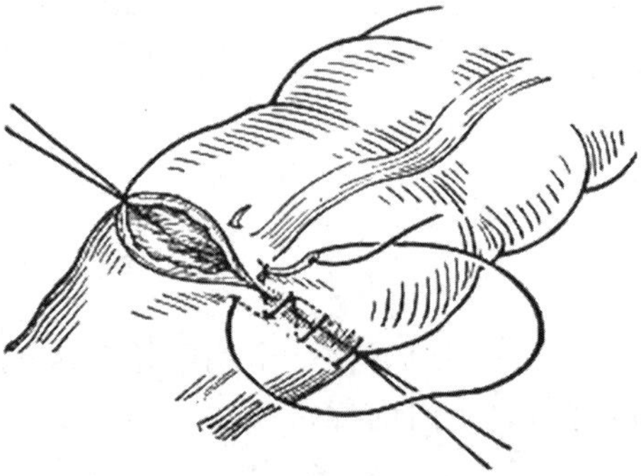

图 3-58　连续水平褥式全层内翻缝合法

(4) 连续水平褥式全层内翻缝合法　又称为康乃尔(Connells)缝合法，如胃肠道全层缝合(图 3-58)。

(5) 荷包缝合法　在组织表面以环形连续缝合一周，结扎时将中心内翻包埋，表面光滑，有利于愈合。常用于胃肠道小切口或针眼的关闭、阑尾残端的包埋、造瘘管在器官的固定等(图 3-59)。

(6) 半荷包缝合法　常用于十二指肠残角部、胃残端角部的包埋内翻等(图 3-60)。

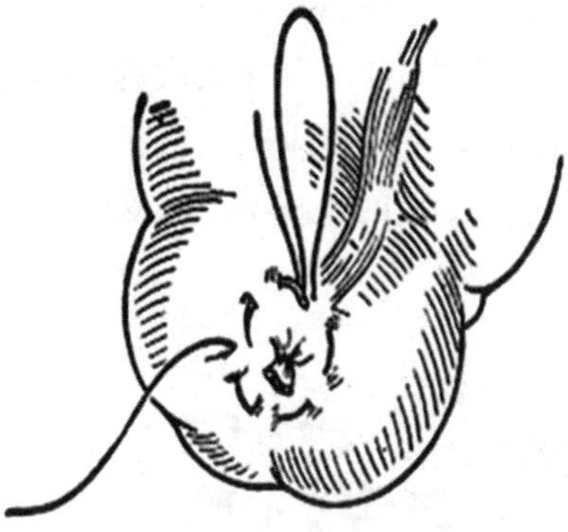

图 3-59　荷包缝合法

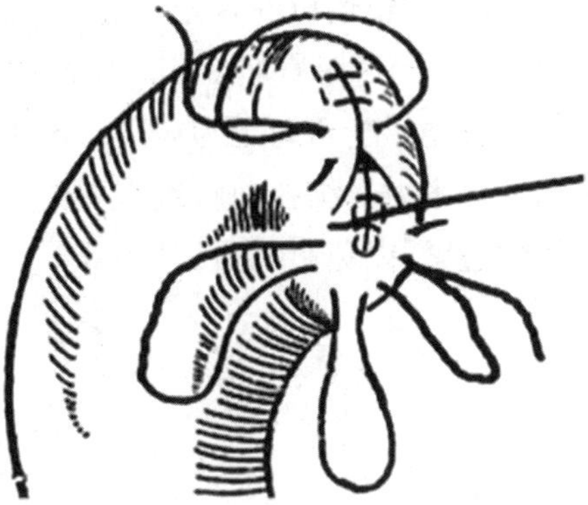

图 3-60　半荷包缝合法(十二指肠残端下角包埋)

3. 外翻缝合法　使创缘外翻,被缝合或吻合的空腔的内面保持光滑,如血管的缝合或吻合。

(1) 间断垂直褥式外翻缝合法　如松弛皮肤的缝合(图 3-61)。

(2) 间断水平褥式外翻缝合法　如皮肤缝合(图 3-62)。

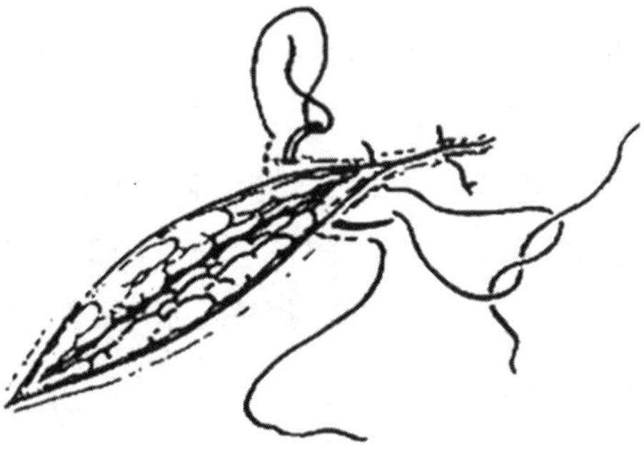

图 3-61　间断垂直褥式外翻缝合法

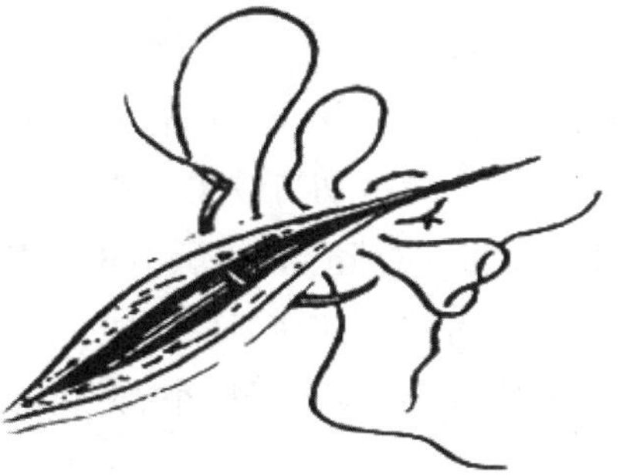

图 3-62　间断水平褥式外翻缝合法

(3) 连续水平褥式外翻缝合法　多用于血管壁吻合(图 3-63)。

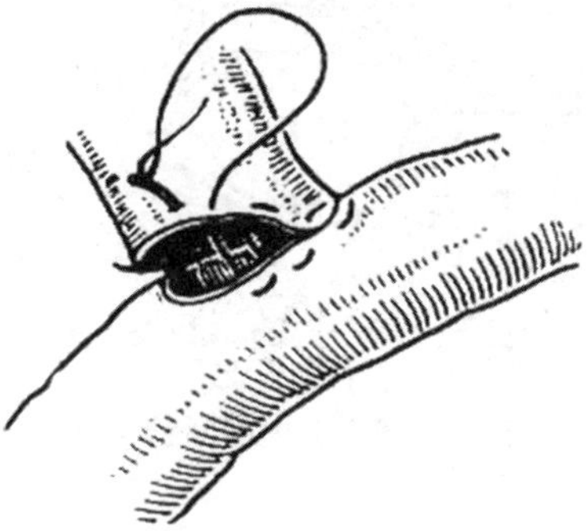

图 3-63　连续水平褥式外翻缝合法

4. 减张缝合法　对于缝合处组织张力大,全身情况较差时,为防止切口裂开可采用此法，主要用于腹壁切口的减张。缝合线选用较粗的丝线或不锈钢丝，在距离创缘 2.0～2.5 cm 处进针，经过腹直肌后鞘与腹膜之间均由腹内向皮外出针，以保层次的准确性，亦可避免损伤脏器。缝合间距为 3～4 cm，所缝合的腹直肌鞘或筋膜应较皮肤稍宽，使其承受更多的切口张力。结扎前将缝线穿过一段橡皮管或纱布做的枕垫，以防皮肤被割裂，结扎时切勿过紧，以免影响血运（图 3－64）。

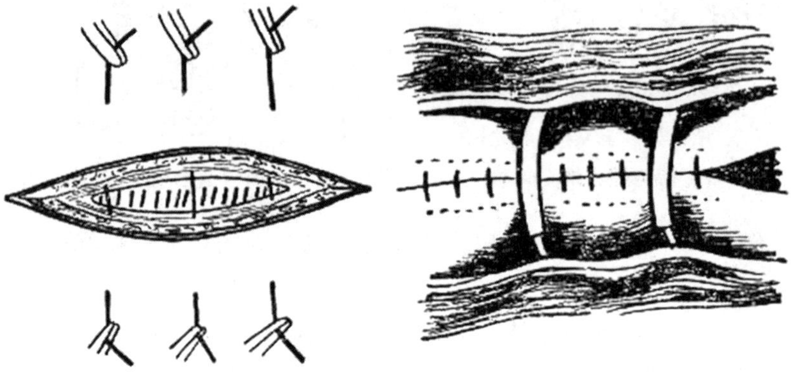

图 3－64　减张缝合法

5. 皮内缝合法　可分为皮内间断及皮内连续缝合两种，皮内缝合法应用眼科小三角针、小持针钳及 0 号丝线。缝合要领：从切口的一端进针，然后交替经过两侧切口边缘的皮内穿过，一直缝到切口的另一端穿出，最后抽紧，两端可作蝴蝶结或纱布小球垫。常用于外露皮肤切口的缝合，如颈部甲状腺手术切口。其缝合的好坏与皮下组织缝合的密度、层次对合有关。如切口张力大，皮下缝合对拢欠佳，不应采用此法。此法缝合的优点是对合好、拆线早、愈合瘢痕小、美观（图 3－65）。

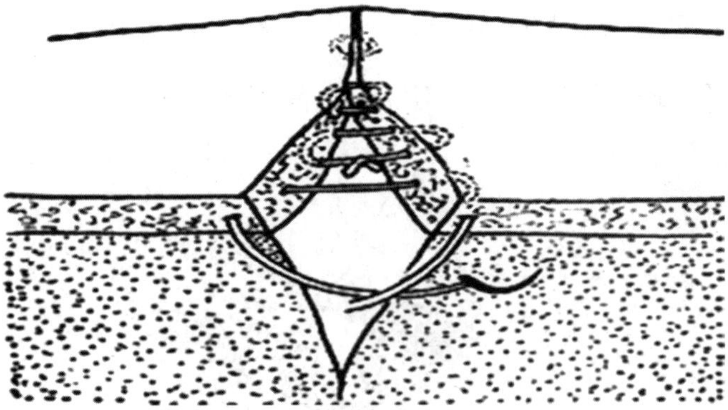

图 3－65　皮内间断缝合法

第五节　静脉切开术(静脉切开插管术)

【目的和要求】

静脉切开插管术临床应用颇为广泛,如用于快速输血、补液、静脉穿刺困难者、测定中心静脉压等。要求学生初步掌握人体静脉切开插管术的有关基本理论,并在这一理论指导下,进行动物静脉切开插管术的模拟操作,从而达到理论与实践相结合,更好地掌握本课所授知识,为将来临床应用奠定基础。

【实验材料】

手术刀、眼科剪刀、蚊式血管钳、手术镊、塑料管、缝针、丝线、持针钳、输液装置、普鲁卡因。

【实验动物】

家兔或狗。

【操作步骤】

在人体多选择大隐静脉切开,在实验动物身上选择颈内静脉。

1. 准备好静脉输液装置。

2. 将已麻醉的动物绑扎固定于手术台上,仰卧位,剪去颈部的发毛,消毒,铺巾。

3. 在颈部,扪及颈动脉搏动后沿其内缘作一横形或纵形切口,长约 2 cm。

4. 左手持有齿镊提起切口皮肤,右手持蚊式钳,钝性分离皮下组织,在颈动脉内侧缘找出颈静脉,并用蚊式钳钝性游离该静脉长约 1.5 cm,在其下方引出两根 4 号线,远心端结扎,防止静脉切开时出血,不剪线,留作牵引用,近心端暂不打结。

5. 选择与静脉大小适合的塑料管或硅胶管连接于装有生理盐水的注射器上,管的另一端剪成斜面。助手牵拉未打结线,术者左手牵拉远心端结扎线固定静脉,右手使用眼科剪刀在静脉距打结线 0.3 cm 处近心端斜形剪开全层静脉,为周径的 1/3～2/3。剪开的全层静脉呈 V 形瓣状,此时见血液流出。

6. 将塑料管(硅胶管)尖端对准静脉切口,斜面朝向静脉后壁轻轻插入,助手放松牵拉,回抽注射器见管内有回血,证实在静脉内后,将管插入 5～6 cm,接上盛有生理盐水的输液器,液体进入静脉通畅时,结扎近心端丝线并将插入管结扎固定,剪去上下结扎线头。

7. 消毒缝合皮肤,利用缝线结扎固定塑料管(硅胶管),以防滑脱。

【注意事项】

1. 动物颈静脉壁薄，手术可能不成功。失败后，可选另一侧颈静脉作切开插管术的操作实习。

2. 导管插入静脉后应立即开放输液通道，以防血液倒流或血栓形成，堵塞输液导管，静脉因受刺激发生痉挛，可用1%普鲁卡因溶液 2～5 ml经输液管注入以解痉挛。

3. 导管切勿插入静脉壁的夹层中。

4. 插入导管时一定要避免将空气带入血管内，以防空气栓塞。

5. 导管的保留方法　导管有时需要保留，便于以后输液。有两种方法可以保持输液管道的畅通。一种方法是将全天的输液量统筹安排，维持 24 小时缓慢滴注；或是将大部分液体正常滴注，留少部分液体缓慢滴注，以维持管道通畅。二是在较长时间不输液的情况下，用低浓度的肝素盐水充满输液导管内，防止血液凝固，如无禁忌，可以不定期地向管道内注入少量肝素盐水，保持管道通畅。

6. 术后仔细检查输液是否通畅，插管局部是否有液体漏出或血肿。拔管时只需剪断皮肤上的固定缝线，轻轻抽出输液导管，拔出导管后需加压 1～2 分钟，以防出血。输液过程中，一量发生静脉炎或液体外溢，应立即拔管。

【思考题】

1. 静脉切开适用于什么情况？
2. 常用的切开部位有哪些？
3. 切开时的注意事项有哪些？

第六节　清创缝合术

清创术是对开放性污染的组织创伤，在一定时间内，通过无菌措施和手术处理，去除创口的异物和尘垢，切除污染和失去活力的组织，使之成为一新鲜的、清洁的伤口。并根据创伤的时间、污染和组织破坏的严重性、清创的彻底程度等情况，决定即期还是延期修复创伤的组织和缝合伤口，以达到消除或减少伤口的感染，使创伤尽快的愈合和功能的恢复。

【目的和要求】

1. 掌握清创手术的基本概念、原理和过程，并通过动物体上清创操作实习，学习人体创伤的基本清创术。

2. 学会实验动物的准备，动物麻醉方法和手术的准备。并借此机会，重温已学过的患者术前准备、麻醉选择、管理等有关理论。

3. 强化无菌概念，进一步练习手术器械的正确使用，学习在活体上对组织切开、止血、结扎和缝合等基本手术操作。

【实验材料】

手术刀、剪、镊、血管钳、组织钳、消毒钳、组织拉钩、敷料、棉球、无菌巾、缝线、缝针、引流皮片、75%乙醇、3%碘酊、0.01%新洁尔灭、3%过氧化氢、药用炭粉、2%利多卡因、无菌生理盐水、软毛刷、消毒肥皂水等。

【实验操作和原理】

通过本课实习，可使学生对清创术的基本概念有所理解，为将来的临床实习和工作奠定初步基础，故首先将人体清创术的一般程序和有关理论予以描述。然后，在这一认识的基础上，指导动物清创术的实习。

(一) 清创术前须考虑的问题

1. 损伤时间　清创术前要充分考虑创口污染和感染情况。一般机械性开放性创伤6～8小时内，创口多无明显感染，经正规清创处理后，可作Ⅰ期断裂组织的修复和创口的缝合；8～12小时内，创口尚清洁者，仍可照常规清创处理，但缝合创口前，必须放置皮片等适当引流物；创伤已逾12小时，或污染严重者，多已构成感染，创口则保留开放，并以油纱布填塞、引流，待感染控制、炎症消退、肉芽组织生长良好后，再行延期缝合；延期缝合时间，一般为3～4天，必要时可延长到1～2周。

2. 全面估价伤者的全身和局部情况　有休克、大出血者，首先控制出血，补充血容量，纠正休克。同时伴有胸、腹和颅脑等多发性损伤者根据其轻重、缓急，采取相应的有效处理。必要时作X线摄片，观察有无骨折和不透光异物。有骨折者，应予固定制动，以免在移动中产生更严重的软组织损伤。检查受伤肢体手指或足趾感觉和运动情况，以判断神经和肌腱有无断裂。然后再初步观察创口，评估损伤范围、深度和污染情况。

(二) 清创的基本程序

现以家兔清创为例，展示清创的基本程序。

1. 麻醉　静脉麻醉。

2. 固定　绑扎、固定动物于手术台上。

3. 创口模型制作　在动物拟手术部位造成一定大小的创伤，并以污物污染。

4. 清洗创面　剪去伤口周围的毛，以无菌纱布覆盖伤口，用毛刷和肥皂水洗刷伤口周围皮肤，并以无菌生理盐水冲洗，直至清洁为止。再用无菌生理盐水冲洗创口，必要时可用消毒棉球蘸肥皂水轻拭创口，随后以无菌生理盐水冲洗，以至污染创口尽可能地洗净。最后以消毒纱布吸干伤口，再揩干伤口周围皮肤。

5. 手术区准备　术者洗手，戴无菌手套，进行手术区准备。用3%碘酊和75%乙醇，或用新洁尔灭，围绕伤口边缘自内而外消毒伤口周围皮肤(注意勿将消毒液浸入伤口内)，铺上消毒手术巾。

6. 进行清创　术者左手持镊，提起伤口皮肤边缘；右手持剪，在距创缘约 2 mm 处，剪去污染而不整齐的皮肤创缘和皮下组织。对创口内所有污染的、破碎而失去生机的软组织，亦采用同样手法予以修剪，直至是一新鲜的、无碳粉污染的创口为止。

7. 再次清洗创面　用无菌生理盐水冲洗伤口，并仔细止血。

8. 缝合　经过上述处理，确实达到创口新鲜，且无张力者，即作Ⅰ期缝合。

9. 再次消毒伤口　最后用新洁尔灭或乙醇棉球消毒伤口周围皮肤，术毕。

如图 3－66。

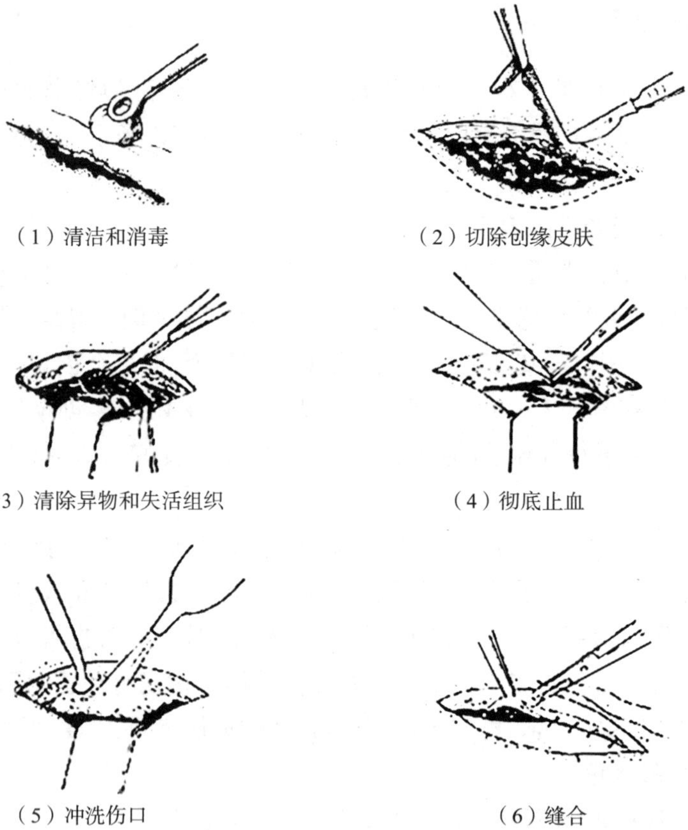

（1）清洁和消毒　（2）切除创缘皮肤

（3）清除异物和失活组织　（4）彻底止血

（5）冲洗伤口　（6）缝合

图 3－66　清创缝合

【思考题】

1. 清创前须考虑的情况有哪些，具体步骤如何？
2. 哪种情况下清创后伤口不宜及时缝合？

第七节　胃大部切除术

【目的和要求】

1. 综合练习外科基本操作。

2. 掌握狗胃大部切除术的操作步骤。

【操作步骤】

1. 麻醉、固定、备皮。

2. 手术步骤

(1) 切口　剑突与脐之间的上腹部正中切口。依次切开皮肤、皮下组织、腹白线、腹膜前脂肪和腹膜。

(2) 腹腔探查　手术人员洗手、穿手术衣、戴无菌手套，探查腹腔，观察胃及其相邻器官解剖。狗的胃底和胃体较大，几乎呈圆形；幽门部较小，呈圆筒状；胃大弯比胃小弯约长 4 倍。十二指肠位于肝下。胃和十二指肠的血供与人体相似。

(3) 切开胃结肠韧带　牵开器显露手术野。术者手衬湿纱布垫，向上提胃体，助手同时将横结肠向下牵拉，在右侧胃结肠韧带(大网膜)的无血管区将其剪开。识别胃后壁、胰腺组织和横结肠系膜中的结肠中动脉。

(4) 游离胃大弯　以剪开的胃结肠韧带为起点，向左沿胃大弯、胃网膜血管下方(血管弓外)切断左侧胃结肠韧带。操作过程一般为：在胃网膜血管弓网膜支的左右两侧，用血管钳各戳一小洞，然后手术者和助手各持一把血管钳，分别钳夹血管远近段，将其切断、结扎。依次左行，直至胃网膜左、右血管交汇处。也可在胃体和胃网膜血管弓之间切断胃结肠韧带，又称为“血管弓内操作”。

(5) 切断胃网膜右血管　同上步操作，依次向右，分段切断右侧胃结肠韧带，直至幽门右侧。于幽门下方将胃网膜右血管分离出来，并在其根部切断，近端双重结扎。此步操作在分离胃结肠韧带与横结肠系膜之间的粘连时要细致、耐心，注意切勿损伤横结肠系膜中的结肠中动脉。

(6) 切断胃右血管　将胃向下牵拉，在距胃小弯约 2 cm 处的无血管区将肝胃韧带剪开，并由此向右，分段切断肝胃韧带，直至幽门右侧。仔细触摸，一般可触及胃右动脉搏动，钳夹、切断，近端双重结扎。

(7) 游离并切断十二指肠　游离十二指肠 2～3 cm。注意紧贴十二指肠上、下缘及后壁，用蚊式血管钳仔细分离，避免大块组织钳夹，否则可能损伤肝外胆管、胰腺组织等。在预定十二指肠切断线两侧，各夹一把有齿血管钳，钳尖一致指向小弯侧，两钳一般至少相距 0.5 cm。手术刀紧贴胃侧有齿血管钳切断十二指肠，两断端分别用 0.1%碘伏消毒。用纱布垫将胃侧断端包裹，置于一旁。将十二指肠断端牵向右前方，进一步分离十二指肠上、下缘及后壁与周围组织之间的粘连，一一结扎进入十二指肠的小血管，使十二指肠有足够长的游离断端，保证吻合时无张力。

(8) 切断胃网膜血管 将游离好的十二指肠包以纱布垫置于一旁。将胃向左上牵拉，在胃网膜左、右血管交汇处(此处由血管弓分布至胃体上的胃支间距明显加大)向左，于胃网膜左动脉第一个胃支的左侧切断胃网膜左血管。由此处向胃小弯作一垂直线，即为胃的预定切除线。将切除线大弯侧残余的胃结肠韧带组织自胃体上分离清除干净，使浆膜面光滑。

(9) 切断胃左血管分支和游离胃小弯 将胃向上翻转、提起，分离胃后壁与胰腺间的少许粘连，可见显露出的胃左血管。靠近胃小弯，将肝胃韧带的后层腹膜剪开，分离出胃左动脉后支发出的胃左血管。靠近胃小弯，将肝胃韧带的后层腹膜剪开，分离出胃左动脉后支发出的胃支，切断、结扎。然后将胃向右下牵拉，再分离出胃左动脉前支发出的胃支，逐一切断、结扎，即将胃小弯游离。注意自胃体上分离清除干净预定胃切除线小弯侧附近残留的胃结肠韧带组织，使浆膜面光滑。

(10) 切除胃 切除胃之前，试将预定切除部位拉至十二指肠残端处，应无任何张力。由于残胃与十二指肠是端端吻合，所以，自大弯侧量起，残胃端开口的直径应与十二指肠腔径相近。在胃预定切除线的两侧各夹一把肠钳，钳尖一致指向小弯侧。手术刀贴近切除线远侧肠钳，自小弯向大弯侧切开，每切开 1 cm，即用 4 号线将切开处保留胃侧的前后壁作全层缝合关闭，边切边缝，直到自大弯侧量起，残胃开口与十二指肠的腔径相近。再在全层间断缝合过的部位，加一层浆肌层间断缝合，小弯侧残胃角以半荷包缝合法包埋。

(11) 胃黏膜下层出血 用上述两种方法之一处理胃残端后，将切除线远侧肠钳左侧的胃前壁浆肌层切开，显露黏膜下层血管。紧靠保留胃侧组织，圆针细丝线将其缝扎。然后翻转胃，再将胃后壁的黏膜下层血管缝扎。于胃切除部位的下方垫一纱布，用手术刀在进行黏膜下层止血的部位将胃完全切断，移去标本。近侧胃残端以 1%的碘伏消毒。

(12) 残胃与十二指肠的吻合 在吻合前，若发现端端吻合张力大，则可将十二指肠降部外侧的腹膜切开少许，作适当游离。若仍有张力，则可改行胃空肠吻合(Billroth Ⅱ式)。吻合第一层：将胃后壁的浆肌层与十二指肠后壁浆肌层间断缝合；第二层：将胃后壁的浆肌层与十二指肠后壁全层作间断缝合；第三层：将胃前壁的全层与十二指肠前壁全层作间断缝合；第四层：将胃前壁浆肌层与十二指肠前壁浆肌层作间断缝合。此吻合方法可防止吻合口狭窄和减少吻合口张力。各层间断缝合时，最好等份分段进行，即吻合口牵引线缝合后的第一针缝在吻合口中点，依次类推，使之吻合整齐、可靠。最后荷包缝合，包埋残胃与十二指肠吻合口小弯侧的“危险角”。也可用吻合器进行胃十二指肠吻合。吻合完毕后，术者用拇、示指对捏吻合口，检查其是否够大，保证吻合口通畅。

(13) 关腹 清点器械、敷料数目，正确后依次关腹。

【注意事项】

1. 作腹腔内麻醉时，要注意避免刺伤内脏和误注入可能高度充盈的膀胱内。

2. 为避免损伤邻近重要器官，游离十二指肠时，操作上要尽可能靠近十二指肠肠壁，且游离范围不宜过远、过大，以免影响血液供应。对任何管状结构，在未明确性质前，切不可贸然钳夹、切断。

3. 在预定胃切除线时，须先将预定切除的部位向十二指肠实际拉拢一下，以保证残胃与十二指肠吻合后没有任何张力。

4. 游离胃大弯时，对胃或大网膜的过度牵拉，会造成脾被膜撕裂、出血。如果出现这种情况，可先用明胶海绵或大网膜填塞缝合脾的裂口。若止血效果仍不满意，则应当即选择脾切除。

【思考题】

1. 胃大部切除术的适应证有哪些？

2. 胃肠吻合的方法有哪些？各适用于哪些情况？

第八节　换药术

一、换药器械及敷料

包括换药所需要的器械和敷料。

（一）常用换药器械

持物钳、长镊、无齿和有齿镊、换药碗、弯盘、血管钳、手术剪、探针、手术刀、持针钳、缝线等。

（二）换药常用敷料

棉球、纱布、纱条、棉垫，其他尚应备有胶布、绷带、棉签、胸腹带、治疗单、松节油、普通剪刀及污物桶等。

二、换药方法

换药前应事先了解伤口情况，以便按伤口情况准备应用的器械、敷料及药品等，避免浪费和临时忙乱。换药者穿戴好衣、帽和口罩，洗手后准备换药物品。一般常规换药物品包括换药碗 2 个，一个盛放无菌纱布及油纱布条等干敷料，另一个盛放碘伏棉球、乙醇棉球或湿纱布等湿敷料；弯盘 1 个，盛放从创面上取下的敷料、引流物和换药时用过的棉球、敷料等污秽物；换药镊 2 把（有齿、无齿各一把）。有时根据伤口创面的具体情况，还要准备引流条(管)、无菌剪刀、探针和必须的外用药、绷带、腹带或宽胶布等。

三、一般换药法

1. 去除敷料

(1) 先用手取下伤口外层绷带及敷料。撕胶布时应自伤口由外向里,可用手指轻轻推揉贴在皮肤上的胶布边沿,待翘起后用一只手轻压局部皮肤,另一只手牵拉翘起的胶布,紧贴皮面(即与皮肤表面平行)向相反的方向慢慢取下,切不可垂直地向上拉掉,以免产生疼痛或将表皮撕脱。还可用一只手指伸至敷料边缘与皮肤之间,轻柔地用手指向外推压皮肤或分离胶布与皮肤的黏合部分。若遇胶布黏着毛发时,可剪去毛发或用汽油、乙醚、松节油等浸润后揭去。

(2) 伤口内层敷料及引流物,应用无菌镊取下,揭起时应沿伤口长轴方向进行。若内层敷料与创面干结成痂,则可将未干结成痂的敷料剪去,留下已干结成痂的敷料使其愈合;若创面内层敷料被脓液浸透,可用过氧化氢或生理盐水浸湿,待敷料与创面分离后再轻轻地顺创口长轴揭去。在换药过程中 2 把换药镊要保持其中一把始终处于相对的无菌状态,不可污净不分,随意乱用。

(3) 取下的污秽敷料均放在弯盘内,不得随意丢弃,以防污染环境或交叉感染。

2. 创周皮肤处理　去除敷料后,用 1%活力碘或 75%乙醇棉球在创口周围由内向外消毒,注意勿使消毒液流入伤口内。若创周皮肤粘有较多胶布痕迹及污垢,则用松节油或汽油棉棒擦去,以减少对皮肤的刺激。

3. 创面处理

(1) 用 0.1%新洁尔灭或等渗盐水棉球自内向外轻柔地拭去创面分泌物,擦洗创周皮肤的棉球不得再洗创口内面。在拭去创面分泌物时切忌反复用力擦拭,以免损伤创面肉芽或上皮组织;擦拭创面所用棉球不应太湿,否则不但不易清除分泌物,反而使脓液外流污染皮肤和被褥,可用换药镊将棉球中过多的药液挤掉。

(2) 脓腔深大者,棉球擦洗时应防止脱落在创口内。

(3) 创面拭净后,应彻底移除伤口内线头、死骨、腐肉等异物。

(4) 最后用乙醇棉球消毒创周皮肤。根据伤口情况选择凡士林纱布、药物或盐水纱布覆盖,或放入引流管、纱布引流条等。

4. 包扎固定　创面处理完毕,覆盖无菌干纱布,胶布粘贴固定。创面大、渗液多的创口,可加用棉垫,若胶布不易固定时须用绷带包扎。

5. 换药后注意　换药毕,整理好患者床单,并将污秽敷料倒入污物桶内,换药用过的盘和器械放入洗涤池中洗净、消毒后备用。

四、缝合伤口的换药

1. 无引流的缝合伤口　多为无菌伤口,常于术后 3 天左右检查伤口,注意观察有无缝线反应、针眼脓肿、皮下或深部化脓;有无积液、积血,必要时试行穿刺抽液。

(1) 无菌缝合伤口 用1%碘伏或75%乙醇棉球消毒缝合的切口及周围皮肤,消毒范围略大于纱布覆盖范围,然后覆盖4～6层无菌纱布。

(2) 切口缝线反应后2～3天内,创口一般均有轻度水肿,针眼周围及缝线下稍有红肿,但范围不大,这是一种生理反应。其处理为伤口常规消毒后用75%乙醇纱布湿敷即可。

(3) 针眼脓肿 为缝线反应的进一步发展,针眼处有脓液,针眼周围暗红肿胀。对较小的脓肿,可先用无菌镊子弄破并用无菌干棉球挤压出脓液,然后涂以碘酊再以乙醇脱碘即可;脓肿较大或感染较深者,应提前拆除此针缝线。

(4) 伤口感染或化脓 局部肿胀,皮肤明显水肿并有压痛,伤口周围暗红,范围超过两侧针眼,甚至有波动感出现。可先用针头试穿抽脓,或用探针由缝线处插入检查。确诊为伤口化脓后,应尽早部分或全部拆除缝线;有脓液时将伤口敞开,清除脓液和伤口内异物(如线头等);清洗后放置合适的引流物,若伤口扩开后分泌物不多或仅有血性分泌物,则于清洗或清除异物后,用蝶形胶布拉拢创口即可,以后酌情换药;伴有全身症状者,可适当使用抗生素,配合局部理疗或热敷。

(5) 疑有创口积血、积液时,可用针头由周围正常皮肤处穿刺,针尖潜入积血、积液处抽吸;或用探针、镊子由创口缝合处插入,稍加分离而引流,并置入引流条,换药至创口愈合。

2. 放置引流的缝合伤口 手术后缝合伤口放置的引流物多为橡皮片或橡皮管,前者多在术后24～48小时取出,可在拔除橡皮片时换药;后者可按常规换药,在覆盖纱布的一侧剪一个Y形或弧形缺口,包绕引流管的根部。若在此之前有过多渗出液,应随时更换湿透的外层敷料。

五、换药常用药物

1. 盐水 有增进肉芽组织营养及吸附创面分泌物的作用,对肉芽组织无不良刺激。等渗盐水棉球及纱布用于清洁创面、创面湿敷、填充脓腔;等渗盐水用于冲洗脓腔;1%～3%盐水具有较强的局部脱水作用,用于肉芽水肿明显的创面。

2. 3%过氧化氢 与组织接触后分解释放出氧,具有杀菌作用。用于冲洗外伤伤口、腐败或恶臭的伤口,尤其适用于厌氧菌感染的伤口。

3. 0.02%高锰酸钾 分解释放氧缓慢,但作用持久,具有清洁、除臭、防腐和杀菌作用。用于洗涤腐烂恶臭、感染的伤口,尤其适用于疑有厌氧菌感染、肛门和会阴伤口。临床上常用1:5 000溶液进行湿敷。

4. 0.1%利凡诺(雷佛奴尔)、0.02%呋喃西林溶液 有抗菌和杀菌作用,用于感染创面的清洗和湿敷。

5. 优锁(漂白粉、硼酸)溶液 具有杀菌、除臭、溶解坏死组织的作用。用于脓液及腐败组织多、恶臭的伤口清洗和湿敷。瓶制剂应密闭避光保存,不能久置,放置时间不宜超过1周。大面积伤口不宜应用,以免吸收过多氯离子。

6. 聚乙烯吡咯酮碘液（PVP－I）　为新型杀菌剂，对细菌、真菌、芽胞均有效。0.05%～0.15%溶液用于黏膜、创面、脓腔冲洗；10%溶液用于覆盖切口；1%～2%溶液用于湿敷感染创面，最适用于下肢溃疡和癌性溃疡。

7. 抗生素溶液　常用有1%新霉素Ⅱ和4万U/d庆大霉素混合液、0.16%庆大霉素、0.5%金霉素、2%杆菌肽等溶液，用于等待二期缝合的污染伤口、较大创面（如烧伤），植皮前的创面湿敷，敷料应每日更换1次；或氯霉素滴丸直接置入感染创面，每1 cm^2 1粒，每日或隔日1次。

8. 1%～2%苯氧乙醇溶液　对铜绿假单胞菌（绿脓杆菌）具有杀菌作用，效果最好，采用创面连续湿敷。

9. 0.01%～0.05%新洁尔灭、0.02%氯己定溶液。

10. 10%大蒜素溶液　具有杀菌和增强组织细胞吞噬的作用，对金黄色葡萄球菌、真菌感染效果较好。

11. 2%～4%甲紫（龙胆紫）溶液　具有杀菌、收敛作用。用于表浅皮肤或黏膜溃疡的消毒，并促进结痂愈合，但不宜用于分泌物较多的浅表伤口。

12. 纯石炭酸溶液　具有腐蚀、杀菌作用。用纯石炭酸溶液棉签烧伤肛裂和慢性窦道，使不健康的肉芽组织坏死脱落以促进愈合，用后需用乙醇棉签擦拭以中和之，再用等渗水棉签擦拭，以防石炭酸烧伤病灶周围的健康组织。

13. 10%～20%硝酸银溶液　用于烧伤肛裂、慢性窦道和腐蚀过度生长的肉芽组织，用后需用等渗盐水棉签擦拭。

14. 油剂纱布　具有引流、保护创面，以及敷料不易干燥、延长换药时间等作用。创面分泌物少者，可2～3天更换一次。常用的有凡士林纱布，用于新鲜创面，有保护上皮的作用；鱼肝油纱布具有营养和促进肉芽、上皮生长等作用，用于愈合缓慢的伤口。

15. 粉剂、软膏类　碘仿纱条具有抗菌、防腐、收敛、去臭和促进肉芽组织生长的作用，用于有腺体分泌的慢性窦道，如肛瘘、结核病灶清除后的伤口。碘仿有毒性不宜长期使用；10%～20%鱼石脂软膏有消炎退肿作用，用于早期脓肿；10%氧化锌软膏涂于皮肤表面，有保护皮肤免受分泌物侵蚀的作用，常用于肠瘘、胆瘘等四周的皮肤；链霉素软膏涂于纱布上外敷，用于结核性伤口；2%聚乙烯吡咯酮碘软膏用于治疗烧伤、慢性溃疡，疗效满意。

16. 中药类　如红油膏、生肌散、生肌玉红膏等，具有止痛、拔毒生肌、排脓、去腐等作用。

第九节 胃管插管

一、操作目的

1. 经胃肠减压管引流出胃肠内容物,腹部手术术前准备。

2. 对不能经口进食的患者,从胃管灌入流质食物,保证患者摄入足够的营养、水分和药物,以利早日康复。

二、适应证

1. 急性胃扩张。
2. 上消化道穿孔或胃肠道有梗阻。
3. 急腹症有明显胀气者或较大的腹部手术前等。
4. 昏迷患者或不能经口进食者,如口腔疾患、口腔和咽喉手术后的患者。
5. 不能张口的患者,如破伤风患者。
6. 早产儿和病情危重的患者以及拒绝进食的患者。
7. 服毒自杀或误食中毒需洗胃的患者。

三、禁忌证

1. 鼻咽部有癌肿或急性炎症的患者。
2. 食管静脉曲张、上消化道出血、心力衰竭和重度高血压患者。
3. 吞食腐蚀性药物的患者。

四、准备工作

1. 训练患者插管时的配合动作,以保证插管顺利进行。

2. 器械准备:备消毒胃管、弯盘、钳子或镊子、10 ml 注射器、纱布、治疗巾、石蜡油、棉签、胶布、夹子及听诊器。

3. 检查胃管是否通畅,长度标记是否清晰。

4. 插管前先检查鼻腔通气情况,选择通气顺利的一侧鼻孔插管。

五、操作方法

1. 一般准备 操作者洗手,备齐用物,携至患者床旁,核对患者,向患者及其家属解释操作目的及配合方法,戴口罩,戴手套。

2. 插胃管准备 协助患者取半坐卧位,铺治疗巾,置弯盘于口角,清洁患者选择通气顺利的一侧鼻孔。取出胃管,测量胃管插入长度,成人插入长度为 45～55 cm。测量方法有以下两种：一是从前额发际至胸骨剑突的距离；二是由鼻尖至耳垂再到胸骨剑突的距离。

3. 操作步骤 用石蜡油润滑胃管前段，左手持纱布托住胃管，右手持镊子夹住胃管前段，沿选定的鼻孔插入胃管，先稍向上而后平行再向后下缓慢轻轻地插入，缓慢插入到咽喉部（14～16 cm），嘱患者作吞咽动作，当患者吞咽时顺势将胃管向前推进，直至预定长度。初步固定胃管，检查胃管是否盘曲在口中。

4. 确定胃管位置 通常有三种方法。

（1）抽取胃液法，这是确定胃管是否在胃内最可靠的方法。然后用胶布固定胃管于鼻翼处。

（2）听气过水声法。即将听诊器置患者胃区，快速经胃管向胃内注入 10 ml 的空气，听到气过水声。

（3）将胃管末端置于盛水的治疗碗内，无气泡逸出。

5. 胃管固定 确认胃管在胃内后，用纱布拭去口角分泌物，撤弯盘，摘手套，用胶布将胃管固定于面颊部。将胃管末端反折，用纱布包好，撤治疗巾，用别针固定于枕旁或患者衣领处。

6. 术后整理 协助患者取舒适卧位，询问患者感受，整理患者及用物。

7. 洗胃操作 若需洗胃时，将漏斗放置低于胃的位置，挤压橡皮球，抽尽胃内容物，再准备洗胃液 5 000 ml。将洗胃液倒入漏斗 300～500 ml，当漏斗内尚余少量洗胃液时，迅速将漏斗降至低于胃的部位，并倒置于水桶内，利用虹吸作用原理排出胃内容物和胃内灌洗液。反复灌洗直至洗出液澄清、无味为止。洗胃完毕，将胃管反折后迅速拔出，以防液体误吸。

8. 胃管洗胃术适应证

（1）催吐洗胃法无效或有意识障碍不合作者。

（2）需留取胃液标本送毒物分析者。

（3）凡口服毒物 6 小时之内且无禁忌证者。

六、注意事项

1. 插管动作要轻稳，特别是在通过咽、喉、食管的三个狭窄处时，以避免损伤食管黏膜。操作时强调是“咽”而不是“插”。

2. 在插管过程中患者出现恶心时应暂停片刻，嘱患者做深呼吸，以分散患者的注意力，缓解紧张，减轻胃肌收缩；如出现呛咳、呼吸困难提示导管误入喉内，应立即拔管重插；如果插入不畅时，切忌硬性插入，应检查胃管是否盘曲在口咽部，可将胃管拔出少许后再插入。

3. 昏迷患者插管时，应将患者头向后仰，当胃管插入会厌部约 15 cm 时，左手托起头部，使下颌靠近胸骨柄，加大咽部通道的弧度，使管端沿后壁滑行，插至所需长度。

第十节 人工呼吸与心脏按压

一、人工呼吸(artificial respiration)

人工呼吸是心肺复苏(cardiopulmonary resuscitation, CPR)的重要组成部分,用于自主呼吸停止时的一种急救方法。通过徒手或机械装置使空气有节律地进入肺内,然后利用胸廓和肺组织的弹性回缩力使进入肺内的气体呼出,如此周而复始以代替自主呼吸(图 3-67)。

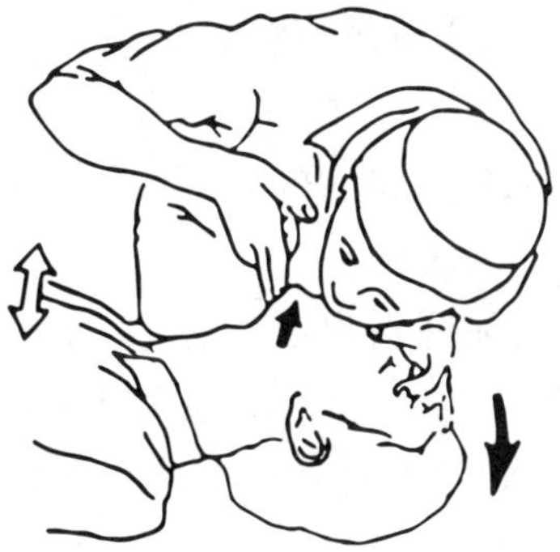

图 3-67 口对口(鼻)人工呼吸

(一) 原理

人的心脏和大脑需要不断地供给氧气。如果中断供氧 3～4 分钟就会造成不可逆性损害。所以在某些意外事故中,如触电、溺水、脑血管和心血管意外,一旦发现心跳、呼吸停止,首要的抢救措施就是迅速进行人工呼吸和胸外心脏按压,以保持有效通气和血液循环,保证重要脏器的氧气供应。现场急救人工呼吸可采用口对口(鼻)方法,或使用简易呼吸囊。在医院内抢救呼吸骤停患者还可使用结构更复杂、功能更完善的呼吸机。

(二) 目的

在常温下,人缺氧 4～6 分钟就会引起死亡。必须争分夺秒地进行有效呼吸,以挽救其生命。

(三) 适应证

窒息、煤气中毒、药物中毒、呼吸肌麻痹、溺水及触电等患者的急救。

(四) 方法

人工呼吸是指用人为的方法,运用肺内压与大气压之间压力差的原理,使呼吸骤停者获得被动式呼吸,获得氧气,排出二氧化碳,维持最基础的生命。

人工呼吸方法很多,有口对口吹气法、俯卧压背法、仰卧压胸法,但以口对口吹气式人工呼吸最为方便和有效。

（五）方法介绍

1. 有效心脏按压　要求产生适当血流，频率100次/分，压/放比相等，中断按压时间控制在5秒钟以内。

2. 按压/通气比　双人、单人CPR按压/通气比均为30∶2。

3. 人工呼吸　每次人工呼吸吹气时间1秒钟以上，并要见到胸部起伏。

4. 电除颤　用单向波电除颤时，每给300 J（双向波能量为150 J）电击后即行5组30∶2 CPR，2分钟后再检查心律。

5. 只做按压　如已用高端通气，直接按压100次/分。

6. 进一步生命支持　心脏起搏用药首选肾上腺素，也可单用加压素替代第一剂、第二剂肾上腺素。

7. 抗心律失常　抗心律失常药首选胺碘酮。

＊**修改部分**

1. 新2008指南最大修改之处　将胸外心脏按压与人工呼吸的交替比例，由过去的15∶2改为30∶2（Ⅰ级推荐）。

理由：中断胸外心脏按压明显降低出院生存率，而过度通气会造成神经受损，强调“应不间断地心脏按压”。

不管哪一个年龄阶段的患者（新生儿除外），不管是单人法还是双人法抢救，按压与呼吸的比例统一为30∶2。

除此以外，仅针对新生儿或者双人法儿童CPR，其比例则改为15∶2。而一旦建立了高级人工气道，急救人员不再需要胸外心脏按压与人工通气交替实施，即30∶2比例不复存在。取而代之，以连续100次/分的频率进行心脏按压，同时以10次/分的频率持续人工通气，按压/通气不再交替进行。

2. 强调胸外按压的重要性　新指南进一步突出胸外按压建立人工循环的重要性，要求向抢救者说明（I级推荐），胸外按压必须做到“用力”（能触摸到颈动脉的搏动），“快速”（按压频率100次/分）。应允许胸廓充分回弹，尽量缩短每次胸外按压的间歇期。

新指南建议：在所有努力抢救过程中，包括实施高级生命支持的手法诸如气管插管、反复除颤、给予复苏药物以及重新检查患者时，均应尽量减少中断胸外心脏按压；不得不暂停胸外按压时，中断时间不能超过5秒。

为了保证按压的效果，新指南提出当多名急救人员到场时，BLS每2分钟或做完5个CPR周期后，而ACLS每3～5分钟（因不再需要按压/吹气交替），急救人员应轮换“胸外按压者”，换人应在5秒内完成。相互轮换之前快速检查患者的循环征象，动态评估CPR的效果。

有关心搏骤停的快速判断，除了评价患者的无反应性：包括意识突然丧失、自主呼吸停止、颈动脉搏动消失、肢体活动和咳嗽反射均丧失外，新的改进为临终前的异常呼吸亦按心脏停搏对待。急救人员应询问旁观者，特别注意将临终呼吸作为心搏骤停的标志之一。

(六) 口对口或(鼻)吹气法

人工呼吸口对口吹气法，操作简便容易掌握，而且气体的交换量大，接近或等于正常人呼吸的气体量。对大人、儿童效果都很好。操作方法如下：

(1) 患者取仰卧位，即胸腹朝天。

(2) 首先清理患者呼吸道，保持呼吸道清洁。

(3) 使患者头部尽量后仰，以保持呼吸道畅通。

(4) 抢救者站在其头部的一侧，自己深吸一口气，对着患者的口(两嘴要对紧不要漏气)将气吹入，造成吸气。为使空气不从鼻孔漏出，此时可用一只手将其鼻孔捏住，然后抢救者嘴离开，将捏住的鼻孔放开，并用另一只手压其胸部，以帮助呼气。这样反复进行，每分钟进行 14～16 次。

如果患者口腔有严重外伤或牙关紧闭时，可对其鼻孔吹气(必须堵住口)即为口对鼻吹气。抢救者吹气力量的大小，依患者的具体情况而定。一般以吹进气后，患者的胸廓稍微隆起为最合适。口对口之间，如果有纱布，则放一块叠二层厚的纱布，或一块一层的薄手帕，但注意不要因此影响空气出入。

(七) 俯卧压背法

此法应用较普遍，但在人工呼吸中是一种较古老的方法。由于患者取俯卧位，舌头能略向外坠出，不会堵塞呼吸道，抢救者不必专门来处理舌头，节省了时间(在极短时间内将舌头拉出并固定好并非易事)，能及早进行人工呼吸。气体交换量小于口对口吹气法，但抢救成功率高于下面将要提到的几种人工呼吸法。目前，在抢救触电、溺水时，现场还多用此法。但对于孕妇、胸背部有骨折者不宜采用此法。

俯卧压背法操作方法：

1. 患者取俯卧位，即胸腹贴地，腹部可微微垫高，头偏向一侧，两臂伸过头，一臂枕于头下，另一臂向外伸开，以使胸廓扩张。

2. 抢救者面向其头，两腿屈膝跪地于患者大腿两旁，把两手平放在其背部肩胛骨下角(大约相当于第 7 对肋骨处)、脊椎骨左右，大拇指靠近脊椎骨，其余四指分开稍弯。

3. 抢救者俯身向前，慢慢用力向下压缩，用力的方向是向下、稍向前推压。当抢救者的肩膀与患者肩膀将成一直线时，不再用力。在这个向下、向前推压的过程中，即将肺内的空气压出，形成呼气。然后慢慢放松回身，使外界空气进入肺内，形成吸气。

4. 按上述动作，反复有节律地进行，每分钟 14～16 次。

(八) 单人操作复苏术

当发现患者的心脏、呼吸均已停止时，如果现场只有一人，此时应立即对患者进行口对口人工呼吸和胸外心脏按压。

1. 开放气道后，捏住患者的鼻翼，用嘴巴包绕住患者的嘴巴，连续吹气 2 次。

2. 立即进行胸外心脏按压 15 次，按压频率每分钟 80～100 次。

3. 以后，每做 15 次胸外心脏按压后，就连续吹气 2 次，反复交替进行。同时每隔 5 分钟检查一次心肺复苏效果，每次检查时心肺复苏术不得中断 5 秒以上。

仰卧压胸法：此法便于观察患者的表情，而且气体交换量也接近于正常的呼吸量。但最大的缺点是，患者的舌头由于仰卧而后坠，阻碍空气的出入。所以做本法时要将舌头按出。这种姿势，对于溺水、胸部创伤及肋骨骨折伤员不宜使用。操作方法如下：

(1) 患者取仰卧位，背部可稍加垫，使胸部突起。

(2) 抢救者屈膝跪地于患者大腿两旁，把双手分别放于乳房下面（相当于第 6、第 7 对肋骨处），大拇指向内，靠近胸骨下端，其余四指向外。放于胸廓肋骨之上。

二、胸外心脏按压

(一) 适应证与禁忌证

1. 适应证　因各种原因所造成的循环骤停，包括心搏骤停、心室颤动及心搏极弱。

2. 禁忌证

(1) 胸壁开放性损伤。

(2) 肋骨骨折。

(3) 胸廓畸形或心包压塞。

(4) 凡已明确心、肺、脑等重要器官功能衰竭无法逆转者，可不必进行复苏术，如晚期癌症等。

(二) 操作方法

1. 按压部位　胸骨中下 1/3 交界处的正中线上或剑突上 2.5～5.0 cm 处。

2. 按压方法

(1) 抢救者一只手掌根部紧贴于患者胸部按压部位，另一只手掌放在此手背上，两手平行重叠且手指交叉互握稍抬起，使手指脱离胸壁。

(2) 抢救者双臂应绷直，双肩中点垂直于按压部位，利用上半身体重和肩、臂部肌肉力量垂直向下按压。

(3) 按压应平稳、有规律地进行，不能间断，下压与向上放松时间相等；按压至最低点处，应有一明显的停顿，不能冲击式的猛压或跳跃式按压；放松时定位的手掌根部不要离开胸部按压部位，但应尽量放松，使胸骨不受任何压力。

(4) 按压频率为 80～100 次/分，小儿 90～100 次/分，按压与放松时间比例以 1∶2 为恰当，与呼吸的比例同上述。

(5) 按压深度成人为 4～5 cm，5～13 岁者 3 cm，婴幼儿 2 cm。

3. 按压有效的主要指标　①按压时能扪及大动脉搏动；收缩压＞8.0 kPa(60 mmHg)；②患者面色、口唇、指甲及皮肤等色泽再度转红；③扩大的瞳孔再度缩小；④出现自主呼吸；⑤神志逐渐恢复，可有眼球活动，睫毛反射与对光反射出现，甚至手脚抽动，肌张力增加。

4. 在胸外按压的同时要进行人工呼吸，更不要为了观察脉搏和心率而频频中断心肺复苏，按压停歇时间一般不要超过 10 秒，以免干扰复苏成功。按压与人工呼吸的比例按照单人复苏方式应为 30∶2。

(三) 注意事项

1. 首先检查患者呼吸道是否通畅。口腔内如有异物应及时清除(包括活动义齿),为人工呼吸或气管插管打下基础。因为维持循环与呼吸功能同等重要,两者缺一不可。

2. 准确、及时判断心脏停搏,果断有效地进行胸外心脏按压,是保障抢救成功的关键。在胸外按压的同时建立良好的静脉通路,以保障复苏药物及时有效地发挥作用。

3. 操作者准确、熟练、动作要到位。应注意按压正确部位、操作手法的准确性。按压应平稳、均匀、有规律。

4. 按压部位不宜过低,以免损伤肝、胃等内脏。压力要适宜,过轻不足以推动血液循环;过重会使肋骨骨折,导致气血胸。

5. 心肺复苏施救应坚持20~30分钟,如为低温、溺水、触电、药物中毒、高血钾症等患者,可适当延长心肺复苏实施的时间。

(四) 胸外心脏按压的常见错误

1. 按压部位不正确　向下错位时则受压部位为剑突,可致剑突受压折断、肝脏受冲击破裂或胃部受压导致呕吐。定位向两旁偏移或按压时手指没有翘起时则易致肋骨骨折及连枷胸,导致气胸、血胸。

所以按压前一定要按照标准的方法进行定位,手掌根部的长轴应与肋骨的长轴平行,不要偏向一旁,手指、手心翘起,避免接触和按压肋骨或肋软骨。

2. 抢救者按压时肘部弯曲　导致用力不垂直,按压力量不足,按压深度达不到4~5 cm。

正确的方法是抢救者双臂绷直,双肩在患者胸骨上方正中,垂直向下用力按压,按压时可利用髋关节为支点,以肩、臂部力量向下按压。

3. 暴力操作　冲击式按压、猛压、揉面式、摇摆式、搓搓板式、按压放松时抬手离开胸骨定位点,导致下次按压部位错误等情况,均可由此引起骨折。

正确的方法是按压要平稳,垂直用力向下,有规律的进行,不能间断,不能左右摇摆,不能冲击式地猛压。按压与放松时间应大致相等。放松时定位的手掌根部不要离开胸骨定位点,但应尽量放松,使胸骨不承受任何压力,否则,心脏则不能充分舒张,从而导致血液回流障碍,影响心脏按压的效果。

4. 放松时未能使胸部充分松弛　胸部仍在承受一定的压力,影响血液回流。

5. 双手手掌不是重叠放置,而呈交叉放置　此外,按压时要注意不要不自主地加快或放慢两手掌,也不要交叉放置,一定要重叠放置,否则影响按压效果。

第十一节　止血、包扎、骨折固定、搬运技术

一、止血

1. 出血的种类　出血可分为外出血和内出血两种。

（1）外出血　体表可见到。血管破裂后，血液经皮肤损伤处流出体外。

（2）内出血　体表见不到。血液由破裂的血管流入组织、脏器或体腔内。

根据出血的血管种类，还可分为动脉出血、静脉出血及毛细血管出血三种：

（1）动脉出血　血色鲜红，出血呈喷射状，与脉搏节律相同。危险性大。

（2）静脉出血　血色暗红，血流较缓慢，呈持续状，不断流出。危险性较动脉出血小。

（3）毛细血管出血　血色鲜红，血液从整个伤口创面渗出，一般不易找到出血点，常可自动凝固而止血。危险性小。

2. 失血的表现　一般情况下，一个成年人失血量在 500 ml 时，可以没有明显的症状。当失血量在 800 ml 以上时，伤者会出现面色、口唇苍白，皮肤出冷汗，手脚冰冷、无力，呼吸急促，脉搏快而微弱等。当出血量达 1 500 ml 以上时，会引起大脑供血不足，伤者出现视物模糊、口渴、头晕、神志不清或焦躁不安，甚至出现昏迷症状。

3. 外出血的止血方法

（1）指压止血法　指压止血法是一种简单有效的临时性止血方法。它根据动脉的走向，在出血伤口的近心端，通过用手指压迫血管，使血管闭合而达到临时止血的目的，然后再选择其他的止血方法。指压止血法适用于头、颈部和四肢的动脉出血。

（2）加压包扎止血法　是急救中最常用的止血方法之一，适用于小动脉、静脉及毛细血管出血。

操作方法：用消毒纱布或干净的手帕、毛巾、衣物等敷于伤口上，然后用三角巾或绷带加压包扎。压力以能止住血而又不影响伤肢的血液循环为合适。若伤处有骨折时，须另加夹板固定。关节脱位及伤口内有碎骨存在时不用此法。

（3）加垫屈肢止血法　适用于上肢和小腿出血。在没有骨折和关节伤时可采用。

（4）止血带止血法　当遇到四肢大动脉出血，使用上述方法止血无效时采用。常用的止血带有橡皮带、布条止血带等。不到万不得已时不要采用止血带止血。

4. 注意事项

（1）上止血带时，皮肤与止血带之间不能直接接触，应加垫敷料、布垫或将止血带扎在衣裤外面，以免损伤皮肤。

（2）上止血带要松紧适宜，以能止住血为度。扎松了不能止血，扎得过紧容易损伤皮肤、神经、组织，引起肢体坏死。

（3）上止血带时间过长，容易引起肢体坏死。因此，止血带上好后，要记录上止血带

的时间，并每隔 40～50 分钟放松一次，每次放松 1～3 分钟。为防止止血带放松后大量出血，放松期间应在伤口处加压止血。

(4) 运送伤者时，上止血带处要有明显标志，不要用衣物等遮盖伤口，以妨碍观察，并用标签注明上止血带的时间和放松止血带的时间。

二、包扎

常用的包扎材料有绷带、三角巾、四头带及其他临时替代用品（如干净的手帕、毛巾、衣物、腰带、领带等）。绷带包扎一般用于支持受伤的肢体和关节，固定敷料或夹板和加压止血等。三角巾包扎主要用于包扎、悬吊受伤肢体，固定敷料，固定骨折等。

常用的包扎法如下：

1. 环形绷带包扎法　此法是绷带包扎法中最基本的方法，多用于手腕、肢体、胸、腹等部位的包扎。

(1) 操作方法　将绷带作环形重叠缠绕，最后用扣针将带尾固定，或将带尾剪成两头打结固定。

(2) 注意事项

1) 缠绕绷带的方向应是从内向外，由下至上，从远端至近端。开始和结束时均要重复缠绕一圈以固定。打结、扣针固定应在伤口的上部，肢体的外侧。

2) 包扎时应注意松紧度，不可过紧或过松，以不妨碍血液循环为宜。

3) 包扎肢体时不得遮盖手指或脚趾尖，以便观察血液循环情况。

4) 检查远端脉搏跳动，触摸手脚有否发凉等。

2. 三角巾包扎法

(1) 三角巾全巾　三角巾全幅打开，可用于包扎或悬吊上肢。

(2) 三角巾宽带　将三角巾顶角折向底边，然后再对折一次。可用于下肢骨折固定或加固上肢悬吊等。

(3) 三角巾窄带　将三角巾宽带再对折一次。可用于足、踝部的“8”字固定等。

三、骨折固定

1. 骨折的种类

(1) 闭合性骨折　骨折处皮肤完整，骨折断端与外界不相通。

(2) 开放性骨折　外伤伤口深及骨折处或骨折断端刺破皮肤露出体表外。

(3) 复合性骨折　骨折断端损伤血管、神经或其他脏器，或伴有关节脱位等。

(4) 不完全性骨折　骨的完整性和连续性未完全中断。

(5) 完全性骨折　骨的完整性和连续性完全中断。

2. 骨折的症状　疼痛、肿胀、畸形、骨擦音、功能障碍、大出血。

3. 骨折的固定材料　夹板。

4. 急救原则和注意事项

(1) 要注意伤者伤口和全身状况，如伤口出血，应先止血，包扎固定。若有休克或呼吸、心跳骤停者应立即进行抢救。

(2) 在处理开放性骨折时，局部要作清洁消毒处理，用纱布将伤口包好，严禁把暴露在伤口外的骨折断端送回伤口内，以免造成伤口污染和再度刺伤血管和神经。

(3) 对于大腿、小腿、脊椎骨折的伤者，一般应就地固定，不要随便移动伤者，不要盲目复位，以免加重损伤程度。

(4) 固定骨折所用的夹板的长度与宽度要与骨折肢体相称，其长度一般应超过骨折上下两个关节为宜。

(5) 固定用的夹板不应直接接触皮肤。在固定时可用纱布、三角巾垫、毛巾、衣物等软材料垫在夹板和肢体之间，特别是夹板两端、关节骨头突起部位和间隙部位，可适当加厚垫，以免引起皮肤磨损或局部组织压迫坏死。

(6) 固定、捆绑的松紧度要适宜，过松达不到固定的目的，过紧影响血液循环，导致肢体坏死。固定四肢时，要将指(趾)端露出，以便随时观察肢体血液循环情况。如发现指(趾)苍白、发冷、麻木、疼痛、肿胀、甲床青紫时，说明固定、捆绑过紧，血液循环不畅，应立即松开，重新包扎固定。

(7) 对四肢骨折固定时，应先捆绑骨折断处的上端，后捆绑骨折断处的下端。如捆绑次序颠倒，则会导致再度错位。上肢固定时，肢体要屈着绑(屈肘状)；下肢固定时，肢体要伸直绑。

四、搬运

1. 搬运的方法　常用的搬运有徒手搬运和担架搬运两种。可根据伤者的伤势轻重和运送的距离远近而选择合适的搬运方法。徒手搬运法适用于伤势较轻且运送距离较近的伤者；担架搬运适用于伤势较重，不宜徒手搬运，且需转运距离较远的伤者。

2. 注意事项

(1) 移动伤者时，首先应检查伤者的头、颈、胸、腹和四肢是否有损伤，如果有损伤，应先作急救处理，再根据不同的伤势选择不同的搬运方法。

(2) 病(伤)情严重、路途遥远的伤病者，要做好途中护理，密切注意伤病者的神志、呼吸、脉搏以及病(伤)势的变化。

(3) 上止血带的伤者，要记录上止血带和放松止血带的时间。

(4) 搬运脊椎骨折的伤者，要保持伤者身体的固定。颈椎骨折的伤者除了身体固定外，还要有专人牵引固定头部，避免移动。

(5) 用担架搬运伤者时，一般头略高于脚，休克的伤者则脚略高于头。行进时伤者的脚在前，头在后，以便观察伤者情况。

(6) 用汽车、大车运送时，床位要固定，防止启动、刹车时晃动使伤者再度受伤。

第十二节 吸氧术

【用品】

氧气装置一套、鼻导管、棉签、胶布或用氧气面罩、扳钳、血管钳、漏斗各一。

【操作步骤】

1. 先检查流量表开关是否关紧。打开总开关,再慢慢打开流量表开关,连接鼻导管,观察氧气流出是否通畅,然后关闭流量表开关。

2. 将氧气筒推至床旁,使流量表开关向着便于操作的方向。

3. 向患者解释,以便取得合作。

【操作方法】

(一) 鼻导管法

1. 用湿棉签清洁鼻腔。

2. 打开流量表先调节氧流量,后连接鼻导管,将鼻导管用水湿后,自一侧鼻孔轻轻插入至鼻咽部,长度约为鼻尖至耳垂的2/3。

3. 用胶布将鼻导管固定于鼻翼或鼻背及面颊部。

4. 调节氧气流量。缺氧伴有严重二氧化碳潴留者为1~2 L/min,无二氧化碳潴留患者为2~4 L/min;心脏病、肺水肿患者,可用4~6 L/min(一般成人氧流量2~4 L/min;严重缺氧者4~6 L/min,小儿1~2 L/min)。观察吸氧情况并记录吸氧时间。

5. 停用氧气时,先分离鼻导管和玻璃接头,后关流量表小开关,取下鼻导管置于弯盘内,清洁面部并去除胶布痕迹,关闭总开关,重开小开关,放余氧,关开关,记录停氧时间。

此法节省氧气,但可刺激鼻腔黏膜,长时间应用,患者感觉不适。

(二) 口罩法

以漏斗代替鼻导管,多用于婴幼儿。将漏斗罩于患儿口鼻处,距离皮肤1~3 cm。也可用绷带适当固定,以防移动。一般流量为4~5 L/min。

(三) 面罩法

1. 检查面罩各部功能是否良好。

2. 放上面罩,使与患者面部密合,以橡皮带固定。

3. 调节流量。一般为3~4 L/min,严重缺氧者为7~8 L/min。

4. 本法适用于无二氧化碳潴留的患者。

(四) 鼻塞法

适用于较长时间用氧者,无导管刺激黏膜的缺点,患者舒适,使用方便。

1. 拭净鼻腔，将鼻塞塞入一只鼻孔，鼻塞大小以恰能塞严鼻孔为宜，勿深塞入鼻腔。

2. 调节流量同鼻导管法。

【注意事项】

1. 做到防火、防油、防震。氧气筒存放阴凉处，周围严禁烟火或放置易燃物品，禁止在筒的螺旋处涂油。

2. 过程中，经常观察患者缺氧情况有无改善，氧气装置有无漏气，流量表指示与流量是否正确。调节流量时，应充分离导管或移动面罩后进行，以防高压氧冲入呼吸道损伤黏膜。

3. 用氧者，应经常检查鼻导管是否通畅，每 8～12 小时更换鼻导管一次，并更换鼻孔插入，以减少对鼻黏膜的刺激与压迫。

4. 筒内氧气切勿用尽，至少保留 493.3 kPa 压力，以防外界空气及杂质进入筒内，于再充气时引起爆炸。

5. 氧气筒要有标志，注明“满”或“空”字，以便于使用时鉴别。各班交接班时，应检查氧气装置是否有缺损、漏气，氧气量是否够用，如有缺损、漏气应及时补充及修理，以免影响急救和治疗。

【吸氧术介绍】

1. 如何选择吸氧方法

(1) 鼻导管给氧　插入较深，不易滑出，适合神志不清或昏迷患者。

(2) 导气管给氧　适用于失去知觉者。

(3) 鼻塞法　适用于需较长时间给氧者，如心肌梗死、休克等。

(4) 面罩给氧　适合于过度通气而引起的低氧血症患者。

(5) 面帐及氧气帐给氧　适用于小儿。

(6) 环甲膜穿刺给氧　只能作为提供有效通气的暂时措施。

(7) 食管封闭导管　只适宜作为昏迷无自主呼吸者而不能作气管内插管时的一种暂时手段。

(8) 气管内插管　昏迷无自发呼吸者。

(9) 气管切开置管　为较理想的人工气道。

2. 吸氧术注意问题

(1) 吸氧在流量方面应注意的问题　缺氧和二氧化碳滞留并存者如慢性阻塞性肺病等慢性呼吸衰竭患者，应以低流量、低浓度持续给氧为宜。慢性缺氧患者长期二氧化碳分压高，其呼吸主要靠缺氧刺激颈动脉体和主动脉弓化学感受器，沿神经上传至呼吸中枢，反射性地引起呼吸。若高流量、高浓度给氧，则缺氧反射性刺激呼吸的作用消失，导致呼吸抑制，二氧化碳滞留更严重，可发生二氧化碳麻醉，甚至呼吸停止，故掌握吸氧浓度至关重要。

(2) 吸氧在时间长短方面应注意的问题　长时间吸高浓度氧可产生氧的毒性作用，影响到肺、中枢神经系统、红细胞生成系统、内分泌系统及视网膜，其中最重要的是氧对呼吸器官的副作用。一般情况下连续吸纯氧 6 小时后，即可出现恶心、烦躁不安、面色苍白、咳嗽、胸痛；吸氧 24 小时后，肺活量可减少；吸纯氧 1～4 天后可发生进行呼吸困难。氧中毒的程度主要取决于吸入气的氧分压及吸入时间。

目前认为吸入 60％～70％的氧在 101.3 kPa 下可安全使用 24 小时；40％～50％的氧则能继续使用 24 小时；如吸氧浓度大于 40％，2～3 天后氧中毒的可能性大为增加。所以对需要氧疗的患者应有的放矢，不能因低氧血症而盲目提高氧浓度(如有肺内右向左分流的存在，提高吸氧浓度无效)。

第十三节　吸痰术

【用品】

治疗盘、粗细适宜的吸痰管数根、玻璃 T 形管一只(连接吸痰管及吸引器导管)、纱布数块、棉签、压舌板、开口器、治疗碗内盛生理盐水或温开水、镊子、弯盘。

【操作步骤】

1. 吸引前先检查吸引器效能是否良好，吸引导管是否通畅。

2. 将患者头侧向一侧，并略向后仰。昏迷患者可用压舌板将口启开，吸痰管由口腔插至咽喉部，患者吸气时将吸痰管插入气管。如口腔吸痰有困难时，可由鼻腔插入(颅底骨折患者禁用)；气管插管或气管切开患者，可由插管或套管内插入。

3. 插入吸痰管前，打开吸引器开关，但应放开 T 形管侧孔，待吸痰管插入气管一定深度时，立即按闭侧孔即可吸痰。吸痰时，吸痰管应自下慢慢上移，并左右旋转，以吸净痰液，防止固定一处吸引而损伤黏膜。吸痰管取出后，吸水冲洗管内痰液，以免阻塞。

4. 一次吸痰不应超过 15 秒。吸痰后冲洗吸痰管，关上吸引器开关，吸痰管放入治疗碗内，定期煮沸消毒备用。用盐水棉签清洁口腔，同时检查黏膜有无损伤。每次吸痰均应更换消毒吸痰管，气管切开患者更应注意无菌操作。

第四章　常用穿刺技术

第一节　骨髓穿刺术

【实验目的】

1. 掌握骨髓穿刺术的步骤和方法，熟练掌握本项临床技能。
2. 熟悉骨髓穿刺的适应证及禁忌证。
3. 了解穿刺经过层次。

【实验方法】

1. 教师示教骨髓穿刺整个过程。
2. 在教师指导下以模拟人练习穿刺技术。
3. 学生提出问题，教师答疑。

【仪器与用品】

骨髓穿刺针 1 具、穿刺包 1 个(内有洞巾、钳子等)、示教用利多卡因 1 支、无菌手套 2 副、碘伏消毒液、胶带等。

【实验内容】

(一)适应证

1. 各种血液病的诊断、鉴别诊断及治疗随访。
2. 不明原因的红细胞、白细胞、血小板数量增多或减少及形态学异常。
3. 不明原因发热的诊断与鉴别诊断，可作骨髓培养，骨髓涂片找寄生虫等。

(二) 禁忌证

血友病。

(三) 术前准备

1. 了解、熟悉患者病情。
2. 与患者及家属谈话，交代检查目的、检查过程及可能发生情况，并签字。
3. 器械准备：骨髓穿刺包、消毒剂、麻醉剂、无菌棉签、手套、洞巾、注射器、纱布以及胶布。

4. 操作者熟悉操作步骤，戴口罩、帽子。

（四）操作步骤

1. 选择穿刺部位

髂前上棘穿刺点：位于髂前上棘后 1～2 cm 的髂嵴上（图 4－1）。

髂后上棘穿刺点：位于骶椎两侧，臀部上方突出的部位。

胸骨穿刺点：胸骨柄或胸骨体相当于第 1、第 2 肋间隙的位置（图 4－2）。

腰椎棘突穿刺点：位于腰椎棘突突出处。

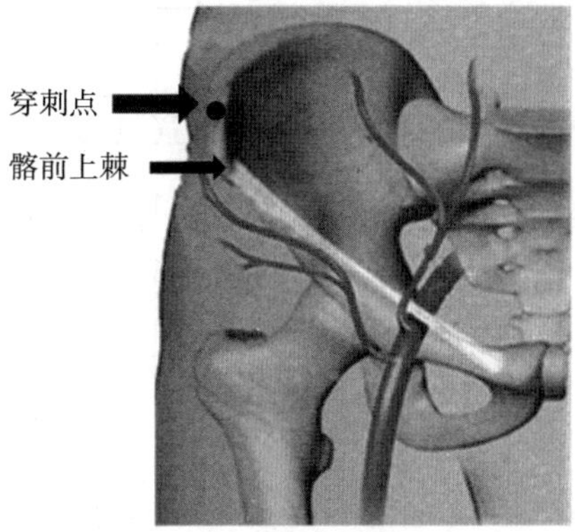

图 4－1　髂前上棘穿刺点

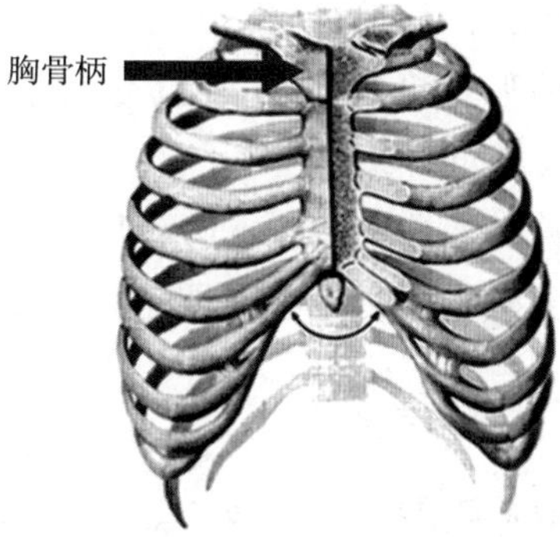

图 4－2　胸骨穿刺点

2. 体位　胸骨和髂前上棘为穿刺点时，患者取仰卧位；棘突为穿刺点时，患者取坐位或侧卧位；髂后上棘为穿刺点时患者取侧卧位。

3. 术区准备　术者戴无菌手套，常规消毒局部皮肤，盖无菌洞巾，用 2％利多卡因作局部皮肤、皮下及骨膜麻醉。

4. 穿刺　将骨髓穿刺针固定器固定在适当的长度位置上（胸骨穿刺约 1.0 cm，髂骨穿刺约 1.5 cm）。术者左手拇指和示指固定穿刺部位，右手持针向骨面垂直刺入（胸骨穿刺时，应保持针体与胸骨成 30°～40°角）。针尖接触骨质后，左右旋转针体，缓慢钻刺，当感到阻力消失、穿刺针在骨内固定时，表示针尖已进入髓腔。

5. 抽吸骨髓　拔出针芯，放在无菌盘内，接上 10 ml 或 20 ml 无菌干燥注射器，用适当力量抽吸适量骨髓液送检（首先应抽吸 0.1～0.2 ml 用作制备骨髓涂片；若需作骨髓细菌培养或造血干细胞培养，应在制备骨髓涂片后再抽吸 1～2 ml 骨髓液送检）。

6. 制片　抽取的骨髓液滴在载玻片上，迅速作有核细胞计数并涂片数张备用。

7. 抽不出骨髓的处理　若未能抽出骨髓液，应再插入针芯，稍加旋转针体，或再钻入少许或退出少许，拔出针芯，再行抽吸。若仍抽不出骨髓液，则应考虑更换部位穿刺或作骨髓活组织检查术。

8. 术毕处理　抽吸完毕，插入针芯。术者左手取无菌纱布置于针孔处，右手将穿刺针一起拔出，随即将纱布盖住针孔，并按压数分钟，再用胶布将纱布加压固定。

（五）术后处理

1. 术后应嘱患者静卧休息，同时做好标记并送检骨髓片，清洁穿刺场所，做好穿刺记录。

2. 抽取骨髓和涂片要迅速，以免凝固。需同时作周围血涂片，以作对照。

(六) 注意事项

1. 术前应做止、凝血检查。有出血倾向者，操作时应特别注意。血友病患者禁止做本项检查。

2. 穿刺针进入骨质后避免摆动过大，以防折断。

3. 胸骨穿刺时，不应用力过猛，避免穿透内侧骨板。

4. 若穿刺时感到骨质坚硬，穿不进髓腔时，应做骨骼 X 线检查，以排除大理石骨病。不可强行操作，以防断针。

5. 抽吸骨髓液时，逐渐加大负压，做细胞形态学检查时，抽吸量不宜过多，否则使骨髓液稀释，但也不宜过少。

6. 骨髓液抽取后应立即涂片。

7. 多次干抽时应进行骨髓活检。

【考官提醒】

考试时需要口述：戴口罩、帽子，术前测血压。令患者取体位，取髂前上棘、髂后上棘或胸骨为穿刺点。常规消毒、铺巾。询问患者过敏史，局部麻醉至骨膜。胸骨穿刺时需与胸骨呈 30°～40°角，而髂骨穿刺时应垂直骨面。待固定后，即进入髓腔。接预留一定空气的 20 ml 注射器，抽吸 0.1～0.2 ml(恰好充满注射器尖即可)迅速涂片，送检，穿刺后拔针，覆盖无菌纱布、轻压。

第二节　胸膜腔穿刺术

【实验目的】

1. 掌握胸膜腔穿刺术的步骤和方法，熟练掌握本项临床技能。

2. 熟悉胸膜腔穿刺的适应证及禁忌证。

3. 了解穿刺经过层次。

【实验方法】

1. 教师示教胸膜腔穿刺整个过程。

2. 在教师指导下以模拟人练习穿刺技术。

3. 学生提出问题，教师答疑。

【仪器与用品】

胸膜腔穿刺针1具、穿刺包1个(内有洞巾、钳子等)、示教用利多卡因1支、无菌手套2副、碘伏消毒液、胶带等。

【实验内容】

(一) 适应证

1. 诊断原因未明的胸腔积液,可作诊断性穿刺,作胸腔积液涂片、培养、细胞学和生化学检查以明确病因。

2. 治疗胸膜腔大量积液、气胸产生的压迫症状,可抽液或抽气以减压;急性脓胸或恶性肿瘤侵及胸膜腔引起积液,可抽液或注入药物。

(二) 胸腔积液的X线片表现

当胸腔积液量达0.3～0.5 L时,胸部X线检查显示肋膈角变钝(图4-3)。

随着胸腔积液增多,肋膈角消失,显示一凹面向上,外侧高内侧低的弧形积液影(图4-4)。大量胸腔积液时,整个患侧胸部呈致密影,纵隔和气管被推向健侧。局限包裹性积液可发生于胸膜腔任何部位。肺底积液时显示一侧膈肌明显升高或胃底气泡影与肺下缘之间明显加宽。在胸部X线片与胸膜腔积液量判断:胸腔积液在第4前肋间以下称为少量胸腔积液;第4前肋与第2肋之间属于中等量胸腔积液;积液位于第2前肋以上为大量胸腔积液(图4-5)。

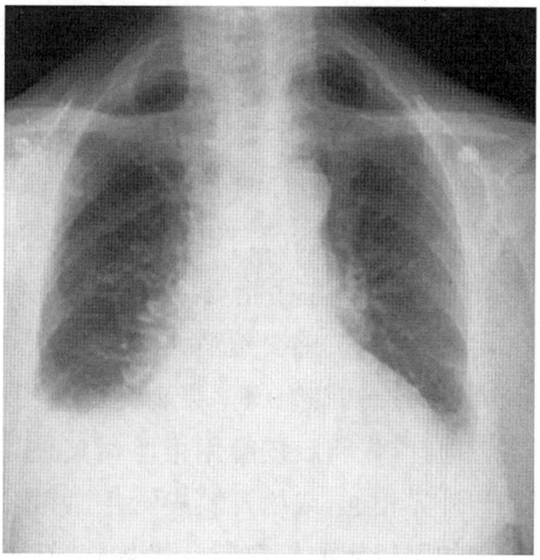

图4-3　肋膈角变钝

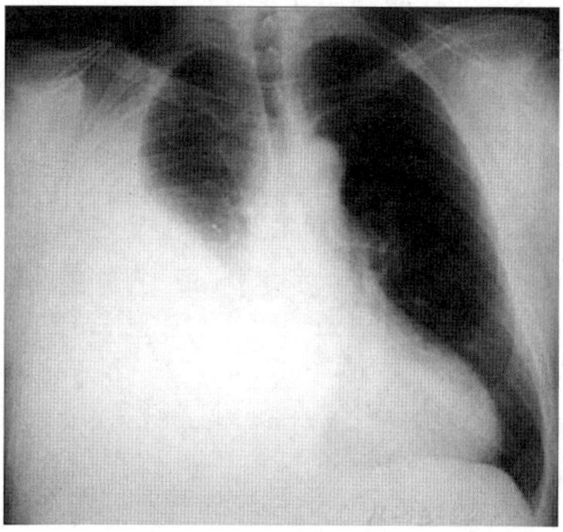

图4-4　胸腔弧形积液

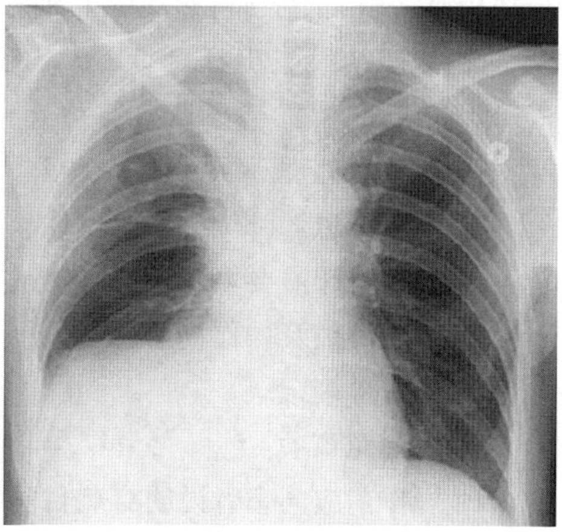

图4-5　少量胸腔积液

(三) 术前准备

1. 了解、熟悉患者病情。

2. 与患者及家属谈话，交代检查目的、大致过程、可能出现的并发症等，并签字。

3. 器械准备：消毒用具(无菌纱块、碘伏、消毒棉签)、标本送检试管、无菌胸膜腔穿刺包、无菌胸膜腔引流管及引流瓶、手套、洞巾、注射器及胶布。

4. 操作者熟悉操作步骤，戴无菌帽、口罩。

(四) 操作步骤

1. 嘱患者取坐位面向椅背，两前臂置椅背上，前额伏于前臂上，自然呼吸。不能起床者可取半坐位，患侧前臂上举抱于枕部。

2. 穿刺点可行超声波定位，或选在胸部叩诊实音最明显部位进行，胸腔积液较多时一般常取肩胛线或腋后线第 7～8 肋间，有时也选腋中线第 6～7 肋间或腋前线第 5 肋间隙为穿刺点。包裹性积液可结合 X 线片或 B 型超声检查确定穿刺方向与深度，以确保穿刺成功。穿刺点用蘸甲紫(龙胆紫)的棉签在皮肤上作标记。气胸患者选择锁骨中线第 2 肋间或腋中线第 4～5 肋间。

3. 戴无菌手套，常规消毒皮肤，覆盖消毒洞巾。

4. 选下一肋骨的上缘为穿刺点，用 2%利多卡因局部麻醉，先注射皮下出现皮肤橘皮样皮丘改变，然后自皮至胸膜壁层进行逐层麻醉。

5. 术者以左手指与中指固定穿刺部位的皮肤，右手将穿刺针在局部麻醉部位缓缓刺入，当针锋抵抗感突然消失时，表明已穿入胸膜腔。助手用止血钳协助固定穿刺针，以防刺入过深损伤肺组织。穿刺针可应用三通穿刺针或较粗的长针后接胶皮管，穿刺前应关闭三通针，先将胶皮管用止血钳夹住，然后进行穿刺。穿入胸膜腔后再转动三通活栓使其与外界相通，或松开胶皮管止血钳，抽取胸腔积液。

如用较粗的长穿刺针代替胸膜腔穿刺针时，应先将针座后连接的胶皮管用血管钳夹住，然后进行穿刺，进入胸膜腔后再接上注射器，松开止血钳，抽吸胸膜腔内积液，抽满后再次用血管钳夹闭胶管，然后取下注射器，将液体注入弯盘，计量或送检。

6. 抽液结束拔出穿刺针，覆盖无菌纱布，稍用力压迫片刻，用胶布固定后嘱患者静卧。

(五) 术后处理

1. 术后嘱患者卧位或半卧位休息半小时，测血压并观察病情有无变化。

2. 根据临床需要填写检验单，分送标本。

3. 清洁器械及操作场所。

4. 做好穿刺记录。

(六) 注意事项

1. 操作前应向患者说明穿刺目的，消除顾虑；对精神紧张者，可于术前半小时给地西泮 10 mg，或可待因 0.03 g 以镇静止痛。

2. 操作过程中密切观察患者反应，如有头晕、面色苍白、出汗、心悸、胸部压迫感或剧痛、昏厥等胸膜反应；或出现持续性咳嗽、气短等现象，立即停止抽液，并皮下注射 0.1% 肾上腺素 0.3～0.5 ml，或进行对症处理。

3. 一次抽液不应过多、过快，诊断性抽液，50～100 ml 即可；减压抽液，首次不超过 600 ml，以后每次不超过 1 000 ml，以防一次大量迅速抽液后出现复张后肺水肿；如为脓胸，每次尽量抽尽。疑为化脓性感染时，助手用无菌试管留取标本，行涂片革兰染色镜检、细菌培养及药敏试验。检查瘤细胞，为提高阳性检出率至少需 100 ml，并应立即送检，以免细胞自溶。

4. 严格无菌操作，操作中要防止空气进入胸膜腔，始终保持胸膜腔负压。

5. 应避免在第 9 肋间以下穿刺，以免刺破膈肌损伤腹腔脏器。进针部位沿肋骨上缘以免损伤肋间血管。

6. 恶性胸腔积液，可注射抗肿瘤药或硬化剂诱发化学性包膜炎，促使脏层与壁层胸膜粘连，闭合胸膜腔，防止胸腔积液重新积聚。

【考官提醒】

考试时需要口述：戴口罩、帽子，术前测血压。令患者坐位面向椅背，两前臂置于椅背，自然呼吸，取超声定位，胸部叩诊实音处。一般取肩胛下角线或腋后线第 7～8 肋间，也可选腋中线 6～7 肋间或腋前线第 5 肋间为穿刺点。常规消毒、铺巾。询问患者过敏史，选下一肋骨上缘为穿刺点。2%利多卡因逐层局部麻醉。关闭三通管后，进行穿刺，穿刺后打开三通管，抽取胸腔积液。注意胸膜反应，抽液不宜过快。

第三节　腹膜腔穿刺术

【实验目的】

1. 掌握腹膜腔穿刺术的步骤和方法，熟练掌握本项临床技能。
2. 熟悉腹膜腔穿刺的适应证及禁忌证。
3. 了解穿刺经过层次。

【实验方法】

1. 教师示教腹膜腔穿刺整个过程。
2. 在教师指导下以模拟人练习穿刺技术。
3. 学生提出问题，教师答疑。

【仪器与用品】

腹膜腔穿刺针 1 具、穿刺包 1 个（内有洞巾、钳子等）、示教用利多卡因 1 支、无菌手套

2 副、碘伏消毒液、胶带等。

【实验内容】

(一) 适应证

1. 诊断未明的腹部损伤、腹腔积液，可作诊断性穿刺。

2. 大量腹腔积液致腹部胀痛或呼吸困难时，可穿刺放液以缓解症状。

3. 某些疾病如腹腔感染、肿瘤、结核等可以腹腔给药治疗。

(二) 禁忌证

1. 肝性脑病先兆，放腹水可加速肝性脑病发作。

2. 结核性腹膜炎有粘连性包块者。

3. 非腹水患者，包括巨大卵巢囊肿、包虫病性囊性包块。

(三) 术前准备

1. 了解、熟悉患者病情。

2. 与患者及家属谈话，交代检查目的、大致过程、可能出现的并发症等，并签字。

3. 术前嘱患者排尿以防穿刺损伤膀胱。

4. 器械准备：腹膜腔穿刺包、消毒剂、麻醉剂、无菌棉签、手套、洞巾、注射器、纱布以及胶布。

5. 操作者熟悉操作步骤，戴口罩、帽子。

(四) 操作步骤

1. 根据病情和需要可取平卧位、半卧位或稍左侧卧位，并尽量使患者舒适，以便能耐受较长手术时间。

2. 选择适宜的穿刺点：①左下腹部脐与髂前上棘连线的中、外 1/3 交点处，不易损伤腹壁动脉；②侧卧位穿刺点在脐水平线与腋前线或腋中线交叉处较为安全，常用于诊断性穿刺；③脐与耻骨联合连线的中点上方 1.0 cm，稍偏左或偏右 1.0～1.5 cm 处，无重要器官且易愈合；④少数积液或包裹性积液，可在 B 超引导下定位穿刺。

3. 戴无菌手套，穿刺部位常规消毒及盖洞巾，用 2%利多卡因先自皮肤皮内注射至橘皮样变皮丘至腹膜壁层做局部麻醉。

4. 术者用左手固定穿刺部皮肤，右手持针经麻醉处垂直刺入腹壁，然后倾斜 45°～60°，进 1～2 cm 后再垂直刺于腹膜壁层，待感针峰抵抗感突然消失时，表示针头已穿过腹膜壁层即可抽取腹水，并将抽出液放入试管中送检。作诊断性穿刺时，可直接用 20 ml 或 50 ml 注射针及适当针头进行。大量放液时，可用 8 号或 9 号针头，并在针座接一橡皮管，再夹输液夹子以调节速度，将腹水引入容器中以备测量和化验检查。注意放液不宜过多、过快，肝硬化患者一般一次不宜超过 3 000 ml。

5. 放液后拔出穿刺针，覆盖消毒纱布，以手指压迫数分钟，再用胶布固定。大量放液后，需束以多头腹带，以防腹压骤降、内脏血管扩张起血压下降或休克。

(五) 术后处理

1. 术后嘱患者平卧休息 1～2 小时，避免朝穿刺部位侧卧位。测血压并观察病情有无变化。

2. 根据临床需要填写检验单，分送标本。

3. 清洁器械及操作场所。

4. 做好穿刺记录。

(六) 注意事项

1. 腹膜腔穿刺前须告知患者排空膀胱，以防穿刺时损伤充盈的膀胱(图 4－6)。

2. 放液不宜过快、过多，一次放液通常为 3 000～4 000 ml(图 4－7)。

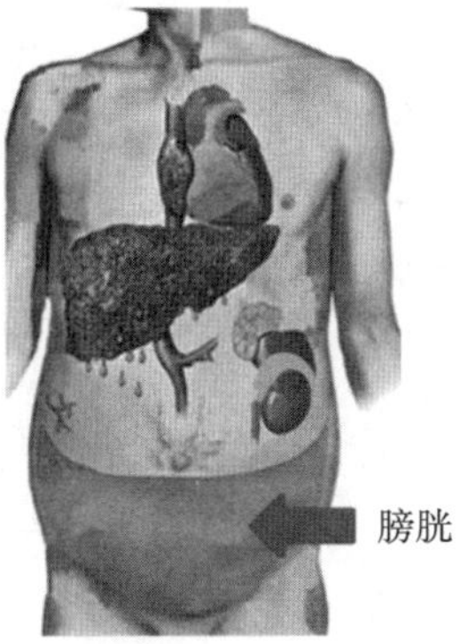

图 4－6　充盈的膀胱

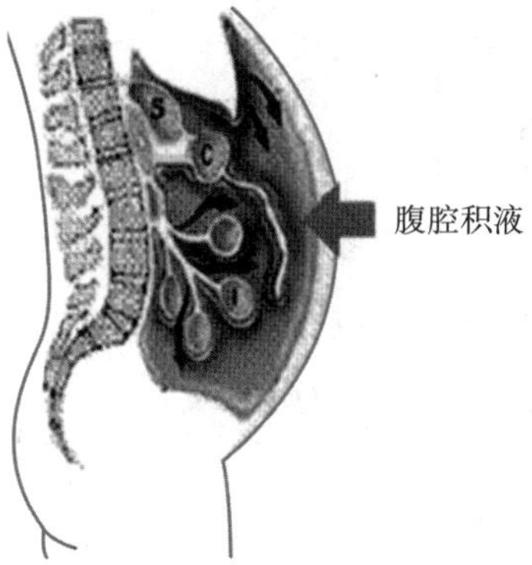

图 4－7　腹水

3. 若腹水流出不畅，可将穿刺针稍作移动或稍变换体位。

4. 术中应随时询问患者有无头晕、恶心、心悸等症状，并密切观察患者呼吸、脉搏及面色等，若有异常应停止操作，并作适当处理。

5. 放液后应拔出穿刺针，覆盖消毒纱布，再用胶布固定。大量放液后应束以多头腹带，以防腹压骤降、内脏血管扩张引起休克。

6. 对大量腹水患者，为防止漏出，可斜行进针，皮下穿行 1～2 cm 后再进入腹膜腔。术后嘱患者平卧，并使穿刺孔位于上方以免腹水漏出。若有漏出，可用蝶形胶布或火棉胶粘贴。

7. 作诊断性穿刺时，应立即送验腹水行常规、生化、细菌培养和脱落细胞检查。

【考官提醒】

考试时需要口述：戴口罩、帽子，术前测血压。令患者以较能耐受的体位，选择反麦氏点为穿刺点，常规消毒、铺巾。询问患者过敏史，2%利多卡因逐层局部麻醉。穿刺针先垂直进入腹壁，而后倾斜 45°～60°进 1～2 cm，再垂直穿刺于腹膜壁层。抽取腹水，抽液不宜过快、过多。

第四节　腰椎穿刺术

【实验目的】

1. 掌握腰椎穿刺术的步骤和方法，熟练掌握本项临床技能。
2. 熟悉腰椎穿刺的适应证及禁忌证。
3. 了解穿刺经过层次。

【实验方法】

1. 教师示教腰椎穿刺整个过程。
2. 在教师指导下以模拟人练习穿刺技术。
3. 学生提出问题，教师答疑。

【仪器与用品】

腰椎穿刺针 1 具、穿刺包 1 个（内有洞巾、钳子等）、示教用利多卡因 1 支、无菌手套 2 副、碘伏消毒液、胶带等。

【实验内容】

（一）适应证

1. 中枢神经系统炎症性疾病的诊断与鉴别诊断　包括化脓性脑膜炎、结核性脑膜炎、病毒性脑膜炎、霉菌性脑膜炎、乙型脑炎等。

2. 脑血管意外的诊断与鉴别诊断　包括脑溢血、脑梗死、蛛网膜下隙出血等。

3. 肿瘤性疾病的诊断与治疗　用于诊断脑膜白血病，并通过腰椎穿刺鞘内注射化疗药物治疗脑膜白血病。

4. 测定颅内压力和了解蛛网膜下隙是否阻塞等。

（二）禁忌证

1. 可疑颅内高压、脑疝。
2. 可疑颅内占位性病变。
3. 休克等危重患者。
4. 穿刺部位有炎症。

（三）术前准备

1. 了解病情，作必要的体格检查，如意识状态、生命征等。
2. 与患者及家属谈话，交代检查目的、检查过程、可能出现的反应及应对措施，并签字。

3. 器械准备：腰椎穿刺包、脑压表、消毒剂、麻醉剂、无菌棉签、手套、洞巾、注射器、纱布以及胶布。

4. 操作者熟悉操作步骤，戴口罩、帽子。

（四）操作步骤

1. 体位 患者侧卧位于硬板床上，背部与床面垂直。头向前胸部屈曲，双手抱膝紧贴腹部，使躯干呈弓形。或由助手协助使患者躯干呈弓形。

2. 确定穿刺点 双侧髂后上棘连线与后正中线交会处为穿刺点。一般取第3～4腰椎棘突间隙。有时可上移或下移一个腰椎间隙(图4-8)。

3. 戴无菌手套，常规消毒皮肤，盖洞巾，用2%利多卡因自皮肤到椎间韧带作局部麻醉(图4-9)。

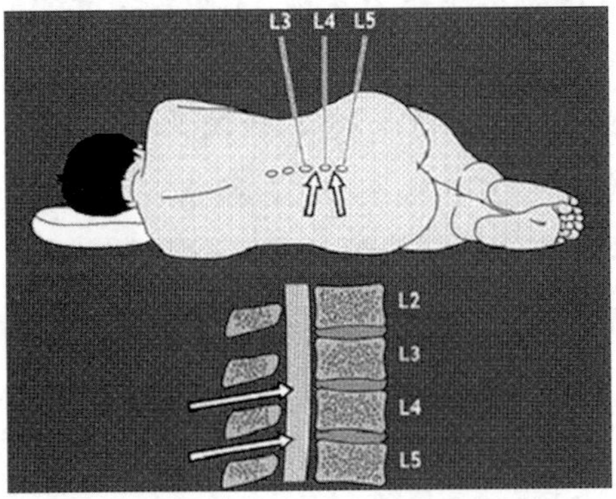

图4-8 腰椎穿刺点

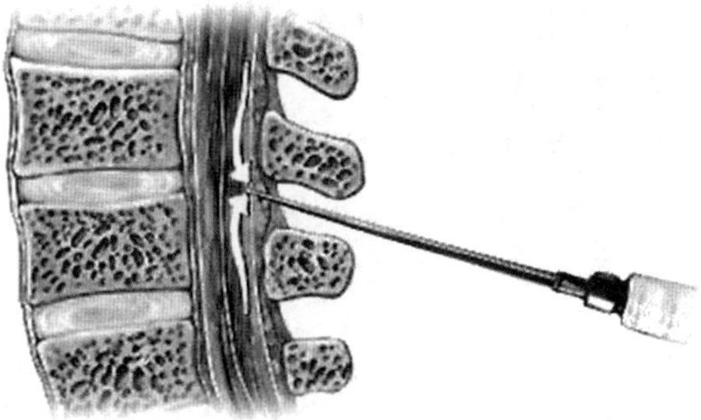
图4-9 腰椎局部麻醉

4. 术者左手固定穿刺点皮肤，右手持穿刺针，以垂直背部的方向或略向头侧缓慢刺入，针尖稍斜向头部、针体偏向臀部，成人进针深度为4～6 cm，儿童则为2～4 cm。当针头穿过韧带与硬脑膜时，有阻力突然消失的落空感。此时将针芯慢慢抽出(以防脑脊液迅速流出，造成脑疝)，可见脑脊液流出。

5. 测量脑脊液压力：放液前先接上测压管测量压力。正常侧卧位脑脊液压力为70～180 mm H_2O(1 mm H_2O=9.8 Pa)，或40～50滴/分。Queckenstedt试验：是了解蛛网膜下隙是否阻塞的一个试验。方法是在初次测压后，助手先压迫一侧颈静脉约10秒，再压迫另一侧，最后双侧同时按压。正常时压迫颈静脉后，脑脊液压力迅速升高一倍左右，解除压迫后10～20秒，迅速降至原来水平，此为梗阻试验阴性。若施压后压力缓慢上升，去除压力后压力缓慢下降，示有不完全阻塞。颅内压增高者禁做此试验。

6. 撤去测压管，收集脑脊液2～5 ml送检；如需作培养时，应用无菌操作法留标本。

7. 术毕，将针芯插入后一起拔出穿刺针，覆盖消毒纱布，用胶布固定。

（五）术后处理

1. 术后患者去枕俯卧(若有困难可平卧)4～6小时，以免引起低颅压头痛。测血压并观察病情有无变化。

2. 根据临床需要填写检验单，分送标本。

3. 清洁器械及操作场所。

4. 做好穿刺记录。

(六) 注意事项

1. 严格掌握禁忌证。疑有颅内压增高且眼底有视盘明显水肿，或有脑疝先兆者；患者处于休克、衰竭或濒危状态；局部皮肤有炎症；颅后窝有占位性病变时，禁忌穿刺。

2. 穿刺时患者出现呼吸、脉搏、面色异常，应立即停止操作，并作相应处理。

3. 鞘内注药时，应先放出适量脑脊液，然后以等量液体稀释药物后注入。

【考官提醒】

考试时需要口述：戴口罩、帽子，术前测血压。令患者侧卧于硬板床上，背部垂直床面，躯干弯曲弓形，取双侧髂嵴最高点连线与后正中线的交会处为穿刺点，常规消毒、铺巾。询问患者过敏史，局部麻醉。垂直腰部，针尖稍向头侧的方向刺入，成人进针深度为4～6 cm，儿童为2～4 cm。感觉落空感，针芯缓慢退出。测压与抽放液，放液前先接上测压管测量压力。正常侧卧位脑脊液压力为70～180 mmH_2O 或40～50滴/分。撤去测压管，收集脑脊液2～5 ml送检。如需作培养时，应用无菌操作法留标本。行压颈试验。术后去枕平卧6小时。

第五节　心包腔穿刺术

【实验目的】

1. 明确心包腔积液的病因。

2. 抽取心包腔积液，以解除心脏压塞症状。

3. 心包腔内注入药物。

【实验方法】

1. 教师示教心包穿刺全过程。

2. 在教师指导下以模拟人练习穿刺技术。

3. 学生提出问题，教师答疑。

【仪器与用品】

常规消毒治疗盘；无菌心包腔穿刺包，内有心包腔穿刺针(针座接胶管)、5 ml和50 ml注射器、7号针头、血管钳、洞巾、纱布；其他用物如1%普鲁卡因、无菌手套、试管、量杯等；备用心电图机，抢救药品，心脏除颤器和人工呼吸器。

【实验内容】

（一）适应证

心包腔穿刺术常用于判定积液的性质与病原；有心脏压塞时，穿刺抽液以减轻症状；化脓性心包炎时，穿刺排脓、注药。

（二）操作步骤

1. 术前作普鲁卡因皮试。向患者说明穿刺目的，消除紧张情绪，必要时给予镇静剂。

2. 患者取半卧位，检查血压和心率，并作记录。

3. 穿刺部位

(1) 剑突下与左肋缘相交的夹角处。

(2) 左侧第 5 肋间，心浊音界内侧 1～2 cm 处。

4. 常规皮肤消毒，打开穿刺包及无菌手套，协助医师穿刺。

5. 术者铺巾，局部麻醉后，持穿刺针并用血管钳夹紧胶管按选定部位及所需方向缓慢推进。当刺入心包腔时，感到阻力突然消失，并有心脏搏动感，即固定针头，助手协助抽液。

6. 抽液完毕，若需注入药物，将事先准备好的药物注入后拔出穿刺针，局部盖以纱布，用胶布固定。

（三）注意事项

1. 严格掌握适应证。因此术有一定危险性，应由有经验医师操作或指导，并应在心电图监护下进行穿刺，较为安全。

2. 术前须进行心脏超声检查，确定液平段大小与穿刺部位，选液平段最大、距体表最近点作为穿刺部位，或在超声显像指导下进行穿刺抽液更为准确、安全。

3. 术前应向患者作好解释，消除顾虑，并嘱其在穿刺过程中切勿咳嗽或深呼吸。术前半小时可服地西泮(安定)10 mg 与可待因 0.03 g。

4. 麻醉要完善，以免因疼痛引起神经源性休克。

5. 抽液量第一次不宜超过 100～200 ml，以后再抽渐增到 300～500 ml。抽液速度要慢，过快、过多，使大量血回心可导致肺水肿。

6. 如抽出鲜血，应立即停止抽吸，并严密观察有无心脏压塞出现。

7. 取下空针前夹闭橡皮管，以防空气进入。

8. 术中、术后均需密切观察呼吸、血压、脉搏等的变化。

第五章　妇产科常用操作规范

第一节　四步触诊法

【目的要求】

掌握腹部四步触诊的顺序手法及目的。

【实践学时】

1 学时。

【形式与地点】

示教法与模拟操作，在实验室或示教室练习。

【用物准备】

孕妇模型。

【组织管理】

1. 教师在孕妇模型上演示腹部四步触诊的顺序手法。
2. 在教师指导下，每 4～6 人为一组，在孕妇模型上练习腹部四步触诊。
3. 教师抽测、小结。

【内容与方法】

1. 体位　孕妇排尿后，仰卧于检查床上，暴露腹部，双腿略屈外展，腹肌放松。前三步触诊时，检查者位于孕妇右侧并面对孕妇头部，第四步触诊时，检查者则面对孕妇足部，动作要轻柔。

2. 四步触诊顺序　触诊的目的是了解胎儿大小、胎先露、胎方位。

第一步　检查者双手置于子宫底部，先确定子宫底高度，估计宫底高度与孕周是否相符，再以双手指腹交替轻推，分辨宫底处是胎体的哪一部分，圆而硬有浮球感的为胎头，宽而软不规则的为胎臀。如图 5－1。

第二步 检查者双手置于子宫两侧，一只手固定，另一只手深按，两手交替进行。分辨胎背及胎儿四肢各在母体腹壁的哪一侧，平坦饱满者为胎背，高低不平、有结节者为胎儿肢体。如图 5-2。

第三步 检查者右手拇指与其余四指分开，置于耻骨联合上方，握住先露部，按第一步特点判断先露是头还是臀；再左右推动先露部，以确定是否入盆，能被推动提示未入盆，反之提示入盆。如图 5-3。

第四步 两手分别插入先露部两侧，向骨盆入口深按，再一次核对先露部的诊断是否正确，并确定先露部入盆程度。如图 5-4。

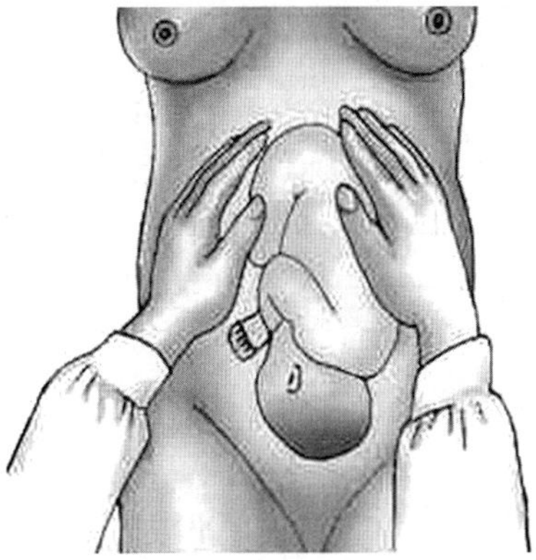

图 5-1 第一步手法

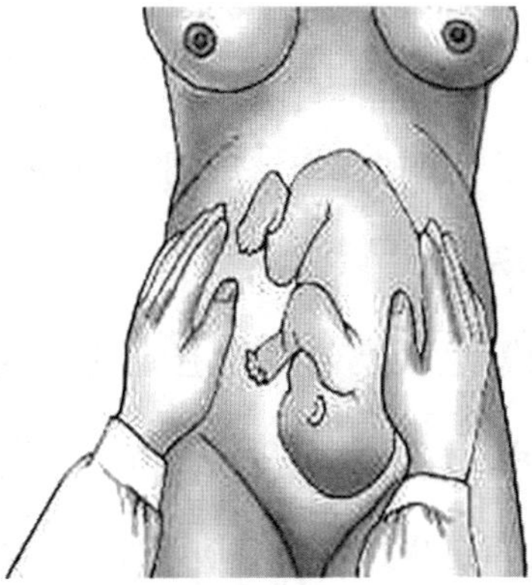

图 5-2 第二步手法

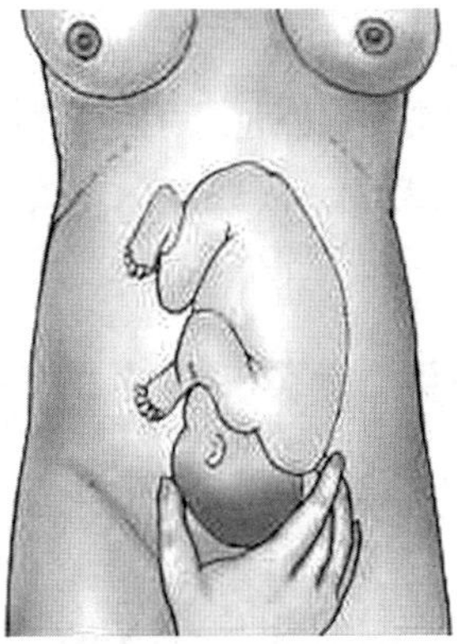

图 5-3 第三步手法

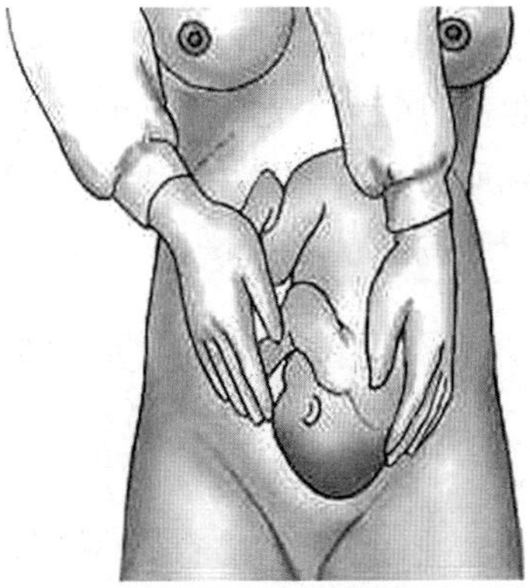

图 5-4 第四步手法

第二节　宫高与腹围的测量

【目的要求】

掌握宫高、腹围的测量及意义，胎心音听诊及意义。

【实践学时】

1 学时。

【形式与地点】

示教法与模拟操作，在实验室或示教室练习。

【用物准备】

孕妇模型、软尺、多普勒胎心听诊仪。

【组织管理】

1. 教师在孕妇模型上演示宫高、腹围的测量手法及胎心音的听诊方法。
2. 在教师指导下，每 4～6 人为一组，在孕妇模型上练习。
3. 教师抽测、小结。

【内容与方法】

1. 宫高与腹围的测量　孕妇排尿后平卧于检查床上，检查者站于孕妇右侧。让孕妇完全暴露腹部，屈膝。双手触及子宫底部后，再令其双下肢伸直，用一软尺沿子宫弧度测量子宫底到耻骨联合上缘中点所得的值即为宫高。用软尺(以厘米为单位)围绕脐部水平一圈进行腹围测量(图 5-5)。

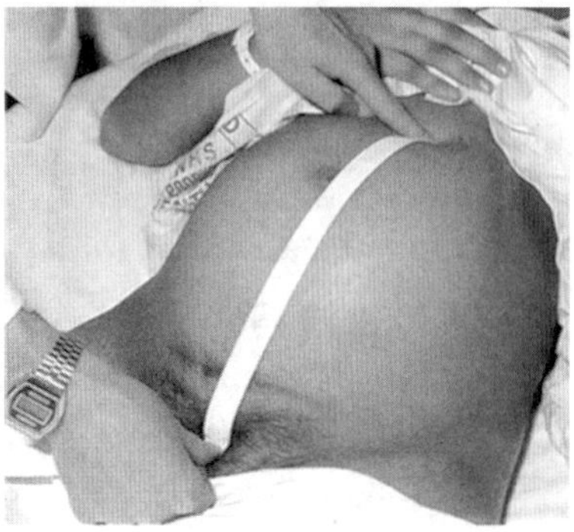

(1) 软尺围绕脐水平一圈

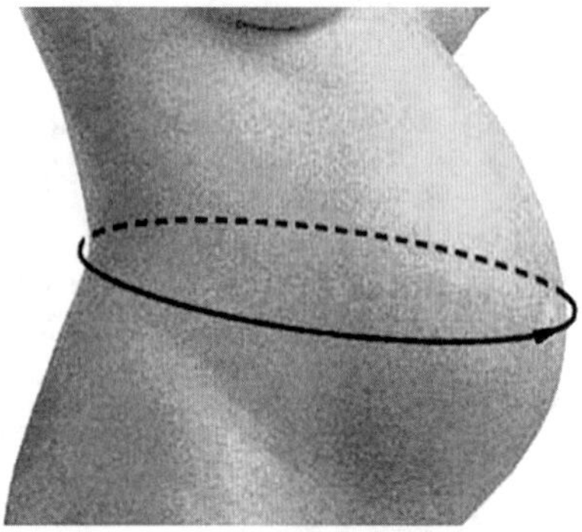

(2) 以脐为准绕腹一周的周长

图 5-5　腹围的测量

2. 胎心音听诊

(1) 嘱孕妇双腿伸直，放平。

(2) 持多普勒胎心听诊仪放在孕妇腹壁，在胎心音最清楚的部位进行听诊(图 5-6)。

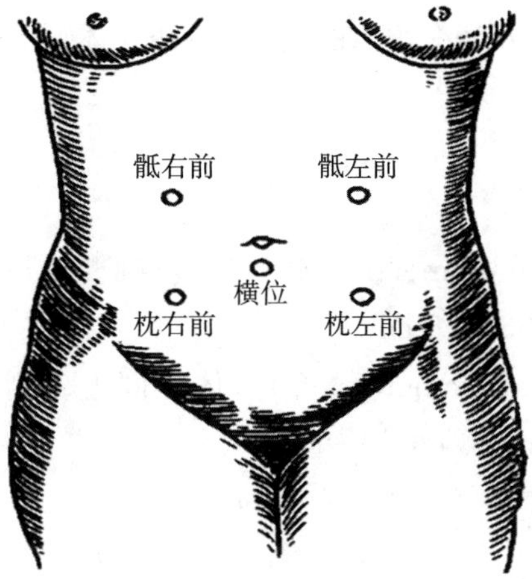

图 5-6　胎心音听诊部位

(3) 看表数胎心的次数(记 1 分钟)并能正确判断胎心是否正常。胎心正常值：120～160 次/分。

第三节　骨盆外测量

【目的要求】

掌握常用的骨盆外测量径线、起止点、测量方法及其正常值。

【实践学时】

1 学时。

【形式与地点】

实验法与模拟操作，在实验室或示教室练习。

【用物准备】

骨盆模型、骨盆测量器。

【组织管理】

1. 教师先在骨盆模型上演示骨盆外测量方法并说明各径线起止点及其正常值，然后请一名学生扮演孕妇躺在检查床上，指导教师再次演示骨盆外测量。

2. 在教师指导下，每 2 人为一组，在骨盆模型和人体上练习骨盆外测量。

3. 教师抽测、小结。

【内容与方法】

1. 髂棘间径(interspinal diameter，IS) 伸腿仰卧位，测量两髂前上棘外缘间的距离(图 5－7)。IS 正常值为 23～26 cm。

2. 髂嵴间径(intercristal diameter，IC) 体位同上。测量两髂嵴外缘最宽的距离(图 5－8)。IC 正常值为 25～28 cm。

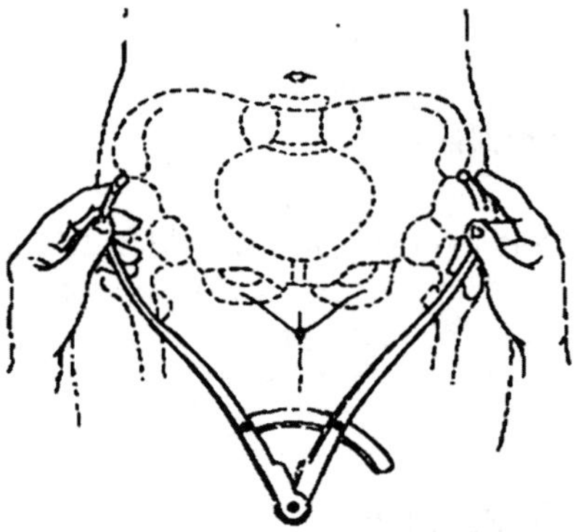

图 5－7 测量髂棘间径

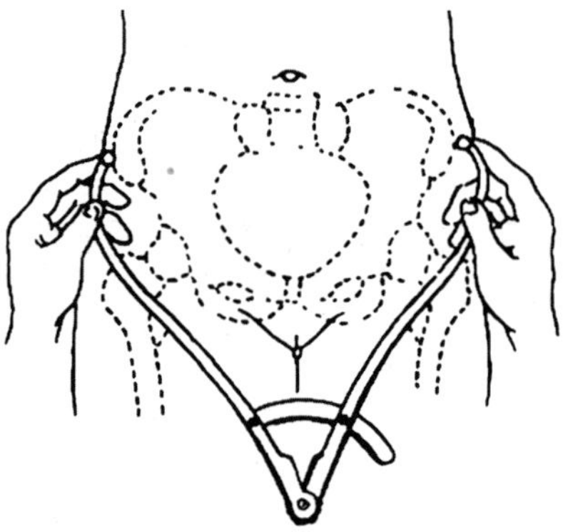

图 5－8 测量髂嵴间径

3. 骶耻外径(external conjugate，EC) 侧卧位，右腿伸直，左腿屈曲，测量第 5 腰椎棘突下至耻骨联合上缘中点的距离(图 5－9)。第 5 腰椎棘突下相当于米氏菱形窝的上角，或相当于髂嵴后连线中点下 1.0～1.5 cm 处。EC 正常值为 18～20 cm。

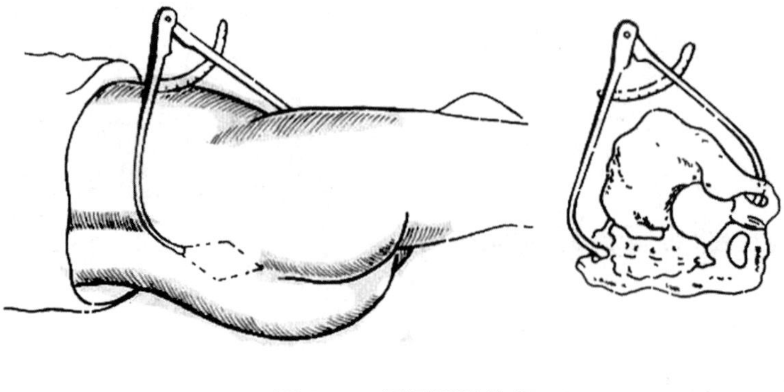

图 5－9 测量骶耻外径

4. 出口横径(transverse outlet diameter，TO)　又称为坐骨结节间径。仰卧位，两腿屈曲，双手抱膝，测量两坐骨结节内缘间的距离(图 5－10)。TO 正常值为 8.5～9.5 cm。

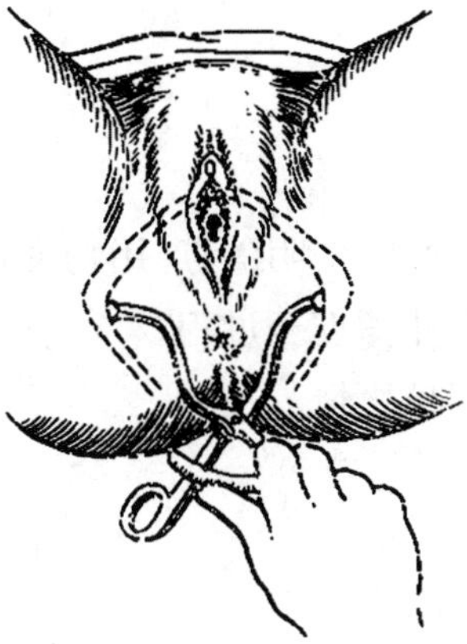

图 5－10　测量坐骨结节间径

5. 耻骨弓角度　用两拇指尖斜着对拢，置于耻骨联合下缘，左、右两拇指平放在耻骨降支上面，测量两拇指的角度(图 5－11)。耻骨弓正常为 90°，小于 80°为异常。

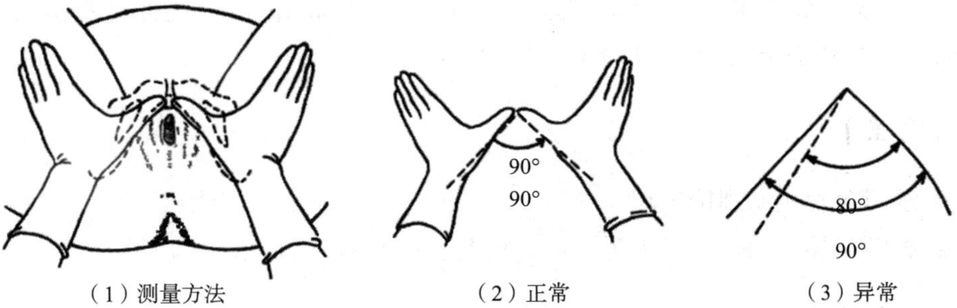

图 5－11　测量耻骨弓角度

【注意事项】

1. 各径线的体表骨性标志确定需正确。
2. 测量前需核对骨盆测量器，正确握持骨盆测量器。
3. 如系肥胖者，应适当除去软组织厚度。

第四节 接产技术

【目的要求】

1. 了解分娩机制的全过程。
2. 熟练掌握接生准备,外阴冲洗、外阴消毒、用物准备。
3. 学会正常分娩接生及新生儿护理全过程。
4. 对产妇具有关爱、体贴、呵护之情。

【实践学时】

1 学时。

【形式与地点】

演示和模型练习或录像片。在实验室或多媒体教室。

【用物准备】

产床、接生模型、接生包、胎心听筒或胎心监护仪、布娃娃、外阴冲洗及消毒用物、温肥皂水、0.5%活力碘、纱布若干、棉签、脐带帽等。

【组织管理】

1. 复习分娩机制理论知识。
2. 教师指导下,每 3～5 人为一组,练习正常分娩接生。

【内容与方法】

1. 常规处理

(1) 产妇仰卧,两腿屈曲,足蹬于产床上,双手拉住床旁的把手。

(2) 指导产妇正确使用腹压(于宫缩时深吸气,向下屏气用力,宫缩间歇时放松)。

(3) 密切监测胎心。每 5～10 分钟听诊一次,异常者检查处理。

2. 接生准备

(1) 消毒外阴

1) 肥皂水棉球由内向外、由上向下擦洗外阴,顺序是大小阴唇、阴阜、大腿内上 1/3、会阴及肛门周围。

2) 消毒纱布球堵于阴道口,温开水冲洗干净,顺序是阴阜、大小阴唇、大腿内上 1/3、会阴及肛门周围,用消毒纱布球擦干。

3）用消毒液按先中间后周围顺序消毒，除去阴道口纱布球。

（2）将产包置于床脚端，打开产包。

（3）接生者洗手、消毒，穿手术衣，戴手套，铺无菌巾。

3. 接生和保护会阴

（1）胎头着冠前，阴唇后联合紧张时，开始保护会阴。

（2）接生者在会阴部盖上一块消毒巾，当宫缩时将右手肘部支于产床上，右手拇指与其他四指充分分开，手掌上托，抵住会阴部，当宫缩间歇时右手放松，但不能离开会阴部。宫缩间歇时，保护会阴的右手稍放松，以免压迫过久引起会阴水肿。

（3）当产妇用力时，以左手轻压胎头，帮助俯屈。

（4）当枕骨从耻骨弓下露出，胎头即将仰伸时，右手须保护好会阴，嘱产妇宫缩时张口哈气，解除腹压的作用，在宫缩间歇时略向下用力以左手协助头仰伸，缓慢娩出。胎头娩出后，右手仍应注意保护会阴，不要急于娩出胎肩。

（5）左手从鼻根向下挤抹出胎儿口鼻内黏液和羊水。

（6）协助胎头外旋转，继以左手压胎头娩出前肩，上托胎头娩出后肩，松开保护会阴的手。

（7）双手扶持胎身，使其侧位娩出胎体和下肢，并记录胎儿娩出时间。胎儿娩出以后，在产妇臀下放一弯盘接血，以计算出血量。

如图 5－12。

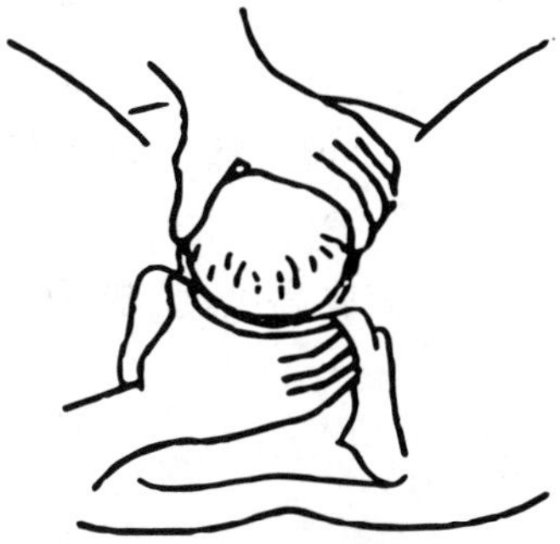

（1）保护会阴，协助胎儿俯屈

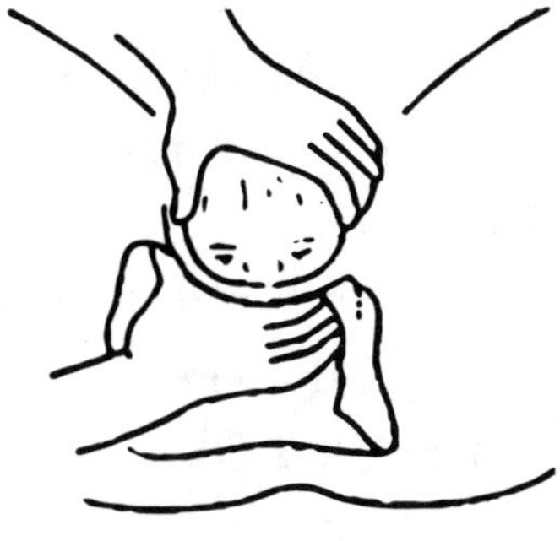

（2）协助胎儿仰伸

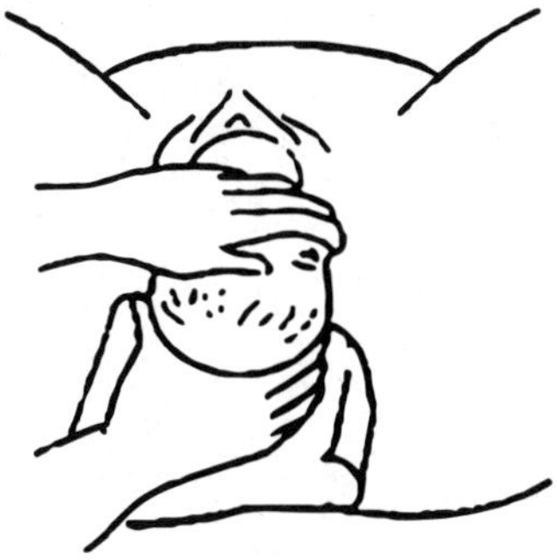

（3）助前肩娩出

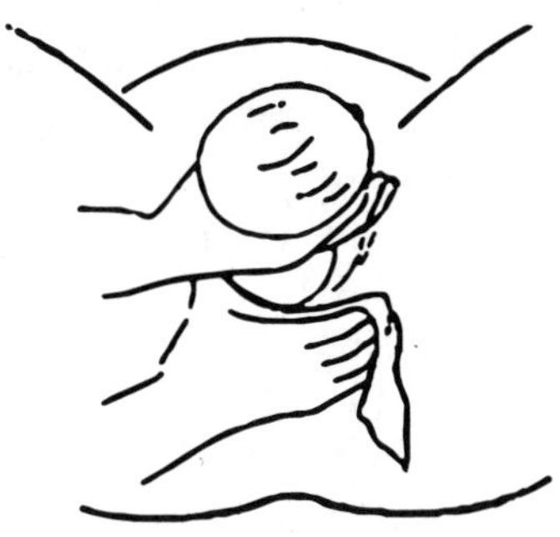

（4）助后肩娩出

图 5－12 接产步骤

4. 新生儿处理

（1）立即清理呼吸道，刺激其啼哭：用新生儿吸痰管或导尿管轻轻吸除新生儿咽部及鼻腔的黏液和羊水，以免发生吸入性肺炎。当确认呼吸道黏液和羊水已吸净而仍未啼哭时，可用手轻拍新生儿足底，新生儿大声啼哭，表示呼吸道已通畅。

（2）距脐轮约 15 cm 处，钳夹并剪断脐带。

（3）Apgar 评分，包括心率、呼吸、肌张力、喉反射、皮肤颜色。

（4）任选一种方法处理脐带，严格无菌操作。

（5）让产妇辨认新生儿性别后再交助手处理。

5. 娩出胎盘

（1）胎盘剥离的四个征象。

（2）确定胎盘剥离后，嘱产妇稍用腹压，接生者轻压宫底，另一只手牵拉脐带，使胎盘娩出。

（3）当胎盘娩出阴道口时，用双手托住胎盘向一个方向旋转，同时向外牵引，使胎膜完整娩出。

6. 检查胎盘、胎膜是否完整　胎盘、胎膜娩出以后，将胎盘铺平，先检查胎盘母体面的胎盘小叶有无缺损，然后将胎盘提起，检查胎膜是否完整，再检查胎盘胎儿面边缘有无血管断裂，能及时发现副胎盘。

7. 检查软产道有无裂伤　胎盘娩出后，应仔细检查会阴、小阴唇内侧、尿道口周围、阴道及宫颈有无撕裂。如有撕裂应立即缝合。

8. 预防产后出血　正常分娩出血量多不足 300 ml。在胎儿娩出后立即静脉注射缩宫素 10 U 以加强宫缩。

9. 产后观察　在产房观察 2 小时，注意子宫收缩、子宫底高度、膀胱、阴道流血量、会阴有无血肿等，测量血压、脉搏。

10. 清理用物、打接生包。

附录　临床执业助理医师实践操作模拟题

1. 扩创缝合伤口

患者男性，20 岁，因“右臂骨折”来院急诊，经检查诊断为“右尺骨开放性骨折”。患者已在扩创室，并已由麻醉医师进行了右臂丛神经麻醉。现请你实施扩创和缝合伤口（在医学模拟人上操作）。提示：应先准备和检查操作所需物品，以皮肤代用品进行缝合。（20 分）

（1）准备工作（3 分）

消毒钳、持针钳、镊子、缝合线、三角针、剪刀、外用生理盐水、过氧化氢、消毒纱布、棉垫、绷带、胶布、夹板，以及垫枕一只（将垫枕包布划破 4 cm，代替皮肤创伤）。

（2）戴无菌手套（5 分）

（3）清洗去污，伤口处理（6 分）

1）除去伤口周围污垢油脏物，用外用生理盐水清洗创口周围皮肤。（2 分）

2）消毒伤口：以伤口为中心向周围消毒至整个前臂。（2 分）

3）切除失去活力的组织，必要时可扩大伤口，再用过氧化氢反复清洗、压迫止血。（2 分）

4）缝合伤口（在皮肤代用品上操作）。（6 分）

5）缝合方法正确。（2 分）

6）用持针钳打 4 个外科结（助手帮助剪线，每针记 1 分，出现假结或滑结不能得分）。（4 分）

注：复位、石膏固定操作，本题不考。

2. 戴无菌手套、清洁伤口换药

患者男性，急性阑尾炎术后，请你戴无菌手套、清洁伤口换药（在医学模拟人进行操作）。（20 分）

（1）取、开换药包正确（4 分）

（2）戴无菌手套（5 分）

（3）伤口处理正确（5 分）

先用手取下外层敷料（不用镊子），再用镊子取下内层敷料，与伤口粘住的最里层敷料，应先用生理盐水浸湿后再揭去。

(4) 覆盖消毒纱布及胶布粘贴方向正确,长度适中(3 分)

(5) 整个换药过程操作流畅正确(3 分)

3. 插胃管术

患者女性,64 岁,因严重口腔疾患不能进食,需进行鼻饲,请你施行插胃管术(需戴无菌手套,在医学模拟人上操作)。(20 分)

(1) 戴无菌手套(5 分)

(2) 放置胃管时模拟人体位正确(2 分)

模拟人半卧位或平卧位。

(3) 放置胃管时操作流畅、正确(10 分)

1) 清洁鼻孔、石蜡油润滑导管,由一侧鼻孔缓缓插入,胃管达咽喉部时,告知患者做吞咽动作逐步插入。(4 分)

2) 当胃管插入 45～55 cm 时,或插入长度约为患者前额发际到剑突的距离时,估计胃管进入胃内。(4 分)

3) 在确定胃管已插入胃内后。取 50 ml 针筒,吸取营养液,接胃管徐徐注入。(2 分)

(4) 提问:如何检查胃管已插入胃内?(3 分)

检查胃管是否插入胃内的检查方法如下:试抽胃液或向胃管内注入空气,同时用听诊器于胃部听诊;或将胃管末端置于盛水碗内,观察有无气泡逸出。

4. 插胃管洗胃术

患者男性,24 岁,2 小时之前口服大量安眠药,来院急救。需立即洗胃,请你施行插胃管洗胃术(需戴无菌手套,在医学模拟人上操作)。(20 分)

(1) 戴无菌手套(5 分)

(2) 插胃管时模拟人体位正确(2 分)

模拟人半卧位或平卧位,神志不清者取左侧卧位(有活动义齿者应取下)。

(3) 放置胃管时操作流畅、正确(4 分)

1) 清洁鼻孔、石蜡油润滑导管,由一侧鼻孔缓缓插入,胃管达咽喉部时,告知患者做吞咽动作逐步插入。(2 分)

2) 当胃管插入 45～55 cm 时,应检查胃管是否插入胃内。检查方法如下:试抽胃液或向胃管内注入空气,同时用听诊器于胃部听诊;或将胃管末端置于盛水碗内,观察有无气泡逸出。(2 分)

(4) 洗胃(6 分)

1) 洗胃时将漏斗放置低于胃的位置,挤压橡皮球,抽尽胃内容物。(1 分)

2) 再举漏斗高举过头部 30～50 cm,将洗胃液(1∶5 000 浓度的高锰酸钾溶液)慢慢倒入漏斗 300～500 ml。漏斗内尚余少量洗胃液时，迅速将漏斗降至低于胃的部位，并倒置于水桶内，利用虹吸作用原理排出胃内灌洗液内容物。反复灌洗直至洗出液澄清、无味为止。(4 分)

3) 洗胃毕，将胃管反折后迅速拔出，以免管内液体误入气管。(1 分)

(5) 提问：胃管洗胃术适应证？(3 分)

答：

1) 催吐洗胃法无效或有意识障碍、不合作者。(1 分)

2) 如留取胃液标本送毒物分析者，应首选胃管洗胃术。(1 分)

3) 凡口服毒物 6 小时之内、无禁忌证者均应采用胃管洗胃术。(1 分)

5. 腹膜腔穿刺并放腹水术

患者男性，40 岁，因肝硬化大时量腹水，经会诊后拟先放腹水，缓解其腹胀症状，再作进一步检查，现需作腹膜腔穿刺并放腹水术(在医学模拟人上操作)。(20 分)

(1) 术前告知患者排尿、模拟人体位正确(1 分)

术前需排尿以防穿刺损伤膀胱；让模拟人坐在靠背椅上(衰弱者可取其他适当体位，如半卧位、平卧位或侧卧位)。

(2) 穿刺点选择正确(2 分)

选择适宜的穿刺点：脐与耻骨联合连线中点上方 1.0 cm、偏左或偏右 1.5 cm 处(也可选左下腹脐与髂前上棘连线中、外 1/3 交点，此处不易损伤腹壁动脉；或侧卧位，在脐水平线与腋前线或腋中线的延长线相交处)。

(3) 消毒、局部麻醉操作正确(8 分)

1) 常规消毒。(1 分)

2) 戴无菌手套。(5 分)

3) 铺消毒洞巾，自皮肤至壁层腹膜以 2%利多卡因作局部麻醉。(2 分)

(4) 穿刺操作正确(6 分)

1) 考生左手固定穿刺部皮肤，右手持针座接有乳胶管的 8 号或 9 号针头，经麻醉处刺入皮肤后，以 45°斜刺入腹肌，再与腹壁呈垂直角度刺入腹膜腔。(2 分)

2) 助手用消毒血管钳固定针头，并夹住乳胶管。见腹水流出后，以输液夹调整速度。将腹水引入容器中记量并送验。(2 分)

3) 穿刺结束后，消毒针孔部位，并按住针孔 3 分钟，防止腹水渗漏，加蝶形胶布固定，纱布覆盖，并用腹带加压包扎。(2 分)。

(5) 提问：肝硬化腹水患者一次性放腹水最多不能超过多少？(2 分)

不超过 3 000 ml。

6. 甲状腺手术

患者女性，40 岁，需做甲状腺手术，请你作手术区消毒，穿手术衣、戴无菌手套(在医学模拟人上操作)。(20 分)

(1) 消毒区域(范围)选择正确(4 分)

上至下颌、下口唇线，两侧至颈、颈项交界及锁骨上窝，下至两乳头连线。

(2) 持消毒器械方法正确(2 分)

右手持卵圆钳夹住消毒纱球，浸蘸消毒液。

(3) 消毒方法正确(4 分)

自手术区中心切口线两侧依次向外消毒。

(4) 穿手术衣(3 分)

双手提起衣领两端，抖开全衣，两手臂同时伸入袖筒；提出腰带双手交叉向对侧后，让他人系结。

(5) 戴无菌手套(3 分)

(6) 提问：阑尾炎手术区消毒范围是多少？(2 分)

以右侧髂前上棘至脐连线外 1/3 与 2/3 交叉点为消毒中心点。消毒范围：上至剑突，下至大腿上 1/3，两侧至腋中线。

7. 扩创止血缝合术

患者男性，35 岁，半小时前被刀刺伤左臂，来院急诊。见左前臂伸侧约有 4 cm 长创伤，需作扩创止血、缝合术(在医学模拟人上操作)。提示：操作前先检查准备所需物品，以皮肤代用品进行缝合。(20 分)

(1) 准备工作(2 分)

消毒钳、持针钳、镊子、缝合线、三角针、剪刀、引流条或橡皮膜，外用生理盐水、75% 乙醇、过氧化氢、消毒纱布、棉垫、绷带、胶布，垫枕一只(将垫枕包布划破 4 cm，代替皮肤创伤)。

(2) 戴无菌手套(5 分)

(3) 清洗去污，伤口处理(5 分)

除去伤口周围污垢油脏物，用外用生理盐水清洗创口周围皮肤，消毒伤口，必要时可扩大伤口，再用过氧化氢反复清洗、止血。

(4) 缝合伤口(在皮肤代用品上操作)(6 分)

需缝合 4 针，用持针钳打结(助手帮助剪线)。每针 1.5 分，如果出现假结或滑结不能得分。

(5) 缝合后伤口处理(5 分)

用75%乙醇在已缝合伤口上消毒一次，再以无菌纱布或棉垫覆盖伤口，胶布固定。

8. 女性患者留置导尿术

患者女性，42岁，因患子宫肌瘤，需作子宫切除术，术前准备，请你作留置导尿术（在医学模拟人上操作）（20分）

（1）患者体位及冲洗清洁操作正确（3分）

1）模拟人仰卧，两腿屈膝外展，臀下垫油布或中单。（1分）

2）用肥皂液清洗患者会阴部。（1分）

3）翻开大阴唇清洗。（1分）

（2）戴无菌手套（5分）

（3）消毒、铺巾正确（3分）

1）以蘸碘伏或0.1%苯扎溴铵或0.1%氯己定的棉球，由尿道口向外周消毒。（2分）

2）铺洞巾露出尿道口。（1分）

（4）插入导尿管操作正确（3分）

1）考生站于模拟人右侧，先用无菌注射器检查导尿管是否通畅，以左手拇、示指翻开大阴唇暴露尿道口。（1分）

2）右手持镊子将涂有无菌润滑油的导尿管缓慢插入尿道，导尿管外端用止血钳夹闭，将其开口置于消毒弯盘中，女性进入6～8 cm，松开止血钳，尿液即可流出。（2分）

（5）留置导尿操作正确（3分）

可采用近端带充气套囊的Foley乳胶导尿管，先用无菌注射器检查导尿管是否通畅与气囊是否漏气，成人一般用14号导管，插入后经侧管注气4～5 ml，固定。

（6）提问：留置导尿术适应证是什么？（3分）

1）尿潴留或膀胱减压。（1分）

2）留置导尿或观察每小时尿量变化。（1分）

3）盆腔器官手术前准备。（1分）

9. 气管插管术

患者男性，60岁，因呼吸肌麻痹，呼吸停止，神志不清，现急需气管插管进行抢救，请你施行气管插管术（在医学模拟人上操作）。（20分）

（1）摸拟人体位、头、颈项部位置正确（4分）

仰卧、将枕垫于项部，使头尽量后仰，让口、咽、喉三轴线接近重叠。

（2）置入喉镜操作正确（8分）

1）考生左手持喉镜，自口右侧角置入，将舌体挡向左侧，再将镜移至正中，见到悬雍垂。（2分）

2）沿舌背弧度将镜再稍向前置入咽部，见到会厌。（2分）

3）挑起会厌，显露声门，右手以握笔状持导管从右侧弧形斜插口中，将导管前端对准声门后轻柔地插入气管内。导管尖端至门齿的距离为18～22 cm（成人）。（3分）

4）拔出导管管芯。（1分）

（3）检查插管是否在气管内（4分）

按压胸壁，检查导管口是否有气流出，或向已插导管中注气（或吹气）时，听诊两肺是否有呼吸音，以确认导管已插入气管内，即可置牙垫于磨牙间，退镜，用胶布将气管导管和牙垫妥善固定。

（4）向套囊内充气（3～5 ml），导管接呼吸器（3～5 ml），同时听诊两侧呼吸音，再次确认导管已插入气管内。（4分）

10. 外伤现场紧急救护

在抢救现场，有男性伤员下颌受刀伤，流血不止。现请你现场紧急救护，作开放性伤口的止血包扎（在医学模拟人体上操作）。提示：注意准备急救物品。（20分）

（1）急救箱准备物品（2分）

消毒钳、持针钳、镊子、缝合线、三角针、剪刀、外用生理盐水、75%乙醇、过氧化氢、消毒纱布、棉垫、绷带、三角巾、胶布等。

（2）清洗去污，伤口处理（9分）

1）清洁创面：除去下颌伤口周围污垢油脏物，用外用生理盐水清洗创口及周围皮肤。（3分）

2）伤口消毒：用75%乙醇棉球，自伤口处向周围消毒，必要时还可用过氧化氢清洗。（3分）

3）止血：用消毒纱布压迫止血，再用1块或2块纱布或棉垫覆盖伤口。（3分）

（3）三角巾包扎（9分）

将三角巾叠成三指宽带状，放于下颌伤口敷料处。（3分）

两手将带巾两底角分别经耳部向上提，长的一端绕头顶与短的一端在颞部交叉成十字。（3分）

或用绷带包扎：一只手持绷带放于下颌伤口敷料处托住敷料，一只手将绷带经耳部、颞部向上经头顶环绕至另一侧经颞部、耳部至下颌，如此反复绑扎4～5圈，当绷带绕至颞部时进行反折，使绷带成水平环绕，经额、颞、耳部、枕部，如此环绕包扎4～5圈固定。（3分）

11. 胃肠减压术

患者男性，30岁，因幽门梗阻、急性胃扩张，急需行胃肠减压术，请你操作插胃管术（需戴无菌手套，在医学模拟人上操作）。（20分）

(1) 戴无菌手套(5 分)

(2) 放置胃管时模拟人体位正确(2 分)

模拟人半卧位或平卧位。

(3) 放置胃管时操作流畅、正确(10 分)

1) 清洁鼻孔、石蜡油润滑导管,由一侧鼻孔缓缓插入,胃管达咽喉部时,告知患者做吞咽动作逐步插入。(4 分)

2) 当胃管插入 45～55 cm 时,或插入长度约为患者前额发际到剑突的距离时,估计胃管进入胃内。(4 分)

3) 在确定胃管已插入胃内后。取 50 ml 针筒,吸取营养液,接胃管徐徐注入。(2 分)

(4) 提问:如何检查胃管已插入胃内?(3 分)

检查胃管是否插入胃内的检查方法如下:试抽胃液或向胃管内注入空气,同时用听诊器于胃部听诊;或将胃管末端置于盛水碗内,观察有无气泡逸出。

12. 胃大部切除术

患者男性,54 岁,需作胃大部切除术。假设你已完成进手术室前洗手,现由你作胃切除术手术区消毒、穿手术衣、戴无菌手套(在医学模拟人上操作)。(20 分)

(1) 消毒区域(范围)选择正确(4 分)

上至胸乳头连线,下至腹股沟、耻骨联合,两侧至腋前线之间范围。

(2) 持消毒器械方法正确(2 分)

右手持卵圆钳夹住消毒纱球,浸蘸消毒液。

(3) 消毒方法正确(4 分)

自手术区中心切口线两侧依次向外消毒。消毒毕,再用 75%乙醇洗手一次。

(4) 穿手术衣(3 分)

双手提起衣领两端,抖开全衣,两手臂同时伸入袖筒;提出腰带双手交叉向对侧后,让他人系结。

(5) 戴无菌手套(5 分)

(6) 提问:如果肛门手术(痔疮)如何进行手术区消毒?(2 分)

自外侧至手术中心区依次向肛门消毒。外侧外界为臀部及大腿内后侧上 2/3、会阴部至耻骨联合。

13. 胸膜腔穿刺、气胸排气治疗

患者男性,21 岁,突发气急 1 天,经体检拟诊为左侧气胸,X 线片检查,确诊为气胸,左肺压缩 50%以上。急需实施胸膜腔穿刺——气胸排气治疗(在医学模拟人上操作)。(20 分)

(1) 患者体位正确(1分)

模拟患者取半卧位。

(2) 穿刺点选择正确(2分)

穿刺点选在左锁骨中线第2～3肋间。

(3) 消毒、铺巾、局部麻醉、无菌操作正确(8分)

1) 用碘伏常规消毒皮肤，范围以穿刺点为中心消毒直径约15 cm。(1分)

2) 戴无菌手套。(5分)

3) 覆盖消毒洞巾。抽取2%利多卡因5 ml在穿刺点的下一肋骨上缘模拟自皮至胸膜壁层进行局部浸润麻醉。(2分)

(4) 模拟穿刺操作正确(7分)

1) 穿刺前先测量血压。(1分)

2) 考生以左手示指与中指固定穿刺部位的皮肤，右手将穿刺针的三通活栓转到与胸腔关闭处。在麻醉处刺入，打开三通活栓进行抽气。每次抽气800～1 000 ml。(3分)

3) 抽气结束时，将穿刺针的三通活栓转到与胸腔关闭处，拔出穿刺针，消毒穿刺点、局部用消毒纱布覆盖、按压后固定。(3分)

(5) 术后处理正确(1分)

术后再测血压，严密观察。当可能发生胸部压迫、气胸症状未减轻或昏厥等症状须立即救治。

(6) 提问:当连续抽气达4 000 ml仍抽不尽时应如何处理?(1分)

考虑肺不张并呈交通性气胸，需改用其他方法如闭合性引流排气术或负压引流排气术进行治疗。

14. 胸膜腔穿刺术

患者男性，54岁，经体检及X线片诊断为左侧胸腔积液(经超声波定位穿刺点为:左腋后线第7～8肋间)。现请你实施胸膜腔穿刺术(在医学模拟人上操作)。(20分)

(1) 患者体位正确(3分)

1) 穿刺前先测量血压。(1分)

2) 模拟人取坐位面向椅背，两前臂置于椅背上，前额伏于前臂上。(2分)

(2) 穿刺点选择正确(3分)

穿刺点选在左胸部叩诊实音最明显部位，一般常取肩胛线或腋后线第7～8肋间。

(3) 消毒、铺巾、局部麻醉、无菌操作正确(8分)

1) 常规消毒皮肤范围，以穿刺点为中心消毒直径约15 cm。(1分)

2) 戴无菌手套。(5分)

3) 覆盖消毒洞巾。抽取2%利多卡因5 ml在穿刺点的下一肋骨上缘模拟自皮至胸膜壁层进行局部浸润麻醉。(2分)

（4）模拟穿刺操作正确（4 分）

1）考生以左手示指与中指固定穿刺部位的皮肤，右手将穿刺针的三通活栓转到与胸腔关闭处，再将穿刺针在麻醉处刺入，转动三通活栓进行抽液。首次抽液不超过 600 ml，以后每次不超过 1 000 ml。（1 分）

2）助手用止血钳协助固定穿刺针，以防刺入过深损伤肺组织。注射器抽满后，转动三通活栓使其与外界相通，排出液体。（1 分）

3）如用较粗的长穿刺针代替胸腔穿刺针时，应先将针座后连接的胶皮管用血管钳夹住，穿刺进入胸膜腔后再接注射器，松开钳子，抽液。（1 分）

4）抽液结束时，穿刺点消毒，局部用消毒纱布覆盖、按压后固定。（1 分）

（5）术后处理正确（1 分）

术后再次测血压，严密观察，当可能发生胸部压迫、气胸或昏厥等症状须立即救治。

（6）提问：胸膜腔穿刺术临床意义是什么？（1 分）

常用于查明胸腔积液性质、抽液减压或通过穿刺给药等。

15. 诊断性腹膜腔穿刺术

患者女性，30 岁，近 2 个月来腹部逐渐膨隆，经检查为腹水，其原因不明，现需作诊断性穿刺，请你施行腹膜腔穿刺术（在医学模拟人上操作）。（20 分）

（1）术前告知患者排尿、模拟人体位正确（1 分）

术前须排尿以防穿刺损伤膀胱，让模拟人坐在靠背椅上（衰弱者可取其他适当体位如半卧位、平卧位或侧卧位）。

（2）穿刺点选择正确（2 分）

1）左下腹脐与髂前上棘连线中、外 1/3 交点，此处不易损伤腹壁动脉。

2）脐与耻骨联合连线中点上方 1.0 cm、偏左或偏右 1.5 cm 处，此处无重要器官且易愈合。

3）侧卧位，在脐水平线与腋前线或腋中线的延长线相交处，此处常用于诊断性穿刺。

（3）消毒、局部麻醉操作正确（8 分）

1）常规消毒。（1 分）

2）戴无菌手套。（5 分）

3）铺消毒洞巾，自皮肤至壁层腹膜以 2%利多卡因作局部浸润麻醉。（2 分）

（4）穿刺操作正确（6 分）

1）穿刺前先测量血压。（1 分）

2）考生左手固定穿刺部皮肤，右手持 20 ml 或 50 ml 注射器，针经麻醉处刺入皮肤后，以 45°斜刺入腹肌，再与腹壁呈垂直角度刺入腹膜腔抽吸腹水。（3 分）

3）穿刺结束后，消毒针孔部位，并按住针孔 3 分钟，防止腹水渗漏，加蝶形胶布固定，纱布覆盖。大量放液者需加用腹带加压包扎。（2 分）

(5) 提问:诊断性穿刺抽出的腹水,应进一步作哪些方面的检查?(2 分)

立即送验腹水常规、生化、细菌培养,如血性腹水还需送检脱落细胞检查。

16. 诊断性胸膜腔穿刺术

患者男性,18 岁,经体检及 X 线片诊断为右侧胸腔积液,现需作诊断性胸膜腔穿刺术(在医学模拟人上操作)。(20 分)

(1) 患者体位正确(2 分)

模拟人取坐位面向椅背,两前臂置于椅背上,前额伏于前臂上。不能起床者可取半坐卧位,患侧前臂上举双手抱于枕部。

(2) 穿刺点选择正确(3 分)

穿刺点选在胸部叩诊实音最明显部位,一般常取肩胛线或腋后线第 7~8 肋间,有时也选腋中线第 6~7 肋间或由超声波定位确定。

(3) 消毒、铺巾、局部麻醉、无菌操作正确(8 分)

1) 常规消毒皮肤范围,以穿刺点为中心消毒直径约 15 cm。(1 分)

2) 戴无菌手套。(5 分)

3) 覆盖消毒洞巾。抽取 2%利多卡因 5 ml 在穿刺点的下一肋骨上缘模拟自皮至胸膜壁层进行局部浸润麻醉。(2 分)

(4) 模拟穿刺操作正确(5 分)

1) 穿刺前先测量血压。(1 分)

2) 考生以左手示指与中指固定穿刺部位的皮肤,右手将穿刺针的三通活栓转到与胸腔关闭处,再将穿刺针在麻醉处刺入,转动三通活栓进行抽液。首次抽液不超过 600 ml,以后每次不超过 1 000 ml。(1 分)

3) 助手用止血钳协助固定穿刺针,以防刺入过深损伤肺组织。注射器抽满后,转动三通活栓使其与外界相通,排出液体。(1 分)

4) 如用较粗的长穿刺针代替胸膜腔穿刺针时,应先将针座后连接的胶皮管用血管钳夹住,穿刺进入胸膜腔后再接注射器,松开钳子,抽液。(1 分)

5) 抽液结束时,穿刺点消毒,局部用消毒纱布覆盖、按压后固定。(1 分)

(5) 术后处理正确后再次测血压(1 分)

严密观察,当可能发生胸部压迫、气胸,或昏厥等症状须立即救治。

(6) 提问:穿刺进针点为什么从肋骨上缘进入?(1 分)

因为肋骨下缘有神经、血管,肋骨上缘进针可避免损伤。

17. 电击除颤

患者女性,45 岁,风湿性心脏病,心房颤动 2 周,药物治疗效果不佳,需电击除颤,请

你操作(在医学模拟人上操作)。(20 分)

(1) 患者体位(2 分)

平仰卧位。

(2) 操作准备(12 分)

1) 手控电极板,涂以专用导电胶。(2 分)

2) 开启除颤器,导联选择开关置于"除颤"位置并选择同步除颤方式。(2 分)

3) 选择能量:首次 200 焦耳。(2 分)

4) 除颤器充电。(2 分)

5) 确定两电极板正确安放。(4 分)

电极板位置:前电极板,胸骨上部、右锁骨下方;侧电极板,左下胸乳头左侧(电极板中心线在左腋中线上)。

(3) 确定无周围人员直接或间接接触患者(2 分)

(4) 操作者双手紧压电极板手柄,并用两拇指同时按压电极板手柄上放电按钮,电击。(2 分)

(5) 提问:进行电击除颤的注意事项有哪些?(2 分)

1) 两电极板必须紧压于胸壁。(0.5 分)

2) 两电极板必须分开。(0.5 分)

3) 涂在电极板上导电胶不能涂到两电极板之间的患者胸壁上。(0.5 分)

4) 连续 3 次电击未能除颤,即停止再次电击除颤。(0.5 分)

18. 骨髓穿刺术

患者女性,34 岁,血常规检查发现红细胞、白细胞、血小板均明显低于正常值,疑患再生障碍性贫血,现需作骨髓穿刺术(在医学模拟人上操作)。(20 分)

(1) 患者体位(与选择穿刺部位有关,可任选一个穿刺点)正确(2 分)

1) 髂后上棘穿刺点 模拟人俯卧位,骶椎两侧,臀部上方突出的部位。

2) 髂前上棘穿刺点 模拟人仰卧位,髂前上棘,取骨面较宽、平处。

(2) 无菌操作、消毒、铺洞巾、局部麻醉操作正确(12 分)

1) 常规皮肤消毒(直径约 15 cm)。(2 分)

2) 戴帽子、口罩,穿手术衣。(3 分)

3) 戴好帽子、口罩后,双手提起衣领两端,抖开全衣,两手臂同时伸入袖筒;提出腰带双手交叉向对侧后,让他人系结;戴无菌手套。(5 分)

4) 铺洞巾,抽取 2%利多卡因局部浸润麻醉至骨膜。(2 分)

(3) 穿刺操作正确(考生口述并模拟操作)(6 分)

1) 将骨髓穿刺针固定器固定在适当的长度上(髂骨穿刺约 1.5 cm),用左手的拇指和示指固定穿刺部位,以右手持针向骨面垂直刺入,当针尖接触骨质时,则将穿刺针围绕针体长轴左右旋转，缓缓钻刺骨质，当感到阻力消失且穿刺针已固定在骨内时，表示已进入骨髓腔。若穿刺针未固定，则应再钻入少许达到能固定为止。(2 分)

2) 拔出针芯，放于无菌盘内，接上干燥的 10 ml 或 20 ml 注射器，用适当力量抽吸(若针头确在骨髓腔内，抽吸时患者感到一种轻微酸痛)，随即有少量红色骨髓液进入注射器中。骨髓吸取量以 0.1～0.2 ml 为宜。(1 分)

3) 将抽取的骨髓液滴于载玻片上，速作涂片数张备送作形态学及细胞化学染色检查。(1 分)

4) 如未能抽出骨髓液，则可能是针腔或皮下组织块阻塞或干抽，此时应重新插上针芯，稍加旋转或再钻入少许或退出少许，拔出针芯，如见针芯带有血迹时，再行抽吸。(1 分)

5) 抽吸完毕，将针芯重新插入，局部消毒，左手取无菌纱布置于针孔处，右手将穿刺针连同针芯一起拔出，随即将纱布覆盖于皮肤针孔处，并按压 1～2 分钟，再用胶布将纱布加压固定。(1 分)

19. 脾脏、胆囊触诊

患者男性，48 岁，因发热 5 天，发现血象异常入院。发热原因未明。最高体温 39.8 ℃，伴畏寒、咳嗽。血象示 WBC 47×10^9/L，其中以晚幼粒为主。胸骨中下段压痛明显。请你给该患者进行脾脏和胆囊触诊。

(1) 脾脏触诊(10 分)

1) 平卧位触诊：被检查者仰卧，两腿屈曲。检查者站在被检查者右侧，左手绕过腹前方，手掌置于左腰部，试将其脾从后向前托起，右手掌平放于脐部，与左肋弓大致成垂直方向，配合呼吸，以手指弯曲的力量下压腹壁，直至触及脾缘。(5 分)

2) 侧卧位触诊：当平卧位触诊不到脾脏时，嘱被检查者取右侧卧位，右下肢伸直，左下肢屈曲，此时用双手触诊法。(5 分)

(2) 胆囊触诊(6 分)

1) 单手触诊法：被检查者仰卧，两膝关节屈曲，被检查者站在其右侧，检查者将右手四指并拢，掌指关节伸直，与肋缘大致平行地放在被检查者右上腹部，然后随被检查者呼气时，手指压向腹深部，再次吸气时，手指向前上在胆囊点下方左右滑行触诊下移的胆囊。(3 分)

2) 勾指触诊手法(Murphy 征检查)：检查者左手掌平放于被检查者右胸下部，拇指指腹勾压于胆囊点，告知被检查者缓慢做深吸气，判断 Murphy 征阳性(突然因疼痛而屏住呼吸)或胆囊触痛。(3 分)

(3) 提问："Murphy 征"阳性，提示什么？(2 分)

答：提示胆囊炎症。

20. 测量血压(间接测量法)

某老年男性,最近偶感头晕、头痛,今步行来院进行检查。请你首先给他测量一下血压。(18 分)

(1) 检查血压计,被检查者肱动脉位置正确(4 分)

1) 先检查汞柱是否在“0”点。(2 分)

2) 肘部置于心脏同一水平(卧位、坐位)。(2 分)

(2) 血压计气袖绑扎部位正确、松紧度适宜(2 分)

气袖均匀紧贴皮肤缠于上臂(两充气皮管在上方或下方均可),其下缘在肘窝以上 2～3 cm,肱动脉表面。

(3) 听诊器胸件放置部位正确(2 分)

胸件置于肱动脉搏动处(不能塞在气袖下)。

(4) 测量过程流畅(2 分)

向气袖内充气,边充气边听诊,肱动脉搏动声消失,汞柱再升高 20～30 mmHg 后,缓慢放气,双眼观察汞柱,根据听诊和汞柱位置读出血压值。

(5) 读数正确(6 分)

考生测量完毕,向考官报告血压读数,先报收缩压,后报舒张压(声音消失时为舒张压),必要时,考官可复测一次,验证考生测定血压读数是否正确。如读数不正确酌情扣分。

(6) 提问:年龄在 18 岁以上成人收缩压、舒张压超过多少毫米汞柱诊断为高血压?(2 分)

答:采用标准测量方法,至少 3 次非同日收缩压达到或超过 140 mmHg 和/或仅舒张压达到或超过 90 mmHg,即可确认为高血压。

21. 头颈部淋巴结检查、两侧锁骨上淋巴结检查

(1) 颈部淋巴结检查(6 分)

1) 告知被检查者头稍低,或偏向检查侧,放松肌肉,有利触诊。(2 分)

2) 检查者手法正确:检查者手指紧贴检查部位,由浅及深进行滑动触诊。(2 分)

3) 检查顺序正确:一般顺序为耳前、耳后、枕部、颌下、颏下、颈前三角、颈后三角、锁骨上淋巴结。(2 分)

(2) 锁骨上淋巴结检查(10 分)

1) 告知被检查者头部放松,被检查者取坐位或仰卧位,头部稍向前屈。(2 分)

2) 检查者手法正确:检查者用双手进行触诊,用左手触诊患者右侧(2 分),右手触诊患者左侧(2 分),由浅部逐渐触摸至锁骨后深部(4 分)。

(3) 提问:发现淋巴结肿大应如何进行描述?(2 分)

答:应描述部位、数目(0.5分),大小、形状(可以实物作比,如黄豆大、栗子大、鸡蛋大等)(0.5分),硬度、压痛(0.5分),活动度、有无粘连(0.5分)等。

22. 胸部视诊

(1) 由考生口述并能在被检查者身体上指出主要胸部体表标志及主要人为标志线(5分)

- 胸骨角(0.5分)
- 锁骨上窝(0.5分)
- 胸骨上窝(0.5分)
- 腋窝(0.5分)
- 前正中线(0.5分)
- 锁骨中线(0.5分)
- 腋前线(0.5分)
- 腋中线(0.5分)
- 腋后线(0.5分)
- 肩胛下角线(0.5分)

(2) 胸廓视诊(5分)

考生能口述胸廓视诊主要内容:

- 胸廓外形(1分)
- 胸廓活动度(1分)
- 肋间隙(1分)
- 乳房(1分)
- 心尖区(1分)

(3) 病理情况下,视诊呼吸运动的主要内容(6分)

考生能口述:

1) 呼吸频率(2分)

- 呼吸过速(>24次/分)(1分)
- 呼吸过缓(<12次/分)(1分)

2) 异常呼吸节律(4分)

- 潮式呼吸(1分)
- 间停呼吸(1分)
- 抑制性呼吸(1分)
- 叹息样呼吸(1分)

(4) 提问:桶状胸、鸡胸各见于什么病变?(2分)

答:桶状胸见于严重的肺气肿患者(1分);鸡胸常见于佝偻病患者(1分)。

23. 胸部（肺）听诊

(1) 听诊方法、顺序正确(7分)

听诊顺序正确。听诊的顺序由肺尖开始，自上而下(2分)，分别检查前胸部(1分)、侧胸部(1分)、背部(1分)，而且要在上下、左右对称部位进行对比(2分)。

(2) 考生口述在正常人身上能听到哪些呼吸音，并能指出其部位(4分)，能讲出肺泡呼吸音、支气管呼吸音、支气管肺泡呼吸音(2分)，能指出相应听诊部位(2分)。

各呼吸音听诊部位如下：

- 肺泡呼吸音：肺泡呼吸音为一种叹息样的或柔和吹风样的“fu—fu”声，在大部分肺野内均可闻及。
- 支气管呼吸音：正常人于喉部、胸骨上窝、背部第6、第7颈椎及第1、第2胸椎附近均可听到支气管呼吸音。
- 支气管肺泡呼吸音：正常人于胸骨两侧第1、第2肋间隙，肩胛区第3、第4胸椎水平以及肺尖前后部可闻及支气管肺泡呼吸音。

(3) 考生口述在有肺部疾患人体身上可能听到哪些常见的附加音(5分)

- 湿啰音(1分)
- 干啰音(1分)
- 哮鸣音(1分)
- 管状呼吸音(1分)
- 胸膜摩擦音(1分)

(4) 提问：大叶性肺炎实变期、消散期时该部听诊有何异常？(2分)

答：实变期，病变部位可听到呼吸音减弱、支气管呼吸音，如果病变累及胸膜则可闻胸膜摩擦音(1分)；消散期，可听到湿啰音(1分)。

24. 腹部视诊

(1) 考生口述并在人体上指出腹部体检时的体表标志及分区(5分)

1) 体表标志：

- 肋弓下缘(0.5分)
- 腹上角(0.5分)
- 腹中线(0.5分)
- 腹直肌外缘(0.5分)
- 髂前上棘(0.5分)
- 腹股沟(0.5分)
- 脐(0.5分)

2）分区：

- 4 区法(0.5 分)
- 9 区法(0.5 分)
- 7 区法(0.5 分)

(2) 视诊方法正确(5 分)

1）被检查者仰卧，正确暴露腹部，双腿屈曲，告知被检查者放松腹部，检查者在其右侧，自上而下视诊全腹。(3 分)

2）检查者视线与被检查者腹平面同水平，自侧面切线方向观察。(2 分)

(3) 能表述视诊主要内容(6 分)

1）腹部外形(平坦、膨隆、凹陷)、呼吸运动。(2 分)

2）腹壁静脉曲张、胃肠型和蠕动波。(2 分)

3）皮疹、瘢痕、疝等。(2 分)

(4) 提问：试述门静脉高压显著时，腹壁静脉曲张的表现？(2 分)

答：曲张的静脉常以脐为中心向四周伸展，似水母头。

25. 肝脏触诊和肝上、下界叩诊测量

(1) 肝脏触诊(12 分)

1）被检查者体位正确。(2 分)

被检查者仰卧，两膝关节屈曲，检查者站在其右侧。

2）单手触诊手法正确。(6 分)

检查者将右手四指并拢，掌指关节伸直，与肋缘大致平行地放在被检查者右上腹部或脐右侧，估计肝下缘的下方。随被检查者呼气时，手指压向腹深部；吸气时，手指向前上迎触下移的肝缘。如此反复进行并逐渐向肋缘滑动，直到触及肝缘或肋缘为止。

3）双手触诊法正确。(4 分)

检查者右手位置同单手法，而左手托住被检查者右腰部，拇指张开置于肋部，触诊时左手向上推，使肝下缘紧贴前腹壁下移，并限制右下胸扩张，以增加膈下移的幅度，可提高触诊的效果。

(2) 肝上、下界叩诊测量方法正确(4 分)

1）沿右锁骨中线、右腋中线和右肩胛线，由肺区向下叩诊至腹部。当由清音转为浊音时即为肝上界。(2 分)

2）测量肝上界(该肋间上缘)至肝下缘(或肋缘)的垂直距离即为肝上下界。(2 分)

(3) 提问：右肋缘下触及肝缘时要注意哪些内容？(2 分)

答：注意肝下缘距右肋缘垂直距离为多少厘米，质地、表面状态与肝边缘是否光滑(1 分)，有无触痛和搏动感(0.5 分)，还要注意肝上界以区别肝大或肝下垂(0.5 分)。